经方观止·伤寒篇

张建荣　编著

全国百佳图书出版单位

中国中医药出版社

·北　京·

图书在版编目（CIP）数据

经方观止. 伤寒篇／张建荣编著 .—北京：中国中医药出版社，2023.7
ISBN 978－7－5132－8150－8

Ⅰ. ①经… Ⅱ. ①张… Ⅲ. ①经方—研究 ②《伤寒论》—研究
Ⅳ. ①R289.2 ②R222.29

中国国家版本馆 CIP 数据核字（2023）第 088343 号

中国中医药出版社出版

北京经济技术开发区科创十三街 31 号院二区 8 号楼
邮政编码　100176
传真　010-64405721
鑫艺佳利（天津）印刷有限公司印刷
各地新华书店经销

开本 787×1092　1/16　印张 20　字数 361 千字
2023 年 7 月第 1 版　2023 年 7 月第 1 次印刷
书号　ISBN 978－7－5132－8150－8

定价　89.00 元
网址　www.cptcm.com

服 务 热 线　010-64405510
购 书 热 线　010-89535836
维 权 打 假　010-64405753

微信服务号　zgzyycbs
微商城网址　https://kdt.im/LIdUGr
官 方 微 博　http://e.weibo.com/cptcm
天猫旗舰店网址　https://zgzyycbs.tmall.com

前　言

《经方观止》于丙申年问世，将逾六载，壬寅初春，出版社编辑征询拟将《经方观止》改编出版的意向，此正合余意，当即应允，甚感欣慰！

《经方观止》出版后，受到广大中医及经方爱好者的好评，编辑了解有关经方专家认为："这本书对他们专业人士来说非常好，有价值。"为进一步挖掘经方潜力，弘扬经方治病优势，并便于阅读研用，编辑提出拟以《经方观止》为母本，将其改编为《经方观止·伤寒篇》《经方观止·金匮篇》两部书出版。此方案有诸多优势，余当竭尽全力，认真编撰。

《伤寒杂病论》诞生后，逐渐被分为《伤寒论》《金匮要略》流传于世，前者所载之方，运用六经辨证，重在论治时行热病；后者所载之方，运用脏腑辨证，重在论治内伤杂病。因此，两者治病重点有所不同，对方药论述及运用亦详略不等，故各自皆具鲜明特点与内涵，也形成了不同的风格体系。秦伯未称"《伤寒》为时病之金科，《金匮》为杂病之玉律"，此二书也被中医界公认为经典名著，而经方是经典中的经典，经方者经典名方也！将《经方观止》分为《伤寒篇》与《金匮篇》，更能彰显《伤寒论》与《金匮要略》各自方药及治病特点，有利于学经典、做临床。

经方厥功至伟，经方是方书之祖、是中医临床根基、是治病疗疾的法宝；经方特色是方简力宏，方中寓法，法方一体。经方之魂在于君臣配伍与变化，而医者临证之思辨在于如何应用经方，以获得满意疗效。历代著名医家用经方用得出神入化，即深得经方之奥妙。研习医圣经方至理，品味名家经方验案，能使人茅塞顿开，恍然大悟，为我所用。故尔，本次编写修缮着墨处仍在经方理论与应用，对每首经方各项所论内容做重新审视、修订、增删，力争做到简洁、精准、易学、实用，以新的面貌呈现给读者。

书稿勒成，付梓在即，感谢中华中医药学会周艳杰主任、中国中医药出版社邬宁茜编辑与同仁的大力支持！并寄希望于同道斧正谬误，不胜感激！

张建荣

2022 年 9 月 10 日于陕西中医药大学

自　序

　　《汉书·艺文志》云："经方者，本草石之寒温，量疾病之浅深，假药味之滋，因气感之宜，辨五苦六辛，致水火之剂，以通闭解结，反之于平。"现存的经方是指东汉·张仲景《伤寒论》《金匮要略》所载之方。上溯仲景之前，《汉书·艺文志》所载的经方书，已名存实亡；1973 年在长沙市马王堆三号汉墓出土的《五十二病方》，内容粗糙，有方无名，医理欠缺；《内经》虽有十三方，但临证用之极少，尚不足论道。惟仲景之方，堪称经方。喻嘉言《尚论篇·序》称仲景方为："众法之宗，群方之祖。"汪昂《医方集解·序》谓："方之祖始于仲景，后人触类扩而充之，不可计殚，然皆不能越仲景之范围。"经方于建安成卷后，至今蜚声杏林，乃千古之绝唱；经方以其原创性而高居方书之首，后世之方，虽数不胜数，但经方乃其母方也；经方以方证结合，法方一体，药精方简，君臣有序，佐使得当，久用不衰而著称；经方立方之规范，用药之灵活，法度之严谨，治法之多样，辨证之精准，令人叹为观止。经方之诞生基本完善了方药之理论，完善了辨证论治之思想，完善了病证理法方药一线贯连的诊病论治思维模式。

　　经方能否治今病？其实，经方之应用由来已久，从王叔和、孙思邈到当今临床大家无不通晓经方；自宋以降，经方的整理发掘、研究拓展、临证发挥之举亦代有增华。汝欲用经方否？盖为医者无有不思用之念想。古人云：用药如用兵，用兵作战，首在知兵之组合变化，其次才能运筹帷幄，谋局布

1

阵，临阵作战；用方治病，首在知方药之性能与配伍变化，其次才能临证活用。胸中自有百万兵、百万方，若不知其性能变化，不知择长而用，不知随机应变，犹如无兵、无方，用之反为害。

《经方观止》按经方功效分类归属方药，并采用先观方理，再究方证论治的撰写模式，以凸显经方方证合一精神，重在挖掘经方功效，药物配伍架构与配伍奥旨，探索仲景辨证用方的思维方法，触摸后世医家用经方之经验、随证化裁之轨迹、临床应用之脉络，以使临证能今古相通，继往开来，圆机活法，药随证变，救治疾厄。

《经方观止》撰写以古为今用为宗旨，运用公允平直之语，辑经方研究之共识，直陈大家之灼见，间以笔者之拙论，草成斯书，错谬之处，望同道不吝赐教。

张建荣

甲午年秋月于古都咸阳

出版说明

一、以原《经方观止》为母本，改编为《经方观止·伤寒篇》《经方观止·金匮篇》两部书。

二、原《经方观止》十九章261方，分篇后基本框架为《经方观止·伤寒篇》十八章，方113首，涉及原文214条；《经方观止·金匮篇》十九章（含妇人病一章），方148首，另加37首重复方，本篇共有185方，涉及原文241条。

三、原《经方观止》编写体例保持不变，对其功效配伍、方证论治辨析、用方思路、医案举例内容进行重新修订、增删。另对有些章节中原文顺序及个别方药归属做适当调整。

四、原《经方观止》有医案344例，本次编辑删去18例，新增63例。增删后《经方观止·伤寒篇》录医案142例，《经方观止·金匮篇》录医案247例，合计389例。

五、对《经方观止》中6首缺药物组成方、37首重复方均保留论述。缺药物组成者的方名药物性能即隐含治法，另外，其所治病证尚无缺损。重复方中有些方药物用量、炮制方法、所治疾病表现不完全相同，故对此类方在《经方观止·伤寒篇》《经方观止·金匮篇》均做陈述，指出其不同与特点，可起互补之用，并能确保经方治病的完整性及其原貌。

附：经方及重复方统计方法

（1）经方统计：《经方观止·伤寒篇》113方，包含缺药物组成的禹余粮九方。《经方观止 · 金匮篇》148 方，包含缺药物组成的杏子汤、黄连粉、藜芦甘草汤、附子汤、胶姜汤 5 方（《金匮要略》前 22 篇共载方 205 首，去除与《伤寒论》重复方 37 首，再去除附方 20 首，实有方 148 首）。《经方观止 · 伤寒篇》与《经方观止 · 金匮篇》总计实有经方 261 首，若减去缺药物组成方 6 首，实有完整经方 255 首。

（2）重复方统计：凡方名与药物组成基本相同者统计为 1 方，这类方的药物用量、炮制、方后药物加减、方后语不完全相同。据此统计方法，《伤寒论》与《金匮要略》重复方有 37 首。

即桂枝汤、葛根汤、栀子豉汤、黄芩加半夏生姜汤、白虎加人参汤、桔梗汤、大青龙汤、小青龙汤、桂枝附子汤、去桂加白术汤（《金匮要略》白术附子汤）、甘草附子汤、大承气汤、小承气汤、麻子仁丸、十枣汤、小柴胡汤、大柴胡汤、甘草干姜汤、四逆汤、通脉四逆汤、半夏泻心汤、甘草泻心汤、小建中汤、文蛤散、桃花汤、桂枝去芍药加蜀漆牡蛎龙骨救逆汤（《金匮要略》桂枝救逆汤）、桂枝加桂汤、茯苓桂枝甘草大枣汤、抵当汤、茯苓桂枝白术甘草汤（《金匮要略》苓桂术甘汤）、吴茱萸汤（《金匮要略》茱萸汤）、茵陈蒿汤、白头翁汤、五苓散、猪苓汤、瓜蒂散、乌梅丸。

注：《伤寒论》理中丸与《金匮要略》人参汤，《伤寒论》麻黄附子甘草汤与《金匮要略》麻黄附子汤，这两组方药组成虽相同，但方名及所治疾病有差异，故未计入重复方。

张建荣

2022 年 9 月 10 日于陕西中医药大学

凡　例

《经方观止·伤寒篇》原文选录，以明·赵开美辑刻的《仲景全书·伤寒论》为底本，原书中表示上文的"右"统一改为"上"。原文统一用简化体汉字。

编写体例如下：

方名：如桂枝汤。

原文：依据赵本注明条码。

注释：对原文中个别字、词加小字注释。

功效配伍：指出经方功效、药物配伍架构、阐明配伍关系，以及其配伍奥旨、特殊的药量比例、方药煎煮及服药方法等。

方证论治辨析：以原文为依据，指出适应病证，提炼出症状表现，若原文症状不明或缺失者，可据方药补充之。本项重点阐明发病原因、病因病机、辨证分析、用方根据。有些经方涉及条文较多，如桂枝汤、大承气汤等，对此类条文，凡有利于全面掌握经方运用者，均置于此项之下，做选择性扼要论述。

用方思路：探讨经方临证应用思辨方法、经方药物加减化裁、经方合用、经方加时方、经方对时方形成的影响；指出在辨证施治前提下，经方临床用于治疗西医学的常见疾病。

医案举例：以名家验案为主，新人新作验案为辅，以展现经方临证应用的时代特点。一首经方一般只选 1 个案例，最多不超过 4 个，个别经方案例亦可不选。

经方药物剂量简易折算法

经方药物的现代用量主要参考《伤寒论讲义·古今剂量折算表》（李培生主编，上海科学技术出版社出版，1985 年版），个别药物用量结合现代常用量计算。

1. 汉制药量换算

一斤等于十六两，一两等于二十四铢，一铢等于十黍，六铢等于一分，四分等于一两。一斛等于十斗，一斗等于十升，一升等于十合，一合等于十撮。

2. 汉制药量折算公制量

一两折 3g，一升折 18~30g，一寸匕折 6~9g，一钱匕折 1.5~1.8g，一升大约折 200mL，一合大约折 20mL。云厚朴一尺折 30g 左右，云石膏如鸡子大折 45g。诸如杏仁、桃仁、栀子、枳实、甘遂、水蛭、虻虫等以个数计算者，均结合具体病情而定。其他如兔屎大、麻子大、枣大、弹丸大、梧桐子大皆为相似计量法，仍有一定参考价值。原方药后用"分"表示者，可作为药与药之比例"份"对待。

目　录

第一章 经方解表剂

经方解表剂，指能解除人体感受外邪的方药。外邪来自体外，侵犯人体多滞留在肺卫、肌表，故称之为表证，《伤寒论》称为太阳表证。人体肌表是防御外邪的一道屏障，卫气通行于肌表腠理，具有抗御外邪的功能。经方解表药多为辛温之品，具有发汗作用。《素问·阴阳应象大论》曰："故邪风之至，疾如风雨，故善治者治皮毛，其次治肌肤，其次治筋脉，其次治六腑，其次治五脏，治五脏者，半死半生也……其在皮者，汗而发之。"发汗法可祛邪外出，也能助正祛邪；发汗药能开发腠理，使毛窍开张，以利于邪气外出，或诱导邪气外出，此亦为解表剂的主要功用。解表剂以麻黄汤、桂枝汤为代表方，仲景在此二方基础上，衍生出许多解表方，亦是针对不同证型而设立。另外，有一些解表方中也有兼治里之药，其应用之理，一则防邪深入，二则兼治里病。

桂枝汤

【原文】

太阳中风，阳浮而阴弱[1]，阳浮者热自发，阴弱者汗自出，啬啬恶寒[2]，淅淅恶风[3]，翕翕发热[4]，鼻鸣[5]干呕者，桂枝汤主之。(12)

桂枝汤方

桂枝三两（去皮）　芍药三两　甘草二两（炙）　生姜三两（切）　大枣十二枚（擘）

上五味，㕮咀[6]三味。以水七升，微火煮取三升，去滓，适寒温，服一升。服已须臾[7]，啜[8]热稀粥一升余，以助药力。温覆令一时许，遍身漐漐[9]微似有汗者益佳，不可令如水流漓，病必不除。若一服汗出病差[10]，停后服，不必尽剂。若不汗，更服依前法。又不汗，后服小促其间[11]，半日许，令三服尽。若病重者，一日一夜服，周时[12]观之。服一剂尽，病证犹在者，更作服。若汗不出，乃服至二三剂。禁生冷、黏滑、肉面、五辛[13]、酒酪[14]、臭恶等物。

注释：

[1] 阳浮而阴弱：阴、阳指切脉方法及力度，脉轻取明显为阳浮，脉重按不足为阴弱。阳浮而阴弱，即脉浮缓。另有人认为是言病机，阳浮，指卫阳浮盛于外；阴弱，指营阴不能内守。

[2] 啬（sè，音色）啬恶寒：形容恶寒有畏缩之貌。

[3] 淅（xī，音析）淅恶风：形容恶风如同寒风冷雨侵淋肌肤之状。

[4] 翕（xī，音夕）翕发热：合羽之状，形容发热犹如羽毛覆盖身体样温热。

[5] 鼻鸣：鼻为肺窍，风寒束表，肺气不利。

[6] 㕮（fǔ，音府）咀（jǔ，音举）：本意为咀嚼咬碎，引申为将药物切碎成小块，利于煎煮。

[7] 须臾：一会儿，时间很短。

[8] 啜（chuò，音绰）：喝的意思。

[9] 漐（zhé，音折，亦有读作 zhí，音执）漐：形容微微有汗出，皮肤有湿润感。漐漐，《通雅》曰："小雨不断也。"

[10] 差（chài，音瘥）：同瘥，即病愈。

[11] 小促其间：缩短服药间隔时间。

[12] 周时：一昼夜。

[13] 五辛：《本草纲目》以小蒜、大蒜、韭菜、芸薹、胡荽为五辛。这里泛指各种辛辣刺激性食物。

[14] 酪：指用动物乳汁制成的食物。

【功效配伍】

桂枝汤解肌祛风，调和营卫。本方是《伤寒论》第一方，方名是以桂枝为主药而得名，柯韵伯《伤寒来苏集》将其誉为："仲景群方之冠，乃滋阴和阳、调和营卫、解肌发汗之总方。"方中桂枝辛温，温通卫阳，解肌祛风；芍药酸苦微寒，敛阴和营；生姜辛温和胃止呕，并助桂枝通阳助卫，解肌祛风；大枣甘缓，健脾益胃，并助芍药敛阴和营；炙甘草性味甘平，调和诸药，并能补中益气。本方桂枝、生姜与炙甘草、大枣相配，可辛甘发散调卫气；芍药与炙甘草、大枣为伍，能酸甘化阴调营气。方中桂枝与芍药等量配伍，一散一敛，散敛结合，调和营卫。吴谦《医宗金鉴》曰："桂枝君芍药，是于发汗中寓敛汗之旨，芍药臣桂枝，是于和营中有调卫之功。"本方五味药配伍，共奏解肌祛风，调和营卫之功。另外，桂枝汤又有调和脾胃、调和阴阳、调和气血的作用，因此，除治疗太阳病中风证外，亦多用于内伤杂病。

桂枝汤的药物炮制加工、煎煮方法、药后护理有严格要求。一是桂枝去皮，甘草蜜炙，生姜切碎，大枣擘开。二是用水微火煎煮，去滓，分三次温服。三是服药后需稍等片刻，喝热稀粥，既助汗源，又防过汗伤正；药后并温覆衣被保暖助卫阳，使体表微微似有汗出，但不能温覆太过，以防汗出过多，若汗出如水流漓，病亦难愈，反损正气。四是若一服即微汗出病愈者，应停后服，亦即中病即止，不必尽剂；若不效者则守方依照前法，继续服第二次药；若病重仍未汗出，则缩短两次服药的间隔时间，或在半天内将三次药服完。若病重者，可昼夜连续服药，注意观察病情。若一剂药服完后，病证犹在者，变换服法，可连续服二三剂药。五是服药期间凡生冷、黏滑、肉食、辛辣、酒酪、臭秽等物均当禁忌，以防损伤胃气而不利邪气的祛除。

【方证论治辨析】

桂枝汤治太阳中风，营卫不和证。症见发热，汗出，啬啬恶寒，淅淅恶风，翕翕发热，鼻鸣，干呕，脉浮缓。

太阳中风为太阳外感风寒，其病机为阳浮而阴弱，或卫强营弱。卫强即卫阳浮盛于外以抗邪，营弱即营阴失于固守而外泄。正常生理是营行脉中，卫行脉外，卫阳为营阴之使，营阴为卫阳之守，营卫调和，各司其职，则机体安和，阴阳协调，疾病不生。卫阳不足，风寒外袭皮毛腠理，则体表营卫之气首当其冲，卫阳浮盛于外，奋起与邪抗争，则翕翕发热，脉浮，故曰"阳浮者热自发"，亦称之卫强；卫阳浮盛于外，肌腠失之固密，营阴不能内守而外泄，则汗自出，脉缓，因汗出而营阴不足，故曰"阴弱者汗自出"，亦称之营弱；卫阳与邪抗争，卫阳受伤，加之汗出肌腠疏松，则啬啬恶寒，淅淅恶风。肺合皮毛，肺气通于鼻，风寒犯表，肺气不利，则鼻鸣。风寒犯胃，胃气上逆，则干呕。翕翕发热、淅淅恶风、啬啬恶寒是对发热、恶风、恶寒表现的形象描述。治用桂枝汤解肌祛风，调和营卫。

【原文】

太阳之为[1]病，脉浮，头项强痛[2]而恶寒[3]。（1）

注释：

[1] 之为：即发生、形成意。之，语气助词；为，动词。

[2] 头项强（jiàng，音绛）痛：头项部强硬疼痛，转动仰俯不柔顺。强，强硬不柔和。

[3] 恶（wù，音务）寒：怕风寒。恶，厌恶。

太阳病的基本症状，即脉浮，头项强痛而恶寒。太阳主一身之表，体表受邪，谓之太阳病。脉浮为外邪袭表，卫气抗邪于外，亦反映病位在表，正气未伤；风寒外束，太阳经脉受邪，经气运行受阻，因颈项为太阳经脉循行部位故头项强痛；恶寒为卫阳遏郁，经脉肌肉失于煦养。

【原文】

太阳病，发热，汗出，恶风[1]，脉缓[2]者，名为中风[3]。（2）

注释：

[1] 恶风：指怕风，较恶寒轻。

[2] 脉缓：指脉象缓和而不紧急，是与太阳伤寒脉浮紧相对而言，张力不大，但并非迟缓无力之脉。

[3] 中风：中医证名。这里的中风是指感受风寒引起的太阳表证；若猝然晕倒、口

眼喝斜、肢体不遂者则为内伤杂病中风。

太阳病发热、汗出、恶风、脉缓，是中风的主要特征，也是桂枝汤主治证候。发热，恶风，为风邪犯表，正邪交争；汗出，为风邪伤卫，卫气不固，营阴不内守，营卫失调；脉缓，即脉浮缓，为营阴不足，脉行怠慢。后世医家将汗出、脉浮缓的太阳中风，称为太阳中风表虚证。

【原文】

太阳病，头痛，发热，汗出，恶风，桂枝汤主之。(13)

太阳病头痛，发热，汗出，恶风者，属太阳病中风证，治用桂枝汤。若头痛，发热，恶风，无汗者，可与麻黄汤。本证因有汗出，故用桂枝汤。

【原文】

太阳病，发热汗出者，此为荣弱卫强[1]，故使汗出，欲救邪风[2]者，宜桂枝汤。(95)

注释：

[1] 荣弱卫强：即"阳浮而阴弱"之互辞，荣弱，即营弱、阴弱，是邪气袭表，腠理疏松而汗出，汗出后营阴相对不足；卫强，即阳浮，是邪气袭表，卫阳浮盛抗邪于外。

[2] 欲救邪风：指欲治疗风邪引起的太阳病中风证。欲，意欲；救，是解除或治疗意；邪风，即风邪。

太阳病发热，汗出，治用桂枝汤解肌祛风，调和营卫。其"荣弱卫强"的病机与"阳浮而阴弱"的病机相同，后世多称之为营卫不调，或营卫不和。

【原文】

太阳病，初服[1]桂枝汤，反烦不解者，先刺风池[2]、风府[3]，却与桂枝汤则愈。(24)

注释：

[1] 初服：桂枝汤煎成后分三次温服，初服，指第一次服药。

[2] 风池：足少阳胆经穴名，在枕骨粗隆直下凹陷与乳突连线之中点，两筋凹陷处。

[3] 风府：督脉经穴，在项后入发际一寸，枕骨与第一颈椎之间。

太阳病中风证，初服桂枝汤反烦而不解者，是因受邪较重，服桂枝汤后正气得药力之助，欲祛邪外出，但力所不及，正邪相争，邪郁不解，阳郁不宣，故反烦而病不解。治疗之法，当先针刺风池、风府穴，以疏通经络而宣泄邪气，然后再服桂枝汤，病必痊愈。

【原文】

太阳病，外证[1]未解，脉浮弱者，当以汗解，宜桂枝汤。(42)

注释：

[1] 外证：这里指太阳表证。

太阳病，外证未解，仍见发热，恶寒，头痛等症，若脉浮弱，正气稍虚者，宜用桂枝汤汗解，因其发汗之力较弱，不会伤及正气。

【原文】

太阳病，外证未解，不可下也，下之为逆，欲解外者，宜桂枝汤。(44)

太阳病，外证未解，兼里实证者，不可用攻下法，攻下损伤里气，则致表邪内陷，治疗应先解表后治里，欲解太阳表邪，宜用桂枝汤缓发其汗。

【原文】

太阳病，先发汗不解，而复下之，脉浮者不愈。浮为在外，而反下之，故令不愈。今脉浮，故在外，当须解外则愈，宜桂枝汤。(45)

太阳病，先用发汗法而病不解，盖汗法不当，或病重药轻，而又误用攻下，脉象浮者为病未愈。脉浮者是有表证，而反用攻下法，故令病不愈。如果误下后，尚未发生里虚的变证，脉象仍浮，表证仍在者，宜用桂枝汤发汗解表。

【原文】

太阳病，下之后，其气上冲[1]者，可与[2]桂枝汤，方用前法[3]；若不上冲者，不得与之。(15)

注释：

[1] 其气上冲：指胸中有气向上冲逆。另有人认为是太阳表证仍在。

[2] 可与：含斟酌意，意乃不可贸然用药。

［3］方用前法：指采用桂枝汤方后所言的煎服与调护方法。

太阳病误下后，其气上冲，为正气未衰，表邪尚未内陷，仍有外解之机，可与桂枝汤以祛邪解表。若误下后，其气不上冲，为正气受损，正不胜邪，外邪内陷入里，则不能用桂枝汤治疗。

【原文】

伤寒发汗已解，半日许复烦[1]，脉浮数者，可更发汗，宜桂枝汤。(57)

注释：

［1］复烦：重复出现发热、恶寒、头痛、脉浮等症。

太阳病伤寒证，已用过麻黄汤发汗，而病解半日，又出现复烦，脉浮数，为余邪未净，移时复发，故烦而脉不得静。治宜再用桂枝汤解肌祛风，调和营卫，以祛净其邪。

【原文】

太阴病，脉浮者，可发汗，宜桂枝汤。(276)

太阴病属里虚寒证，脉当沉，今太阴病脉反浮者，为太阴病兼太阳表虚证，治宜桂枝汤。盖桂枝汤属发汗轻剂，外能解肌散风寒而调和营卫，内能调和脾胃而助营卫生化之源，是寓汗法于和法之中，尤宜于素体虚弱而患外感者。本证不用麻黄汤者，因其为发汗峻剂，只宜于伤寒表实证。

【原文】

吐利止，而身痛不休者，当消息[1]和解其外，宜桂枝汤小和[2]之。(387)

注释：

［1］消息：有斟酌意。

［2］小和：微微调和。

桂枝汤治霍乱里和而表未和证。霍乱表里俱病者，经治疗吐利已止，里气已趋于恢复，但身痛不休，为表证仍在，此时可酌情用桂枝汤，以微调营卫，解表散邪，并能兼顾脾胃之气。

【原文】

病常自汗出者，此为荣气和，荣气和[1]者，外不谐[2]，以卫气不共荣气谐和故尔。

以荣行脉中，卫行脉外，复发其汗，荣卫和则愈，宜桂枝汤。(53)

注释：

[1] 荣气和：荣气，即营气。营气和，即营气调和而未受邪之意。

[2] 外不谐：外，指卫气。外不谐，指卫气功能失调，而与营气不相和谐。

桂枝汤治杂病营卫不和自汗证。患者经常自汗出，而无发热、恶风、头痛等症，可排除太阳中风，当属杂病自汗。营卫二气，卫行脉外，而敷布于表，司固外开阖之权；营行脉中，调和五脏，洒陈六腑。卫在外为营之使，营在内为卫之守，是为生理之常态，即谓之营卫调和。今卫气不能行于外，失其开阖固摄之权，以致腠理不密，而营气在内，虽未受邪，但营阴难以内守，故常自汗出。"以卫气不共荣气谐和故尔"，即营卫失调而致自汗。方用桂枝汤"复发其汗"，促使营卫调和，则自汗痊愈。

【原文】

病人脏无他病[1]，时发热自汗出而不愈者，此卫气不和也。先其时[2]发汗则愈，宜桂枝汤。(54)

注释：

[1] 脏无他病：指脏腑无病。

[2] 先其时：指在发热自汗之前。

桂枝汤治杂病卫气不和自汗证。脏腑无疾，患者时发热自汗出，当责之卫气不和，营卫失调。卫气为阳，卫外以司固密，今卫气不和，开阖固密失常，营阴不得内守，故时发热自汗出，此非风寒外感，为卫气与营气不相和谐的杂症，亦可用桂枝汤发汗以调和营卫。"先其时发汗则愈"，即在尚未发热汗出之前用桂枝汤，既可发挥药物发汗作用，又可防止"汗出如水流漓"。

【原文】

桂枝[1]本为解肌[2]，若其人脉浮紧，发热汗不出者，不可与之也。常须识[3]此，勿令误也。(16下)

注释：

[1] 桂枝：即桂枝汤。

[2] 解肌：即解肌发汗，亦指桂枝汤是发汗之缓剂。

[3] 识（zhì，音志）：记住之意。

桂枝汤本为解肌发汗之轻缓剂，若脉浮紧，发热汗不出者，为太阳病伤寒证，当用发汗峻剂麻黄汤，否则病重药轻则延误治疗。医者应常谨记在心，避免临证误用，故曰"常须识此，勿令误也"。

【原文】

若酒客病，不可与桂枝汤，得之则呕，以酒客不喜甘故也。(17)

平时嗜好饮酒之人，每多湿热内蕴，而桂枝汤辛甘温，辛温助热，甘味助湿，误服之则使湿热壅遏，胃气不降，可引发呕吐。此以酒客为例，提示内蕴湿热者禁用桂枝汤。

【原文】

凡服桂枝汤吐者，其后必吐脓血也。(19)

桂枝汤为辛温之剂，故凡里热壅盛者不可服之；若误服之助长里热，伤及血络，可见吐脓血。

【用方思路】

桂枝汤居经方之首，临证应用甚为广泛，外感与内伤均可应用。徐忠可《金匮要略论注》曰："此汤，表证得之，为解肌和荣卫，内证得之，为化气调阴阳。"仲景以桂枝汤为母方，其加减变化方多，如桂枝加葛根汤、桂枝去芍药加附子汤、小建中汤等；桂枝汤也可与其他方合方化裁，如桂枝麻黄各半汤、柴胡桂枝汤等。凡用桂枝汤加减变化者，总有其适应证的基本要素，或为外感营卫失调，或为脾胃内伤，或为阴阳失调。亦有人认为桂枝汤为和解剂，故将其归入和法之用方，即其有调和营卫、调和阴阳、调和脾胃的作用。

桂枝汤临床用于治疗感冒、空调综合征、过敏性鼻炎、荨麻疹、老年皮肤瘙痒症、多发性脉管炎、多形红斑、冻疮、小儿多动症等疾病。

【医案举例】

（1）李士材医案：儒者吴君明，伤寒六日，谵语狂笑，头痛有汗，大便不通，小便自利。众议承气汤下之。士材诊其脉浮而大，因思仲景曰：伤寒不大便六七日，头痛有热，小便清者，知不在里，仍在表也。方今仲冬，宜与桂枝汤。众皆咋舌，以谵狂为阳盛，桂枝入口必毙矣。李曰：汗多神昏，故发谵妄。虽不大便，腹无所苦，和其营卫，必自愈耳。遂违众用之。及夜而笑语皆止，明日大便自通，故病变多端，不可胶执。向使狐疑而用下药，其可活乎？［俞震.古今医案按.北京：中国中医药出版社，1998：33.］

（2）刘渡舟医案：李某，女，53岁。患阵发性发热汗出1年余，每天发热2~3次，前医按阴虚发热治疗，服药20余剂罔效。问其饮食、二便尚可，视其舌淡苔白，切其脉缓弱无力，辨为营卫不和，卫不护营之证。当调和营卫阴阳，用发汗以止汗的方法，为疏桂枝汤：桂枝9g，白芍9g，炙甘草6g，生姜9g，大枣12枚。2剂。服药后，啜热稀粥，覆取微汗而病瘥。

按：夫营卫者，人体之阴阳也，宜相将而不宜相离也。营卫谐和，则阴阳协调，卫为之固，营为之守。若营阴济于卫阳，热则不发；卫阳外护营阴，汗则不出。今营卫不和，两相悖离，阴阳互不维系，故患者时发热而自汗出。《伤寒论》第54条说："病人脏无他病，时发热自汗出而不愈者，此卫气不和也。先其时发汗则愈，宜桂枝汤。"本案为一典型病案。［陈明，刘燕华，李芳.刘渡舟临证验案精选.北京：学苑出版社，1996：3.］

桂枝加葛根汤

【原文】

太阳病，项背强几几[1]，反汗出恶风者，桂枝加葛根汤主之。（14）

桂枝加葛根汤方

葛根四两　麻黄三两（去节）　芍药二两　生姜三两（切）　甘草二两（炙）大枣十二枚（擘）　桂枝二两（去皮）

上七味，以水一斗，先煮麻黄、葛根，减二升，去上沫，内[2]诸药，煮取三升，去滓。温服一升，覆取微似汗，不须啜粥，余如桂枝法将息[3]及禁忌。

臣亿等谨按：仲景本论，太阳中风自汗用桂枝，伤寒无汗用麻黄，今证云汗出恶风，而方中有麻黄，恐非本意也。第三卷有葛根汤证云，无汗、恶风，正与此方同，是合用麻黄也。此云桂枝加葛根汤，恐是桂枝中但加葛根耳。

注释：

［1］项背强几(shū，音殊)几：短羽之鸟，伸颈欲飞状。形容项背强急不舒，仰俯不自如之状。

［2］内：同"纳"，即加入之意。

[3] 将息：即调养、休息、护理之意。这里指服药后的调护法。

【功效配伍】

桂枝加葛根汤解肌祛风，升津舒经。本方即桂枝汤加葛根组成。方中桂枝汤祛风解肌，调和营卫；葛根甘辛性平，舒经通络，升发输布阳明津液，濡润筋脉，与芍药相配，可缓解项背筋脉挛急，并能助桂枝、生姜解表祛邪。桂枝、芍药、葛根是本方的主要药物，反映了解肌祛风、调和营卫、升发津液、舒缓项背筋脉的基本用药原则。

上六味药，先水煮葛根，再入其他药同煮，去滓温服。服药后调养将息方法及禁忌同桂枝汤。

原文方中有麻黄，据宋·林亿考证方中应无麻黄为是。

【方证论治辨析】

桂枝加葛根汤治太阳中风，兼经气不利证。症见项背强几几，反汗出恶风。

头痛、发热、汗出恶风、脉浮缓是太阳中风必见症。项背强痛，俯仰转动不自如，为本证特有症，是风寒侵入太阳经脉，经气不利，津液不能敷布，以致筋脉失于濡养而拘急。项背强，若与无汗恶寒并见者，宜用麻黄汤；今项背强与汗出恶风并见，故治用桂枝加葛根汤解肌祛风，升津舒经。

【用方思路】

桂枝加葛根汤是治项背强急的基本用方，方中葛根是解除项背肌肉筋脉痉挛的基本用药。临证若伴肩臂痛者加姜黄、防风、当归；头痛者加川芎、羌活、藁本；眩晕者加天麻、菊花、钩藤；血瘀者加丹参、红花、鸡血藤、地龙、蜈蚣等。

桂枝加葛根汤临床用于治疗感冒、落枕、颈椎病、肩周炎、颈部肌筋膜炎、面神经麻痹等疾病。

【医案举例】

刘渡舟医案：刘某，男，41岁。患病已3个月，项背强紧，顾盼仰俯不能自如，自汗出而恶风。问其大便则呈稀溏，每日二三次，伴有脱肛与后重等症。切其脉浮，视其舌苔白润。辨为桂枝加葛根汤证，其大便稀薄，脱肛下坠后重，则为阳明受邪升清不利之象，为"太阳阳明合病"。处方：桂枝15g，白芍15g，葛根16g，生姜12g，炙甘草

10g，大枣 12 枚。服药后，不须啜粥，连服 7 剂，诸症豁然。[陈明,刘燕华,李芳.刘渡舟临证验案精选.北京:学苑出版社,1996:140.]

桂枝加厚朴杏子汤

【原文】

喘家作[1]，桂枝汤加厚朴杏子[2]佳。（18）

桂枝加厚朴杏子汤方

桂枝三两（去皮）　甘草二两（炙）　生姜三两（切）　芍药三两　大枣十二枚（擘）　厚朴二两（炙，去皮）　杏仁五十枚（去皮尖）

上七味，以水七升，微火煮取三升，去滓，温服一升，覆取微似汗。

注释：

[1] 喘家作：喘家，指素有喘证之人；作，指外感引动喘证发作。

[2] 杏子：即杏仁。

【功效配伍】

桂枝加厚朴杏子汤解肌祛风，降气平喘。本方即桂枝汤加厚朴、杏仁组成。方中桂枝汤解肌祛风，调和营卫，治新感之太阳中风；厚朴苦辛温，既能宽胸利气，又能降气平喘，化痰消浊；杏仁苦辛温，既能开宣肺气，又能降肺泻浊，止咳定喘。厚朴、杏仁相配利肺降肺，平喘止咳，化痰利浊，是治喘家宿疾要药。诸药相合，表里同治，共奏解肌祛风、调和营卫、宽胸降气、定喘止咳之功。

上七味药，用微火水煮，去滓，温服，并温覆衣被，以取微汗。

【方证论治辨析】

桂枝加厚朴杏子汤治喘家发作。症见气喘，胸满，发热，汗出，恶风，脉浮缓。

喘家作，即久有气喘宿疾之人，因太阳中风而引发宿喘发作。本证除气喘，必有胸闷、发热、汗出、恶风、脉浮缓等症。因久有宿疾潜伏，今风寒犯表，营卫不和，邪气内迫，引动宿疾，致肺寒气逆，肺失宣降，气道不利，则气喘发作。此证为新感引动宿疾，属表里同病，故用桂枝加厚朴杏子汤外解表邪，内平气喘。

【原文】

太阳病，下之微喘者，表未解故也，桂枝加厚朴杏子汤主之。(43)

太阳病若误用下法，致表邪不解，入里犯肺，肺气上逆作喘者，仍可用桂枝加厚朴杏子汤治疗。此与前者成因虽异，而太阳中风营卫不和，兼肺寒气逆之病机则同，故治法方药亦同。

【用方思路】

桂枝加厚朴杏子汤多用于因外感诱发喘咳发作者，汗出而喘是其主症。若属风寒束表，症见无汗出而喘者，可用麻黄汤解表宣肺平喘，或用《金匮要略》射干麻黄汤。临证若咳痰不利，加桔梗、射干祛痰开结；若喘鸣甚者，可加地龙、僵蚕、蜈蚣解痉止喘；鼻窍是肺气出入的门户，治喘咳应保持鼻窍通利，故可适当加辛夷花、苍耳子。

桂枝加厚朴杏子汤临床用于治疗喘息性支气管炎、支气管哮喘、过敏性哮喘、慢性支气管炎等疾病。

【医案举例】

许叔微医案：戊申正月，有一武弁在仪徵，为张遇所虏，日夕置于舟艎板下，不胜跧伏，后数日得脱，因饱食解衣扪虱而自快，次日遂作伤寒。医者以因饱食伤而下之，一医以解衣中邪而汗之，杂治数日，渐觉昏困，上喘息高，医者仓皇罔知所指。予诊之曰：太阳病下之，表未解，微喘者，桂枝加厚朴杏子汤，此仲景法也。医者争曰：某平生不曾用桂枝，况此药热，安可愈喘？予曰：非汝所知也。一投而喘定，再投而漐漐然汗出。至晚，身凉而脉已和矣。医者曰：予不知仲景之法，其神如此。予曰：仲景之法岂诳惑后世也哉！人自寡学，无一发明耳。[许叔微.许叔微伤寒论著三种·伤寒九十论.北京：人民卫生出版社,1993:149.]

桂枝加附子汤

【原文】

太阳病，发汗，遂漏不止[1]，其人恶风，小便难，四肢微急[2]，难以屈伸者，桂枝

加附子汤主之。（20）

桂枝加附子汤方

桂枝三两（去皮）　芍药三两　甘草三两（炙）　生姜三两（切）　大枣十二枚
（擘）　附子一枚（炮，去皮，破八片）

上六味，以水七升，煮取三升，去滓，温服一升。本云桂枝汤，今加附子，将息如
前法。

注释：

[1] 漏不止：汗出如漏，不能停止。

[2] 四肢微急：四肢拘急不舒，屈伸不利。

【功效配伍】

桂枝加附子汤解肌祛风，扶阳固表。本方即桂枝汤加附子一枚。方中桂枝汤调和营
卫，以解太阳未净之表邪，加附子温经复阳，固表止汗。诸药合用，使太阳表邪尽解，
卫阳回复，腠理固密，漏汗自止。

上六味药，水煮，去滓，温服。药后将息同桂枝汤。

【方证论治辨析】

桂枝加附子汤治太阳中风，兼阳虚汗漏证。症见汗漏不止，恶风，小便难，四肢微
急，难以屈伸。

太阳病由于发汗太过，肌表卫阳虚损，腠理不固，致漏汗不止。太阳病发汗是正治
之法，但必须微微汗出，邪气方可尽去。今太阳病发汗太过，致汗漏不止，如水流滴，
不但表邪不能外解，反而耗伤卫阳，损伤阴液，营卫失调益甚，故汗出恶风。由于阳虚
不化，阴液亏耗，故小便困难。四肢为诸阳之本，《内经》曰："阳气者，精则养神，柔
则养筋。"今汗出过多，阳伤阴损，使四肢失阳气温煦，筋脉失阴液濡润，故四肢微急，
难以屈伸。治用桂枝加附子汤解肌祛风，扶阳固表，以御风寒，止汗漏。

【用方思路】

本证因发汗太过，致汗漏不止，最终导致阴阳俱损，而仲景用桂枝加附子汤，重在
扶助阳气，此治法正如陆渊雷《伤寒论今释》所云："津伤而阳不亡者，其津自能再生，
阳亡而津不伤者，其津亦无后继，是以良工治病，不患津之伤，而患阳之亡。"桂枝加

附子汤用于治疗阳虚外感，也用于治疗阳虚汗漏。临证若汗漏严重者可加五味子、煅龙骨、煅牡蛎；若卫阳虚甚者，可重用附子；若伴卫气虚者加黄芪、白术；若阴津亏损甚者，重用芍药。

桂枝加附子汤临床用于治疗自主神经功能失调、风湿性关节炎、类风湿关节炎等疾病。

【医案举例】

班秀文医案：凌某，女，35岁，某旅社服务员。产后3天，自汗不止，遍身湿透，四肢不温，小腿拘急，恶风寒，小便短少，脉沉细，唇舌淡白。证属营卫两虚，卫阳不固。拟益气扶阳，敛汗止漏之法。处方：北黄芪30g，制附子10g（先煎），桂枝9g，当归身12g，白芍5g，生姜10g，大枣10g。水煎服，每日1剂。连服3剂，汗止肢温，嘱用当归生姜羊肉汤调养善后。

按语：本例产后自汗不止，汗血同源，阴血亏损太过，则损及卫阳，卫外不固，故汗漏不止而恶风。《难经》云："气主煦之，血主濡之。"阳虚不温养，血虚不濡润，故小腿时拘急；阳虚血少，故脉沉细而唇舌淡白，仿太阳病过汗伤阳之法，以桂枝汤调和营卫，加附子温经回阳，北黄芪、当归身益气补血，阳回表固，腠理致密，其汗自止。
［班秀文.班秀文妇科医论医案选.北京：人民卫生出版社,2012：23.］

桂枝加芍药生姜各一两人参三两新加汤

【原文】

发汗后，身疼痛，脉沉迟者，桂枝加芍药生姜各一两人参三两新加汤主之。(62)

桂枝加芍药生姜各一两人参三两新加汤方

桂枝三两（去皮）　芍药四两　甘草二两（炙）　人参三两　大枣十二枚（擘）生姜四两

上六味，以水一斗二升，煮取三升，去滓，温服一升。本云桂枝汤，今加芍药、生姜、人参。

【功效配伍】

桂枝加芍药生姜各一两人参三两新加汤，功能解肌祛风，益气和营。本方即桂枝汤加芍药、生姜各一两，人参三两组成。方用桂枝汤解肌，调和营卫；加重生姜之量，以通阳和卫，散外邪；加重芍药之量以增强和营养血；加人参补卫气，益营血，以顾汗后里虚。本方既益气和营补虚损，又解太阳未净之邪气，为扶正祛邪、补散结合、表里同治之方。

上六味药，水煮，去滓，温服。

【方证论治辨析】

桂枝加芍药生姜各一两人参三两新加汤治太阳病，气阴不足身痛证。症见发汗后，身疼痛，脉沉迟。

身疼痛，为太阳表证，若发汗后，邪去病解，则身疼痛可愈。此太阳病发汗后，身痛未愈，而脉反见沉迟之象，沉脉主里，迟为气血虚，即汗后表邪不仅未解，反而损伤气血。由于太阳中风表证仍在，加之气血耗损，经脉失养，故身疼痛不解。治用桂枝加芍药生姜各一两人参三两新加汤解肌祛风，调和营卫，益气养血，滋养经脉，解除疼痛。

【用方思路】

桂枝加芍药生姜各一两人参三两新加汤解表益气和营，具有扶正祛邪功用，是为补散结合之方。凡临证用麻黄汤、桂枝汤发汗太过伤及卫气营阴者，或营卫亏虚而感受风寒者，或久病身痛，或气血亏虚的久痹身痛等病证，皆可仿此方加减用药。临证若气虚者加黄芪、白术；阴血虚甚者加当归、熟地黄；身痛甚者加鸡血藤、川芎、秦艽等。

桂枝加芍药生姜各一两人参三两新加汤临床用于治疗感冒、风湿性关节炎等疾病。

【医案举例】

赵守真医案：朱君，中学教员。体羸瘦，素有遗精病，又不自爱惜，喜酒多嗜好，复多斫丧。平日恶寒特甚，少劳即喘促气上，其阳气虚微、肾元亏损也明甚。1947年冬赴席邻村，醉酒饱食，深夜始归，不免风寒侵袭。次日感觉不适，不恶寒，微热汗出，身胀，头隐痛。自煎服葱豉生姜汤，病未除。精神不振，口淡不思食，舆而来诊。切脉细微乏力，参之前证，则属阳虚感冒，极似《伤寒论》太阳少阴两感证，其麻黄附子细辛汤、麻黄附子甘草汤两方，殊不宜阳虚有汗之本证。以麻黄发汗、细辛温窜，如再发汗则足以损其阴津，病转恶化，此所当忌。遂改用桂枝加芍药生姜人参新加汤，又增附子，并损益分量，斯与恰合证情：党参 15g，桂枝、芍药、甘草各 9g，生姜 4.5g，大枣 5 枚，附子 9g。嘱服三剂再论。

复诊：诸症悉已，食亦略思，精神尚属委顿，脉仍微弱。阳气未复，犹宜温补，处以附子汤加巴戟天、枸杞子、鹿角胶、胡芦巴等补肾诸品，调理善后。[赵守真.治验回忆录.北京：人民卫生出版社，2008：6.]

桂枝去芍药汤
桂枝去芍药加附子汤

【原文】

太阳病下之后，脉促[1]胸满者，桂枝去芍药汤主之。(21)

桂枝去芍药汤方

桂枝三两（去皮）　甘草二两（炙）　生姜三两（切）　大枣十二枚（擘）

上四味，以水七升，煮取三升，去滓，温服一升。本云桂枝汤，今去芍药。将息如前法。

若微寒[2]者，桂枝去芍药加附子汤主之。(22)

桂枝去芍药加附子汤方

桂枝三两（去皮）　甘草二两（炙）　生姜三两（切）　大枣十二枚（擘）　附子一枚（炮，去皮，破八片）

上五味，以水七升，煮取三升，去滓，温服一升。本云桂枝汤，今去芍药加附子。将息如前法。

注释：

[1]脉促：脉来急促有力，并非时一止而复来之促脉。

[2]微寒：微恶寒。有作脉微而恶寒。

【功效配伍】

桂枝去芍药汤解肌祛风，温通胸阳。本方即桂枝汤去芍药组成。桂枝汤去酸敛阴柔之芍药，使桂枝、生姜、炙甘草相配，则辛甘化阳，偏重解表散寒，温通胸中阳气；大

17

枣与炙甘草相合，则甘温益气，和中扶正。四味配伍，使表邪得解，胸阳宣通，诸症可愈。

上四味药，水煮，去滓，温服。将息同桂枝汤。

桂枝去芍药加附子汤，是桂枝去芍药汤类方，加附子者以增强温通胸阳功用。

上五味药，水煮，去滓，温服。将息同桂枝汤。

【方证论治辨析】

桂枝去芍药汤治太阳中风，兼胸阳不振证。症见太阳病下之后，脉促，胸满。

太阳病误下后，邪陷胸中，损伤胸阳，致胸阳不振，寒气凝滞，故胸满闷；然胸阳虽伤，但正气未大虚，尚能抗邪，邪正相争，故脉来急促。本证虽经误下，但中风表虚证的发热、恶风、自汗尚存，故治疗仍可用桂枝去芍药汤解肌祛风，温通胸阳。

若太阳病误下后表邪不解，胸阳重伤。症见脉微弱，胸闷，微恶寒者，是胸阳虚损较甚，治用桂枝去芍药加附子汤以加强温通胸阳。

【用方思路】

桂枝去芍药汤、桂枝去芍药加附子汤临证多用于心胸阳虚，阴寒内盛。桂枝汤本为调和阴阳之方，若去芍药，或去芍药再加附子，其方性即偏于温通阳气。胸中为心肺所居，心肺属阳脏，心胸阳气虚者，则见胸满等症。临证治胸痹、心悸等病，若心阳虚者，可用此二方中任何一方随症加减。

桂枝去芍药汤、桂枝去芍药加附子汤临床用于治疗感冒、急慢性支气管炎、病毒性心肌炎、心律不齐、冠心病、风湿性关节炎等疾病。

【医案举例】

（1）刘荣年医案：患者刘景熹，年三十余，织布厂经理，住省城。病名：伤寒阴结。原因：冬月伤寒，误服寒泻药而成。证候：身体恶寒，腹胀满痛，不大便二日。诊断：脉浮大而缓，显系伤风寒中证，医家不察，误为阳明腑实证，误用大黄、芒硝等药下之，殊不知有一分恶寒，即表证未罢，虽兼有里证，亦当先治其表，仲景之遗法俱在。今因误用寒泻药，以致寒气凝结，上下不通，故不能大便，腹胀大而痛更甚也，幸尚在中年，体质强健，尚为易治。疗法：用桂枝去芍药加附子汤以温行之，则所服芒硝、大黄，得阳药运行，而反为我用也。

处方：桂枝尖一钱，黑附子一钱，炙甘草五分，生姜一钱，大枣二个（去核）。

疗效：服药后，未及 10 分钟，即大泻 2 次，恶寒、腹胀痛均除而愈。[何廉臣.重印全国名医验案类编（刘荣年）.上海：上海科学技术出版社,1959：73.]

（2）刘渡舟医案：李某，女，46 岁。因患心肌炎而住院治疗，每当入夜则胸中憋闷难忍，气短不足以息，必须靠吸氧气才能得以缓解。舌质淡苔白，脉弦而缓。辨为胸阳不振，阴气内阻证。处方：桂枝 10g，生姜 10g，大枣 12 枚，炙甘草 6g。

服药 2 剂后症状减轻，原方加附子 6g，再服 3 剂后，症状消除。[刘渡舟.经方临证指南.天津：天津科学技术出版社,1993：5-6.]

麻黄汤

【原文】

太阳病，头痛发热，身疼腰痛，骨节疼痛，恶风，无汗而喘者，麻黄汤主之。(35)

麻黄汤方

麻黄三两（去节） 桂枝二两（去皮） 甘草一两（炙） 杏仁七十个（去皮尖）

上四味，以水九升，先煮麻黄，减二升，去上沫，内诸药，煮取二升半，去滓，温服八合。覆取微似汗，不须啜粥，余如桂枝法将息。

【功效配伍】

麻黄汤发汗解表，宣肺平喘。方中麻黄味辛微苦性温，擅长发汗解表散寒，兼能宣肺平喘，是为君药；桂枝辛甘温，解肌祛风，温经通脉，以助麻黄解表祛邪，是为臣药；杏仁味苦辛微温，宣肺降气，止咳平喘，既能协助麻黄解表，又能增强其平喘之效，故为佐药；炙甘草甘平，补益中焦，化痰止咳，并能调和诸药，防麻黄、桂枝发汗太过，故为使药。四药合用，发汗解表，散寒祛邪，是经方治疗太阳伤寒表实无汗之峻剂。本方麻黄用量大于桂枝，凸现了本方的发汗作用。

上四味药，先水煮麻黄，去上沫，再入其他药同煮，去滓，温服。并温覆衣被，以取微汗，不须吃粥，其余将息法同桂枝汤法。

【方证论治辨析】

麻黄汤治太阳病伤寒表实证。症见发热，恶风，无汗，头痛，身疼，腰痛，骨节疼痛，气喘。

太阳病无汗为太阳病伤寒表实证的突出特征。其病机为风寒外束肌表，卫阳被遏，腠理闭塞，营阴郁滞，肺气失宣。卫阳与邪抗争，邪正相争，故发热；风寒侵袭肌表，卫阳郁遏，不得温煦肌表皮毛，故恶风或恶寒；风寒束表，腠理毛窍闭塞，故无汗；足太阳经脉循头顶下项背，夹脊抵腰，风寒侵袭，经气不利，营阴郁滞，故头痛，身疼，腰痛，骨节疼痛；肺主气而外合皮毛，腠理郁闭，肺气失于宣降，故气喘。治用麻黄汤发汗解表，宣肺平喘。

【原文】

太阳病，或已发热，或未发热，必恶寒，体痛，呕逆，脉阴阳俱紧[1]者，名为伤寒[2]。（3）

注释：

[1] 脉阴阳俱紧：即寸关尺三部脉均见紧象。阴阳，指诊脉部位，阴，指尺脉，阳，指寸脉，这里包括寸关尺三部脉。

[2] 伤寒：指太阳外感风寒表证，即狭义伤寒。

太阳伤寒证，为风寒外束肌表，卫阳遏阻，营阴郁滞。其证或已发热，或未发热，此与病情轻重，或与患者体质强弱有关，其发热出现有早晚，或不一定出现发热，但恶寒必须具备。恶寒，身体疼痛，为风寒袭表，邪正相搏，经气不利；脉阴阳俱紧，指寸关尺三部脉均显浮紧之象，浮为正气抗邪于表，紧为风寒外束，卫阳被遏，营阴郁滞，经脉收引之象；呕逆，是风寒侵袭，胃失和降，胃气上逆。治宜麻黄汤发汗解表。

【原文】

太阳病，脉浮紧，无汗，发热，身疼痛，八九日不解，表证仍在，此当发其汗。服药已微除，其人发烦目瞑[1]，剧者必衄[2]，衄乃解。所以然者，阳气重[3]故也。麻黄汤主之[4]。（46）

注释：

[1] 目瞑：目视物不明。《集韵》曰："瞑，目不明也。"

[2] 衄：鼻出血。

[3] 阳气重：阳气遏郁较重。

[4] 麻黄汤主之：属倒装句，应顺接在"此当发其汗"句后。

太阳病伤寒，脉浮紧，无汗，发热，身疼痛，虽八九日不解，表证仍在者，仍宜麻黄汤发汗。服麻黄汤后，心烦目瞑，此乃正气得药力之助，奋力祛邪，正邪交争较为剧烈，若瞑眩汗出者，亦为病邪欲解之象征。《尚书·说命上》曰："若药弗瞑眩，厥疾弗瘳。"若症见鼻衄，是为寒邪束表，腠理闭塞日久，阳气遏郁不伸，日久化热，灼伤阳络而引起鼻衄，或因服麻黄汤助正祛邪，使正邪交争激烈而致衄。血汗同源，外邪虽不能随汗尽解，但却能随衄而泄，故曰"衄乃解"，俗称之"出红汗"。柯韵伯《伤寒来苏集》云："血之与汗，异名同类，不得汗，必得血，不从汗解，而从衄解。"

【原文】

伤寒脉浮紧，不发汗，因致衄者，麻黄汤主之。(55)

太阳伤寒脉浮紧，应以麻黄汤发汗，其病可愈。今当汗未汗，致外邪不解，阳气遏郁而损伤血络则鼻衄。此虽衄血而太阳伤寒主要脉症仍在者，为表邪未随衄血尽解，仍可用麻黄汤治疗。若衄血量多，并见身热夜甚，烦躁不安，舌质红绛，为邪热进入营血，即使仍有表证存在，亦不可用麻黄汤再发其汗。

【原文】

太阳与阳明合病，喘而胸满者，不可下，宜麻黄汤。(36)

两经症状同时出现者，谓之合病。太阳与阳明合病，但胃肠尚未结实，燥热不甚，风寒邪气偏重在表，并见喘而胸满者，为邪郁肺闭，故不可妄用攻下，当先治其表，宜麻黄汤发汗解表。

【原文】

脉浮数者，法当汗出而愈，若下之，身重心悸者，不可发汗，当自汗出乃解。所以然者，尺中脉微，此里虚，须表里实，津液自和，便自汗出愈。(49)

虚证禁汗。病人脉浮数，属风寒表证者，一般发汗即愈；若误攻其里，出现身体沉重，心悸者，为里气虚损，此时即使表证仍在，亦不可再发其汗，尺中脉微也证实为里气虚损病证。虚证禁用汗法，治应补不足，扶正气，使气血充沛，营卫畅行，津液自和，表里充实，则肌表微微有汗出而愈。

【原文】

脉浮紧者，法当身疼痛，宜以汗解之。假令尺中迟[1]者，不可发汗，何以知然？以荣气不足，血少故也。(50)

注释：

[1] 尺中迟：脉来一息不足四至谓之迟脉。此指尺脉迟滞无力。

营血不足者禁汗。太阳伤寒证，若营血不足，尺脉迟者，虽有表证，亦应禁汗。尺脉候阴，迟脉主不足，此乃营血不足之候。汗为心液，血汗同源，营血本虚而强发其汗，则犯虚虚之戒，使营血更伤。

【原文】

咽喉干燥者，不可发汗。(83)

阴亏者禁汗。咽喉干燥者，多因肺肾阴亏，若兼患风寒外感，也不可用麻黄汤辛温发汗。临证宜滋肺肾之阴，佐以发汗。

【原文】

淋家[1]，不可发汗，发汗必便血。(84)

注释：

[1] 淋家：久患淋病之人。

淋家禁汗。久患淋证之人，病因多为阴津亏虚而合并下焦蓄热，或肾虚而膀胱有蓄热。故淋家虽有外感风寒，也不能用麻黄汤辛温发汗。若误发其汗，不仅阴虚更甚，且可使蓄热加重，导致热伤血络，阴血妄行，出现尿血等变证。误汗致尿血者，临证可采用清热凉血，育阴利水之法。

【原文】

疮家[1]虽身疼痛，不可发汗，汗出则痉[2]。(85)

注释：

[1] 疮家：久患疮疡之人。

[2] 痓 (zhì，音至)：《金匮玉函经》作"痉"，可从。

疮家禁汗。久患疮疡者，病因多为热毒蕴积，耗及津血，虽有身痛之表证，亦当禁用辛温峻汗。否则可致热毒更甚，津血更亏，使筋脉失于濡养而发生拘急抽搐等变证。若疮家兼表证，临证可扶养津血，清解热毒，兼以发表。

【原文】

衄家[1]，不可发汗，汗出必额上陷脉[2]急紧，直视不能眴[3]，不得眠。（86）

注释：

[1] 衄家：久患鼻衄之人。

[2] 额上陷脉：指额两侧凹陷处之动脉。

[3] 眴：眼珠转动。

衄家禁汗。素患鼻衄者，必阴血亏虚，即使有风寒表证，亦应禁用辛温发汗。汗血同源，衄家若发其汗，则阴血更伤，阴血不能充养筋脉，便见额角两侧陷脉急紧；血不濡目，则目睛转动不灵活；血不养心，则入夜不得眠。若衄家兼有表邪，临证宜养血滋阴，佐以发汗。

【原文】

亡血家[1]，不可发汗，发汗则寒栗而振[2]。（87）

注释：

[1] 亡血家：久有失血之人。

[2] 寒栗而振：恶寒而震颤，即寒战。

亡血家禁汗。久有吐衄、下血、崩漏等失血之人，必气随血耗，气血亏虚，若患风寒外感，则禁用辛温发汗。因汗为气血所化，若发其汗，必犯虚虚之戒，使气血衰亡更甚，所谓夺血者无汗，夺汗者无血。气主温煦，血主濡养，气不足以温煦，血不足以濡养，则病见恶寒而震颤。若亡血家兼有表证，临证宜扶养气血，佐以发汗。

【原文】

汗家[1]，重发汗，必恍惚心乱，小便已阴痛，与禹余粮丸[2]。（88）

注释：

[1] 汗家：久患多汗之人。

[2] 禹余粮丸：见经方调神剂。

汗家禁汗。久患多汗者，多因阳气不足，卫外不固，阴液外泄，日久必阴阳俱虚。汗家若患外感，重发其汗，不仅阳气随汗外泄，阴液亦受劫，以致阴阳更损。汗为心之液，心之气阴俱伤，心神无主，神气浮越，故恍惚心乱；阴液重伤，故小便后阴中疼痛。治用禹余粮丸。

【原文】

病人有寒，复发汗，胃中冷，必吐蛔。(89)

阳虚里寒者忌汗。患者平素脾胃有寒，若复感外邪，亦不可单纯发汗。若误发其汗，必致汗后脾胃阳气更虚，胃中寒冷。胃寒气逆则见呕吐；若素有蛔虫寄生者，蛔虫则因胃寒而上窜，便随吐逆而出。

【用方思路】

若论发汗，不外乎麻黄汤、桂枝汤两方，麻黄汤属发汗峻剂，功效猛烈，桂枝汤偏于和解，作用缓和。因麻黄汤中的麻黄解表发汗，开发腠理作用甚强，又与桂枝配伍，故发汗功效益增。《伤寒论》常提发汗、发汗太过、误汗等，多指麻黄汤的适应证，或麻黄汤应用不当。临证凡用麻黄汤，一般应具有发热恶寒，无汗，身痛，脉浮紧症状；病因以风寒外邪为主；病位多在体表肺卫；治疗需要向外发散者。凡心阳虚或卫阳虚等证忌用麻黄汤。

麻黄汤中麻黄配桂枝是治风寒表实证的常用对药；麻黄配杏仁是治风寒咳嗽的常用对药。麻黄汤加减变化方大青龙汤、小青龙汤等，这些方都含有麻黄汤适应证的要素；但麻黄汤的有些变化方，已发生了性质转化，如麻黄杏仁甘草石膏汤，其方性则偏凉。

麻黄汤临床用于各类感冒、荨麻疹、急性支气管炎、支气管哮喘、肺炎、急性肾炎等病。

【医案举例】

恽铁樵医案：越年，二公子、三公子相继病伤寒殇。先生痛定思痛，乃苦攻《伤寒论》……如是者有年，而四公子又病伤寒。发热，无汗，而喘。遍请诸医家，其所疏方，仍不外乎历次所用之豆豉、山栀、豆卷、桑叶、菊花、薄荷、连翘、杏仁、象贝母等味。服药后，热势依然，喘益加剧。先生乃终夜不寝，绕室踌躇。迨天微亮，乃毅然曰：此非《伤寒论》"太阳病，头痛，发热，身疼，腰痛，骨节疼痛，恶风，无汗，而喘者，麻黄汤主之"之病而何？乃援笔书：麻黄七分，桂枝七分，杏仁三钱，炙草五分。持方与夫人曰："吾三儿皆死于是，今四儿病，医家又谢不敏。与其坐而待毙，曷若含药而亡！"夫人默然。嗣以计无他出，乃即配药煎服。先生则仍至商务印书馆服务。及归，见病儿喘较平，肌肤有润意，乃更续予药，竟得汗出喘平而愈。四公子既庆更生，先生乃益信伤寒方。［曹颖甫.经方实验录.上海：上海科学技术出版社，1979：10.］

桂枝麻黄各半汤

【原文】

太阳病，得之八九日，如疟状[1]，发热恶寒，热多寒少，其人不呕，清便欲自可[2]，一日二三度发。脉微缓[3]者，为欲愈也；脉微而恶寒者，此阴阳俱虚[4]，不可更发汗、更下、更吐也；面色反有热色[5]者，未欲解也，以其不能得小汗出，身必痒，宜桂枝麻黄各半汤。（23）

桂枝麻黄各半汤方

桂枝一两十六铢（去皮）　芍药　生姜（切）　甘草（炙）　麻黄（去节）各一两　大枣四枚（擘）　杏仁二十四枚（汤浸，去皮尖及两仁者）

上七味，以水五升，先煮麻黄一二沸，去上沫，内诸药，煮取一升八合，去滓。温服六合。本云桂枝汤三合，麻黄汤三合，并为六合，顿服。将息如上法。

臣亿等谨按：桂枝汤方，桂枝、芍药、生姜各三两，甘草二两，大枣十二枚。麻黄汤方，麻黄三两，桂枝二两，甘草一两，杏仁七十个。今以算法约之，二汤各取三分之一，即得桂枝一两十六铢，芍药、生姜、甘草各一两，大枣四枚，杏仁二十三个零三分枚之一，收之得二十四个，合方。详此方乃三分之一，非各半也，宜云合半汤。

注释：

[1] 疟状：指发热恶寒阵作，发无定时，似疟非疟。

[2] 清便欲自可：指大小便尚属正常。清，同圊，古指厕所，此处为名词用如动词，即排便。欲，作"尚"解。

［3］脉微缓：脉不浮紧而缓和。

［4］阴阳俱虚：指表里俱虚。阴阳，指表里。

［5］热色：即赤色。

【功效配伍】

桂枝麻黄各半汤辛温解表，小发其汗。本方即取大约桂枝汤与麻黄汤原剂量的各三分之一量组成。方用桂枝汤解肌发汗以和营卫，用麻黄汤解表发汗以祛寒邪。因其剂量较小，故为发汗轻剂，取其祛邪不伤正，用于病久邪微者。该方示范了如何用两方治病及两方用量的多少。

上七味药，以水煮麻黄一二沸，去上沫，纳入其他药，再水煮，去滓温服。或分别取桂枝汤、麻黄汤煎煮液各三合混合后，一次服下。药后将息法同桂枝汤法。

【方证论治辨析】

桂枝麻黄各半汤治太阳病，表郁轻证。症见太阳病，得之八九日，如疟状。发热恶寒，热多寒少，一日二三度发作，其人不呕，二便正常。或脉微缓，或脉微而恶寒，或面反有热色，无汗，身痒。

太阳病得之八九日，为表证日久。发热恶寒，热多寒少，一日二三度发作，仍属太阳病之热型；寒热一日几度发作，如疟状而实非疟疾；似少阳证而实非少阳，因其人不呕，为邪未传少阳；大小便正常，则非阳明里热，故病仍在太阳之表。其寒热一日二三度发作，为病久邪微，正气欲抗邪外出，而不得汗解，正邪交争之势较缓，属表郁轻证。

表郁轻证，有三种转归：其一，患者脉象由浮紧趋向于和缓，为正气来复，邪气将解之兆，故病为欲愈也。其二，患者脉象由浮紧变为微弱，恶寒加重，为表里阳气俱虚，故不能再用发汗、攻下、催吐等祛邪法，以防正气进一步匮乏，亦提示此证候的形成可能是由误治导致，不能一误再误。其三，若伴见面反有热色，无汗，身痒者，为太阳病日久，以其不能得小汗出，或汗出不彻，病邪不解，阳气怫郁于表，不能向外发泄，正邪交争，欲汗不汗，形成表郁轻证。治宜桂枝麻黄各半汤小发其汗。

【用方思路】

太阳病表郁轻证，若用麻黄汤虑其过猛而耗及营血，若用桂枝汤又虑其不及而不能发越表邪，故取桂枝麻黄各半汤小发其汗，以和肌腠，解皮毛。

桂枝麻黄各半汤临床可用于治疗感冒、过敏性鼻炎、急慢性荨麻疹、湿疹、皮肤瘙痒症等疾病。

【医案举例】

沈炎南医案：张某，自诉已违和乏力10余天，发热形寒近1周，卧床4天，下午发热较高，微恶寒。我以芳香疏泄与之，2剂后再诊，热势更高，烦躁，夜不安卧，渴不多饮，上腹部有红疹，病似西医之肠伤寒，乃嘱服合霉素，病仍不减。因之，病家改邀他医诊治，亦予合霉素。前后共服百余粒，卧床28天，寒热依然不退，再邀我诊治。病者一般情况尚佳，惟每天发热二三次，发热时烦躁，皮肤灼热无汗，不恶寒，周身有痒感，觉此证与《伤寒论》第23条颇相吻合，乃毅然处桂枝麻黄各半汤与之，服后一时许，得汗甚畅。次日，不再发，皮肤潮润而愈。［沈炎南.伤寒医案选评（二）.广东中医,1963（3）:39.］

桂枝二麻黄一汤

【原文】

服桂枝汤，大汗出，脉洪大者，与桂枝汤，如前法；若形似疟，一日再发[1]者，汗出必解，宜桂枝二麻黄一汤。（25）

桂枝二麻黄一汤方

桂枝一两十七铢（去皮） 芍药一两六铢 麻黄十六铢（去节） 生姜一两六铢（切） 杏仁十六个（去皮尖） 甘草一两二铢（炙） 大枣五枚（擘）

上七味，以水五升，先煮麻黄一二沸，去上沫，内诸药，煮取二升，去滓，温服一升，日再服。本云桂枝汤二分，麻黄汤一分，合为二升，分再服。今合为一方，将息如前法。

臣亿等谨按：桂枝汤方，桂枝、芍药、生姜各三两，甘草二两，大枣十二枚。麻黄汤方，麻黄三两，桂枝二两，甘草一两，杏仁七十个。今以算法约之，桂枝汤取十二分之五，即得桂枝、芍药、生姜各一两六铢，甘草二十铢，大枣五枚。麻黄汤取九分之二，即得麻黄十六铢，桂枝十铢三分铢之二，收之得十一铢，甘草五铢三分铢之一，收之得六铢，杏仁十五个九分枚之四，收之得十六个。二汤所取相合，即共得桂枝一两十七铢，麻黄十六铢，生姜、芍药各一两六铢，甘草一两二铢，大枣五枚，杏仁十六个，合方。

注释：

[1] 一日再发：即一日发作两次。

【功效配伍】

桂枝二麻黄一汤为辛温轻剂，微发其汗。本方是桂枝汤与麻黄汤二比一用量的合方，即取桂枝汤三分之二量，麻黄汤三分之一量合和而成。该方与桂枝麻黄各半汤相比，剂量更小，发汗力更微，其主治证候更轻。此方反映两方相合者，方仍有主次之分，取桂枝汤为主以调和营卫，取麻黄汤为辅以微发其汗。

上七味药，以水煮麻黄一二沸，去上沫，加入其他药，再用水同煮，去滓温服，一日服两次。或分别取桂枝汤二分与麻黄汤一分的药液，合成二升，分两次温服。药后将息法同桂枝汤法。

【方证论治辨析】

桂枝二麻黄一汤治太阳病，表郁邪微证。症见发热恶寒如疟疾状，一日再发。

太阳病服桂枝汤后大约有两种转归。太阳病中风证，服桂枝汤后，得遍身微似有汗，其邪可去，其病可愈。今服桂枝汤而致大汗出，脉洪大者，应审察邪是否传入阳明，尤其要排除阳明里热。本证服桂枝汤后，虽见大汗出，脉洪大，但无大热、烦渴等里热象，是病情未发生大变，为汗不得法，仍可从太阳论治，继用桂枝汤。若服桂枝汤后，发热恶寒如疟疾状，一日再发，则为太阳邪郁不解之轻证，故可小制其剂，宜用桂枝二麻黄一汤微发其汗。

【用方思路】

治太阳病表郁邪微证，也可将桂枝汤与麻黄汤有机结合，根据各自方药的特点，结合当前证候的孰轻孰重，或组成桂枝二麻黄一汤，或桂枝麻黄各半汤等。

【医案举例】

刘渡舟医案：刘某，女，12 岁。初春感受风寒，头疼发热。家人为其购"平热散"服之，汗出较多，继之热退。然甫一日，又见发热恶寒，其形如疟，上午发 1 次，下午则发作 2 次。切其脉浮而略数，视其舌苔薄白而润。辨为发汗过多，而营卫之邪反稽留不解，乃法仲景之桂枝二麻黄一汤。处方：桂枝 5g，白芍 5g，生姜 5g，炙麻黄 3g，炙甘草 3g，大枣 3 枚，杏仁 3g。服药后，微微汗出，嘱其避风慎食，因之而解。［刘渡舟.新编伤寒论类方.太原:山西人民出版社,1984:14.］

桂枝二越婢一汤

【原文】

太阳病，发热恶寒，热多寒少，脉微弱者，此无阳[1]也，不可发汗，宜桂枝二越婢一汤[2]。（27）

桂枝二越婢一汤方

桂枝（去皮）　芍药　麻黄　甘草（炙）各十八铢　大枣四枚（擘）　生姜一两二铢（切）　石膏二十四铢（碎，绵裹）

上七味，以水五升，煮麻黄一二沸，去上沫，内诸药，煮取二升，去滓，温服一升。本云当裁为越婢汤、桂枝汤，合之饮一升。今合为一方，桂枝汤二分，越婢汤一分。

臣亿谨按：桂枝汤方，桂枝、芍药、生姜各三两，甘草二两，大枣十二枚。越婢汤方，麻黄二两，生姜三两，甘草二两，石膏半斤，大枣十五枚。今以算法约之，桂枝汤取四分之一，即得桂枝、芍药、生姜各十八铢，甘草十二铢，大枣三枚。越婢汤取八分之一，即得麻黄十八铢，生姜九铢，甘草六铢，石膏二十四铢，大枣一枚八分之七，弃之。二汤所取相合，即共得桂枝、芍药、甘草、麻黄各十八铢，生姜一两三铢，石膏二十四铢，大枣四枚，合方。旧云：桂枝三，今取四分之一，即当云桂枝二也。越婢汤方，见仲景杂方中，《外台秘要》一云起脾汤。

注释：

[1] 无阳：指阳气虚弱。

[2] 桂枝二越婢一汤：应顺接在"热多寒少"句后。此为倒装句。

【功效配伍】

桂枝二越婢一汤微发其汗，兼清郁热。本方即桂枝汤与越婢汤约二比一用量的合方。方用桂枝汤解肌散邪；用越婢汤中麻黄、石膏发越郁热。本方用量小，具微汗解表，兼清郁热之功。此方之精神在于少量桂枝、麻黄、石膏三味药组方配伍，既可解肌发散风寒，又可发越在里的郁热。

上七味药，以水煮麻黄一二沸，去上沫，加入其他药，再用水同煮，去滓，温服。

【方证论治辨析】

桂枝二越婢一汤治太阳病，风寒束表，内有郁热证。症见太阳病，发热恶寒，热多寒少。

太阳病发热恶寒，热多寒少，为风寒束表，邪郁肌腠，不得汗泄，阳气受遏而化热，故当伴见汗出、口渴、烦躁之里热象。此证与伤寒兼里热烦躁的大青龙汤证相类似，但证候有轻重之别，大青龙汤证为重证重剂，而桂枝二越婢一汤为轻证轻剂，可微汗解表，稍兼清在里之郁热。若见发热恶寒，热多寒少，脉象微弱者，则为阳气亏虚，桂枝二越婢一汤虽为发汗轻剂，亦不可用之，否则会加重其疾。

【用方思路】

风寒侵犯肌表之太阳病，一般有汗者用桂枝汤，无汗者用麻黄汤；若太阳病表郁轻证，或表郁邪微者，方用桂枝麻黄各半汤，或桂枝二麻黄一汤；若风寒束表，阳郁化热，或兼肺胃郁热，症见轻度汗出，口渴，烦躁者，方用桂枝二越婢一汤，此方与前方不同之处，即在于麻黄与石膏配伍可发越郁热。

桂枝二越婢一汤临床用于治疗流行性感冒、上呼吸道感染、支气管哮喘、风湿性关节炎、疟疾等疾病。

【医案举例】

刑锡波医案：许某，35岁。因劳累过剧，内蓄郁热，新寒外束而患病。病初自觉发热恶寒，头痛心烦热，体痛，有时汗出，口干舌燥，面红耳赤，脉象紧而数，曾服辛凉解表剂加味银翘散，汗未出病不解，而寒热加剧。察此证本属内热为外寒所闭，辛凉之银翘等品解表之力甚微，不能宣散表寒，疏达郁热。用麻黄汤虽能疏散，而其辛温之性，助内热而增躁烦。于清热之中而能宣表邪者，非得桂枝二越婢一汤所不能。处方：桂枝5g，白芍10g，麻黄8g，连翘12g，生石膏15g，生姜6g，甘草6g。

服2剂后，遍身汗出，发热恶寒已解，身觉轻松，头已不疼，惟心中仍觉烦热，身倦食少，后以清热和胃疏解之品，连进2剂，诸症豁然而解。[刑锡波.伤寒论临床实验录.天津：天津科学技术出版社,1984：50.]

葛根汤

葛根加半夏汤

【原文】

太阳病，项背强几几，无汗恶风，葛根汤主之。(31)

葛根汤方

葛根四两　麻黄三两（去节）　桂枝二两（去皮）　生姜三两（切）　甘草二两（炙）　芍药二两　大枣十二枚（擘）

上七味，以水一斗，先煮麻黄、葛根，减二升，去白沫，内诸药，煮取三升，去滓，温服一升。覆取微似汗，余如桂枝法将息及禁忌，诸汤皆仿此。

太阳与阳明合病，不下利但呕者，葛根加半夏汤主之。(33)

葛根加半夏汤方

葛根四两　麻黄三两（去节）　甘草二两（炙）　芍药二两　桂枝二两（去皮）　生姜二两（切）　半夏半升（洗）　大枣十二枚（擘）

上八味，以水一斗，先煮葛根、麻黄，减二升，去白沫，内诸药，煮取三升，去滓，温服一升，覆取微似汗。

【功效配伍】

葛根汤发汗解表，升津舒经。本方由桂枝汤减少桂枝、芍药用量，加葛根、麻黄组成。方中葛根味甘辛性微凉，可升发脾胃清阳与津液，濡润筋脉，舒展经脉，缓解拘急，故为君药；麻黄、桂枝、生姜辛温发汗解表，开发腠理，祛除外邪；芍药与麻黄、桂枝相配，既能调和营卫，解除太阳经气之郁滞，又能收敛营阴，以防发散太过，同时芍药与炙甘草、大枣、葛根相配，可酸甘化阴，濡养经筋；大枣、炙甘草补益中焦，顾胃气而滋化源，且调和诸药。本方祛邪与扶正并举，既发汗解表，又无过汗伤津之虞，并能升发津液，濡润经筋。柯韵伯《伤寒来苏集》曰："葛根味甘气凉，能起阴气生津液，滋筋脉而舒其牵引，故以为君；麻黄、生姜能开玄府腠理之闭塞，祛风而出汗，故为臣药。"

上七味药，先煮麻黄、葛根去上沫，后入其他药物同煮，去滓温服。卧床温覆衣被，以取微汗即可，不须吃热粥助药力。其余将息调养、禁忌法与桂枝汤相同。

葛根加半夏汤发汗解表，兼以降逆止呕。本方即葛根汤加半夏组成。方用葛根汤发汗解表，升津舒经，加半夏和胃降逆止呕。

上八味药，先煮葛根、麻黄去上沫，后入其他药物同煮，去滓温服。卧床温覆衣被，以取微汗即可。

【方证论治辨析】

葛根汤治太阳伤寒，兼经输不利证。症见太阳病，项背强，无汗恶风。

太阳病，项背筋脉拘急强硬，头项仰俯转动不自如，为风寒之邪郁遏太阳经脉，使经气不利，津液阻滞不能敷布上输畅行，筋脉失于濡养。无汗恶风，为风寒束表，卫阳郁遏，营阴郁滞。葛根汤发汗解表，升津舒经，解除筋脉挛急。本证不用麻黄汤加葛根，是因麻黄汤为发汗峻剂，若过汗既伤阴，又碍升发津液、濡润筋脉，故用桂枝汤加麻黄、葛根可防过汗伤阴。

葛根加半夏汤治太阳与阳明合病。症见不下利而呕。

本证为太阳伤寒表邪不解，内迫阳明，使胃失和降而呕逆者，方用葛根加半夏汤发汗解表，兼以降逆止呕。

【原文】

太阳与阳明合病者，必自下利，葛根汤主之。(32)

葛根汤治太阳与阳明合病。症见发热，恶风寒，头痛，无汗，脉浮紧，下利。

本证下利为太阳伤寒表邪不解，内迫阳明，使大肠传导失司而下利。因病情偏重于表，故不须治里。方用葛根汤发汗解表，尤其方中葛根一味，既能外走太阳以解表，又能内入阳明升发津液以止利。

【用方思路】

葛根汤方中麻黄、桂枝辛温发汗解肌，开发腠理，祛散风寒；葛根辛甘性平，升发津液，濡润筋脉，缓解挛急。此三味药辛甘相合，发汗不致过汗，是散不伤津，润不恋邪，具有祛邪养正之功。其配伍既不同于麻桂之辛温峻汗，又不同于桂芍的解肌调和，临证若用之恰当，可效如桴鼓。葛根汤是治项背强硬基本用方，尤其方中葛根是解除项背肌肉筋脉痉挛的基本用药。临证应用若伴肩臂痛者加姜黄、防风、当归；头痛者加川芎、羌活、藁本；眩晕者加天麻、菊花、钩藤；血瘀者加丹参、红花、鸡血藤、地龙、蜈蚣等。

葛根汤临床用于治疗感冒、急慢性胃肠炎、颈椎病、肩周围炎、颈部肌筋膜炎、面神经麻痹、三叉神经痛、血管紧张性头痛、各类神经性疼痛、破伤风等病。

【医案举例】

刘世祯医案：甲午岁做客长沙，有劳德扬之媳，产后患病，发热，下利不止，延医诊治月余未愈，几濒于危。请余诊之，脉浮而大，知为太阳与阳明合病，《伤寒论》云："太阳与阳明合病者，必自下利，葛根汤主之。"遂用葛根汤加高丽参治之，因久病元气亏故加参，服1剂而下利止，服2剂发热亦除。复诊：脉转弦涩，弦为余邪移于少阳，涩因产后营血虚，用小柴胡汤加当归治之。服数剂告愈。［鲁兆麟.二续名医类案.沈阳:辽宁科学技术出版社,1996:3024.］

第二章　经方清热剂

经方清热剂，指具有清热、泻火、凉血、解毒作用的一类方药。方中药物大多由苦寒之品组成，取其味苦能泻、性寒能清之理，属"八法"中的"清法"，即《素问·至真要大论》所谓"热者寒之""温者清之"之法。清热剂主要用于治疗阳明之热，或脏腑之热。热、火、毒皆属热之范畴，但有程度范围之差别。热，有时指全身有热，有时指脏腑局部有热；火，所指范围较具体，如心火、肝火等；毒，多指火热局限于局部所形成的脓毒症，如《金匮要略》肺痈咳吐脓血、狐惑目眦化脓等。另外，热有气分、血分之别，故方有清气分、清血分之异。

栀子豉汤

栀子甘草豉汤

栀子生姜豉汤

【原文】

发汗吐下后，虚烦[1]不得眠，若剧者，必反复颠倒[2]，心中懊憹[3]，栀子豉汤主之；若少气[4]者，栀子甘草豉汤主之；若呕者，栀子生姜豉汤主之。(76)

栀子豉汤方

栀子十四个（擘）　香豉四合（绵裹）

上二味，以水四升，先煮栀子，得二升半，内豉，煮取一升半，去滓，分为二服，温进一服，得吐者，止后服[5]。

栀子甘草豉汤方

栀子十四个（擘）　甘草二两（炙）　香豉四合（绵裹）

上三味，以水四升，先煮栀子、甘草，取二升半，内豉，煮取一升半，去滓，分二服，温进一服，得吐者，止后服。

栀子生姜豉汤方

栀子十四个（擘）　生姜五两（切）　香豉四合（绵裹）

上三味，以水四升，先煮栀子、生姜，取二升半，内豉，煮取一升半，去滓，分二服，温进一服，得吐者，止后服。

注释：

[1] 虚烦：吐下之后余热内扰而心烦。虚，非正气虚，指无实热之邪结聚。

[2] 反复颠倒：指神志错乱，颠三倒四。《聂氏伤寒学》释为："翻来覆去，坐卧不宁。"

[3] 懊憹（ào náo，音奥挠）：指心胸烦闷至甚，莫可名状。

[4] 少气：少气不足以息。

[5] 得吐者，止后服：此后世有不同注释。有人认为服药后，火郁得开，胃气得伸，祛邪外出，则可见呕吐，吐后病解，停止服药；亦有人认为栀子、香豉无涌吐作用。

【功效配伍】

栀子豉汤清宣郁热，透邪外出。本方药仅两味，栀子苦寒，既能清泄心肺胸膈之郁热以除烦，又能清泄中下二焦之热，导热下行；豆豉辛甘微苦寒，气味俱轻，既能宣透解郁，又能清胃热，降胃气，以助栀子之功用。此二味清中有宣，宣中有降，能使郁热得除，虚烦得解。成无己《注解伤寒论》曰："《内经》曰：'其高者因而越之。'与栀子豉汤以吐胸中之邪。酸苦涌泄为阴，苦以涌吐，寒以胜热，栀子豉汤相合，吐剂宜矣。"

上二味药，用水先煮栀子，再加入豆豉同煮，去滓，分两次温服。本方先煮栀子取其清降之味，后下豆豉取其轻宣之气。

栀子甘草豉汤，为栀子豉汤加炙甘草组成。栀子豉汤清宣郁热，加炙甘草益气和中。煎服法同上。

栀子生姜豉汤，为栀子豉汤加生姜组成。栀子豉汤清宣郁热，加生姜降逆止呕。煎服法同上。

【方证论治辨析】

栀子豉汤治太阳病余热未净，热郁胸膈证。症见汗吐下后，虚烦不得眠，反复颠倒，心中懊恼。

太阳病当发其汗，汗之不当，邪气内陷，又施以吐下之法，致余热未净，无形邪热郁扰胸膈。本证"虚烦"是辨证关键，"虚"并非正气亏虚，是与有形之"实"相对而言，此处指无形之邪热，尚未与痰饮、水湿、宿食、燥屎等有形之邪相互搏结；"烦"既指病性属热，又指症状心烦。由于无形邪热内扰心神，则虚烦不得眠，反复颠倒，心中懊恼。若无形邪热与有形之邪搏结，导致心烦者，可谓之"实烦"，如热实结胸证与阳明腑实证引起的心烦、心中懊恼。因本证病位在胸膈，性质属热，故可用栀子豉汤清宣胸膈郁热以治之，使热清郁伸，则虚烦懊恼自除。

栀子甘草豉汤治太阳病余热未净，热郁胸膈，中气不足证。症见汗吐下后，虚烦不得眠，反复颠倒，心中懊恼，少气懒言。方用栀子甘草豉汤清宣郁热，益气和中。

栀子生姜豉汤治太阳病余热未净，热郁胸膈，胃气上逆证。症见汗吐下后，虚烦不得眠，反复颠倒，心中懊恼，恶心呕吐。方用栀子生姜豉汤清宣郁热，降逆止呕。

【原文】

发汗，若下之而烦热，胸中窒[1]者，栀子豉汤主之。(77)

注释:

[1] 胸中窒: 胸中有窒塞憋闷感。

栀子豉汤治太阳病发汗或攻下后,使邪热内陷,郁遏胸膈,气机不畅,症见心烦闷而热,胸中窒塞憋闷。此证较虚烦心中懊恼稍重,但病机皆属无形邪热郁遏扰胸膈,方用栀子豉汤清宣郁热。

【原文】

伤寒五六日,大下之后,身热不去,心中结痛[1]者,未欲解也,栀子豉汤主之。(78)

注释:

[1] 心中结痛: 指心胸中火热邪气郁结疼痛。

栀子豉汤治太阳伤寒五六日,医者误用大剂攻下药后,邪气化热入里,故身热不去;火热郁结扰于胸膈,血脉运行不利,故心胸中结痛。方用栀子豉汤清宣郁热,使热清郁宣,血脉通利,则心中结痛自除。

上述病证的心烦、心中懊恼、胸中窒、心中结痛四症,为栀子豉汤证不同发展阶段病情由轻逐渐加重的表现,然其本质皆为热郁胸膈所致,故均可用栀子豉汤清宣郁热,透邪外出。

【原文】

阳明病,脉浮而紧,咽燥口苦,腹满而喘,发热汗出,不恶寒,反恶热,身重。若发汗则躁,心愦愦[1],反谵语。若加温针,必怵惕[2],烦躁不得眠。若下之,则胃中空虚,客气[3]动膈,心中懊恼,舌上胎[4]者,栀子豉汤主之。(221)

注释:

[1] 心愦(kuì,音溃)愦: 形容心中烦乱不安之状。愦,《集韵》曰:"心乱也。"

[2] 怵(chù,音触)惕(tì,音替): 形容恐惧不安之状。怵,《说文》曰:"怵,恐也。"惕,《中华大字典》曰:"惕,忧惧也。"

[3] 客气: 即邪气。

[4] 舌上胎: 胎,通苔。钱天来云:"其色犹未至于黄黑焦紫,必是白中微黄耳。"

栀子豉汤治阳明热郁胸膈证。症见阳明病,脉浮而紧,咽燥口苦,腹满而喘,发热汗出,不恶寒,反恶热,身重。

本证为阳明实热证。阳明病脉浮而紧,盖因里热炽盛,充斥血脉,正与邪争,故脉浮紧；里热伤津，故咽燥口苦；热邪内壅，腑气不通，肺气上逆，故腹满而喘；热邪伤气，经气不利，故身重。发热汗出，不恶寒，反恶热为阳明外证的突出表现，是由里热迫津外泄，治宜辛寒清热。这里的脉浮而紧是阳明病较为少见的脉象。若将脉浮而紧、身重、发热等误作太阳伤寒表实证，而妄用辛温发汗，则津液愈伤，里热愈炽，热扰心神，故见烦躁不安，心烦意乱，甚或谵语；若将脉浮紧、身重等误作寒湿为患，而用温针强发其汗，将会以火助热，耗竭心神，故见惊恐不安，烦躁不得眠；若将腹满而喘误作阳明腑实证，采用攻下之法，则下后胃中空虚，邪热犹存，扰及胸膈，故见心中懊恼，舌上生苔，舌苔或黄或白，或黄白相兼。以上病变为阳明热郁胸膈，治宜清宣胸膈郁热，方用栀子豉汤。

【原文】

阳明病下之，其外有热，手足温，不结胸，心中懊恼，饥不能食[1]，但头汗出者，栀子豉汤主之。（228）

注释：

[1] 饥不能食：胃中嘈杂，似饥但不欲进食。

栀子豉汤治阳明病下之后而余热上扰胸膈。症见其外有热，手足温，不结胸，心中懊恼，饥不能食，但头汗出。

阳明病腑实已成，自当通腑泻实，病必自愈。若阳明病，热邪散漫，腑实未成，而下之过早，或腑实已成，下之燥实虽去，而余热尚存。若下之后未净之邪热散漫于肌肤，则其外有热，手足温，但头汗出；郁热留扰胸膈，胸膈毗邻胃脘，胃受郁热，则心中懊恼，嘈杂似饥；胃气不和，则不能食；不结胸，指无胸膈胃脘疼痛，按之石硬等症，可排除水热互结的结胸证。治用栀子豉汤清宣透解邪热。

【用方思路】

栀子豉汤及其类方，治大热已去而余热未净证。凡外感热病之后，余热郁扰胸膈，出现心烦、失眠、心悸等症，可随症应用栀子豉汤类方，或合用《金匮要略》酸枣仁汤加减；若大热已去，余热与痰相结内扰心烦、失眠者，可合用《千金方》温胆汤（半夏、陈皮、茯苓、竹茹、甘草、生姜、大枣）加减。

栀子豉汤类方临床多用于治疗失眠、焦虑症、精神分裂症、癔症、胃炎、病毒性心肌炎等疾病。

【医案举例】

袁某，男，24 岁。患伤寒，恶寒，发热，头痛，无汗，予麻黄汤 1 剂，不增减药味，服后汗出即瘥。历大半日许，患者即感心烦，渐渐增剧，自言心中似有万虑纠缠，意难摒弃，有时闷乱不堪，神若无主，辗转床褥，不得安眠。其妻仓皇，恐生恶变，乃复迎余，同往诊视。见其神情急躁，面容怫郁，脉微浮带数，两寸尤显，舌尖红，苔白，身无寒热，以手按其胸腹，柔软而无所苦。询其病情，曰：心乱如麻，言难表述。余曰：无妨，此余热扰乱心神之候。乃书栀子豉汤 1 剂：栀子 9g，淡豆豉 9g。先煎栀子，后纳豆豉。一服烦稍安，再服病若失。[湖北省卫生厅.湖北中医医案选集·第一辑.武汉:湖北科学技术出版社,1978:18.]

栀子厚朴汤

【原文】

伤寒下后，心烦，腹满，卧起不安者，栀子厚朴汤主之。(79)

栀子厚朴汤方

栀子十四个（擘）　厚朴四两（炙，去皮）　枳实四枚（水浸，炙令黄）

上三味，以水三升半，煮取一升半，去滓，分二服，温进一服，得吐者，止后服。

【功效配伍】

栀子厚朴汤清热除烦，宽中消满。本方是栀子豉汤去豆豉与小承气汤去大黄的合方。方中栀子苦寒，清泄胸膈之热，除心烦；厚朴行气消胀，除腹满；枳实破气散结，消痞满。三药相合，共奏清热除烦、宽中消满之效。

上三味药，水煮去滓，分二次温服。

【方证论治辨析】

栀子厚朴汤治热郁胸膈，脘腹气滞证。症见伤寒下之后，心烦，腹满，卧起不安。

伤寒邪气在表，不当下而下，下之徒伤里气，必引表邪内陷化热，留郁于胸腹。邪热扰及心神，则心烦；热壅气滞，累及脘腹，则腹满；热郁胸膈，脘腹气机郁滞，则卧起不安。治用栀子厚朴汤清热除烦，宽中消满。本证因邪热内陷于胸，并及于腹，但又未形成阳明热结，故用栀子豉汤去豆豉之宣透，用小承气汤去大黄之荡积，以清热行气。

【用方思路】

伤寒下之后，出现心烦、腹满，证有热郁胸膈，或热结阳明之异，临证应注意鉴别。热郁胸膈为无形热邪郁结者，属虚烦，则见脘腹虽胀满但按之濡软，不硬不痛；热结阳明为邪热与肠腑糟粕搏结，是有形燥实阻滞，故属实烦，必腹满硬痛拒按，并伴大便闭结不通等症。热郁胸膈，治宜清宣，方用栀子厚朴汤或其类方；热结阳明，治宜清泻，方用大承气汤或其类方。

栀子干姜汤

【原文】

伤寒，医以丸药[1]大下之，身热不去，微烦者，栀子干姜汤主之。(80)

栀子干姜汤方

栀子十四个（擘）　干姜二两

上二味，以水三升半，煮取一升半，去滓，分二服，温进一服，得吐者，止后服。

注释：

[1] 丸药：这里指有较强泻下作用的成药。汉代所用攻下丸药有两种剂型，一为苦寒之剂，一为辛热之剂。

【功效配伍】

栀子干姜汤清上温中。方中药仅二味，栀子苦寒，清泄上焦胸膈之热，除心烦；干姜辛热，温暖中焦脾胃之阳，散寒气。二者相配，一寒一热，苦泄辛开，各行其用，共奏清上温中之功。

上二味药，水煮，去滓，分二次温服。

【方证论治辨析】

栀子干姜汤治热郁胸膈，兼中焦虚寒证。症见伤寒，医以丸药大下之，身热不去，微烦。

太阳伤寒，本宜汗解，医者用丸药峻下，是为误下。下之后身出现热不止，微烦，是表邪内陷化热，热郁胸膈。微烦是虚烦不得眠、心中懊恼、反复颠倒的轻浅表现。误用苦寒泻下药后，必伤及脾胃阳气，而致中焦虚寒，当见便溏下利、腹满时痛等症。因病属热郁胸膈而中焦虚寒，寒热分居，故治以栀子干姜汤清上温中，寒热并治。

【原文】

凡用栀子汤，病人旧微溏[1]者，不可与服之。(81)

注释：

[1] 旧微溏：指久有大便溏泻之疾病。

栀子汤类方的禁忌证。临证凡用以栀子为主组成的方剂，若患者素体脾胃虚弱或脾肾阳虚，久有大便溏泻者，应慎用或忌用之。因栀子药性苦寒，可清泄三焦之热，主治热证，若阳虚溏泻者，用之必致阳气更衰，使溏泻加剧，故不可与服之。

【用方思路】

栀子干姜汤临证当见自觉心胸中烦闷躁扰，舌尖红，又见脘腹冷痛，饮食减少，或下利，尚可辨为上热中寒证。若上焦热甚者，加连翘、黄芩等；脾虚甚者，合理中汤；胃脘痞满者，加枳实、白术等；气滞甚者，加厚朴、木香等；恶心欲吐者，加半夏、竹茹等。

栀子干姜汤临床用于加味治疗急慢性胃炎、消化性溃疡、肠炎、慢性胆囊炎、胆道蛔虫病、口腔溃疡等疾病。

枳实栀子豉汤

【原文】

大病[1]差后，劳复[2]者，枳实栀子豉汤主之。(393)

枳实栀子豉汤方

枳实三枚（炙）　栀子十四个（擘）　豉一升（绵裹）

上三味，以清浆水[3]七升，空煮取四升，内枳实、栀子，煮取二升，下豉，更煮五六沸，去滓，温分再服，覆令微似汗。若有宿食者，内大黄如博棋子[4]五六枚，服之愈。

注释：

[1] 大病：指伤寒热病。《诸病源候论》云："大病者，中风，伤寒，热劳，温疟之类是也。"

[2] 劳复：大病初愈，余邪未净，因过劳而复发者。

[3] 清浆水：即酸浆水，有生津止渴、解暑化滞作用。清·吴仪洛《伤寒分经》曰："炊粟米熟，投冷水中，浸五六日，味酢生花，色类浆，故名。若浸至败者，害人。其性凉善走，能调中宣气，通关开胃，解烦渴，化滞物。"

[4] 博棋（qí，音其）子：形容制作丸药或切取药物的体积，如棋子的大小。棋，棋之异体字。

【功效配伍】

枳实栀子豉汤清热除烦，行气消痞。本方即栀子豉汤重用豆豉，加枳实、清浆水组成。方用栀子豉汤清宣胸膈郁热，解郁除烦，重用豆豉，增强宣透之力，使劳复之郁热得以透发宣散；枳实辛苦微寒，入脾胃经，辛开苦泄，宽中下气，消除心下痞满；辅以清浆水煮药，取其甘酸性凉善走，生津止渴，调中宣气，开胃化滞。诸药相合，清热除烦，行气消痞，开胃调中。若兼宿食积滞者，可加少量大黄，以通腑导滞，推陈致新。

【方证论治辨析】

枳实栀子豉汤治大病瘥后劳复证。劳复者，因劳累病情复作。

大病瘥后，指伤寒外感邪气已除，病情好转，但正气未复，余邪未净。此时应当注意调摄，外慎风寒，内养正气，避免劳作，以待气血恢复；若妄动作劳，可使正气更伤，余热复聚，病情反复，则谓之劳复。以方药测之，本证应属余热复聚集于胸脘，热壅气滞。其症当有身热、胸脘烦热、心烦懊恼等。治以枳实栀子豉汤清热除烦，行气消痞。

【用方思路】

枳实栀子豉汤是伤寒热病之后，失于调理，因劳而使余热复聚者的治疗方。临证应用可参考上述栀子豉汤等方。

麻黄杏仁甘草石膏汤

【原文】

发汗后，不可更行[1]桂枝汤，汗出而喘，无大热[2]者，可与麻黄杏仁甘草石膏汤。（63）

麻黄杏仁甘草石膏汤方

麻黄四两（去节）　杏仁五十个（去皮尖）　甘草二两（炙）　石膏半斤（碎，绵裹）

上四味，以水七升，煮麻黄，减二升，去上沫，内诸药，煮取二升，去滓，温服一升。本云黄耳杯[3]。

注释：

[1] 更行：即再用。更，再也；行，用也。

[2] 无大热：指表无大热。

[3] 黄耳杯：耳杯，为古代饮器，亦称羽觞，椭圆形，多为铜制，故名，实容一升。

【功效配伍】

麻黄杏仁甘草石膏汤清宣肺热，平喘止咳。本方是麻黄汤去桂枝加石膏半斤组成。柯韵伯《伤寒来苏集》云："一加一减，温解之方转为凉散之剂矣。"方中麻黄辛温，宣肺止咳平喘；石膏辛甘大寒，清解肺热，其用量大于麻黄一倍，使麻黄由辛温之性转为辛凉之用，以宣散清透肺热；杏仁佐助麻黄宣肺降气，止咳平喘；炙甘草化痰止咳，和中缓急，调和麻黄与石膏寒热之性。四味相合，共奏清热宣肺、止咳平喘之功。麻黄与石膏相配，以及麻黄与杏仁相配，是清热宣肺及平喘止咳的常用对药。

上四味药，先水煮麻黄，去上沫，再入其他药同煮，去滓温服。

【方证论治辨析】

麻黄杏仁甘草石膏汤治邪热壅肺证。症见发汗后，汗出，气喘，无大热。

太阳病风寒在表，发汗当解。此证发汗后病未解，不能再用桂枝汤者，病必有变。

其证或因汗不得法，致邪气内闭而化热，或为风寒束表，肺有蕴热，若再用辛温发汗，则肺热加重。此证不用桂枝汤者，是肺热已经形成。肺合皮毛，肺热内盛，迫使津液外泄则汗出；肺主气而司呼吸，热邪壅肺，肺失肃降，肺气上逆则气喘；因邪热壅肺，已无表证，故肌表无大热，治宜麻黄杏仁甘草石膏汤清宣肺热。

【原文】

下后，不可更行桂枝汤，若汗出而喘，无大热者，可与麻黄杏子甘草石膏汤。（162）

太阳病误用攻下，使邪热内陷于肺，故不可再用桂枝汤；若汗出而喘，肌表无大热，而热壅于肺者，可与麻黄杏子甘草石膏汤清宣肺热。

【用方思路】

麻黄杏仁甘草石膏汤证的汗出而喘，是表邪已解，邪热壅肺；麻黄汤证的无汗而喘，桂枝加厚朴杏子汤证的有汗而喘，前者为太阳伤寒，后者为太阳中风，均为表邪未解，影响肺气出入宣降而喘，当加以鉴别区分。麻黄杏仁甘草石膏汤应用，临证除汗出而喘，可伴见发热、咳嗽、痰色黄、口渴、舌苔黄、脉数等症；另外，处方时应注意麻黄与石膏的比例，一般用量应控制在1:5左右；若肺热甚者，可加金银花、连翘、鱼腥草等；痰热甚者，可加桔梗、贝母、前胡等。

麻黄杏仁甘草石膏汤临床用于治疗小儿肺炎、麻疹合并肺炎、非典型性肺炎、百日咳、上呼吸道感染、急慢性支气管炎、支气管哮喘、肺心病等病。

【医案举例】

朱良春医案：倪某，女，59岁，退休。1977年1月27日诊。违和3日，头痛肢楚，形寒发热，微汗不畅，鼻塞咳呛，口干欲饮，呼吸较促，便难，苔薄黄，脉浮数。体温39.6℃，听诊右上肺有少许细啰音。白细胞计数 $11.2 \times 10^9/L$，中性粒细胞比例95%，淋巴细胞比值5%。胸透：右上肺野中外见絮状阴影，边缘欠清，两肺纹理增多。诊为右上肺炎。此风寒外束，痰热内蕴之风温重症。治宜宣肺通泄，清热解毒。予麻黄杏仁甘草石膏汤加味：生麻黄6g，生石膏、白花蛇舌草各30g，鱼腥草24g，生大黄、生黄芩、杏仁泥各10g，天花粉12g，甘草5g。2剂，水煎服，每日1剂。

1977年1月29日诊：药后汗出较畅，便难已爽，热退咳减，体温37℃，苔薄微黄，脉平。表里两解，邪热趋戢，再为善后。生石膏 15g，杏仁、桔梗、前胡各 10g，鱼腥草、忍冬藤各 30g，陈皮、甘草各 5g。2 剂，水煎服，每日 1 剂。

1977 年 1 月 31 日诊：症情平稳，胸透：炎症已吸收，可以勿药。［朱良春. 通利疗法在温热病中的应用. 江苏医药(中医分册)，1978(1)：3.］

大黄黄连泻心汤

【原文】

心下痞，按之濡，其脉关上浮者，大黄黄连泻心汤主之。(154)

大黄黄连泻心汤方

大黄二两　黄连一两

上二味，以麻沸汤[1]二升，渍之须臾，绞去滓，分温再服。

臣亿等看详大黄黄连泻心汤，诸本皆二味，又后附子泻心汤，用大黄、黄连、黄芩、附子，恐是前方中亦有黄芩，后但加附子也。故后云附子泻心汤，本云加附子也。

注释：

[1] 麻沸汤：指滚开的沸水。钱天来说："曰麻沸汤者，言汤沸时泛沫之多，其乱如麻也。"

【功效配伍】

大黄黄连泻心汤泄热消痞。方中大黄苦寒沉降，泄热和胃，通腑开结；黄连苦寒，清泄心胃之火热。二味相合，苦寒泄热，使热去结开，痞满自除。因大黄苦寒气厚味重，煎煮之后，多走胃肠而具泻下作用，加之此二药用量亦较轻，因不求泻下，不必煎煮，要求用麻沸汤渍之须臾，绞汁即饮，取轻清寒凉之气以上行，以利于清泄心下无形之邪热。本方之特色即在于用麻沸汤法，成无己《注解伤寒论》曰："但以麻沸汤渍服者，取其气薄而泄虚热。"

上二味药，用麻沸汤渍之须臾，绞去滓，分二次温服。

《伤寒论》载本方仅大黄、黄连二味药，据《千金翼方》注云："此方本有黄芩。"林亿于方后加注云："方中亦有黄芩。"

【方证论治辨析】

大黄黄连泻心汤治心下痞，邪热内陷证。症见心下痞，按之濡，关上脉浮。

本证多因太阳病误下，使邪热内陷与无形之气结于心下。心下痞，即自觉心下胃脘堵塞痞闷，但按之濡软，不硬不痛。心下是脾胃之所居，脾为阴脏，其气主升，胃为阳脏，其气主降；心下又是阴阳气机升降的要道，若邪热内陷，气机壅滞，故心下痞闷。关脉候中焦脾胃，浮脉主阳热邪盛，关上脉浮为中焦有无形邪热，故其脉必浮大有力，且多伴数象。治用大黄黄连泻心汤泄热消痞。

【用方思路】

大黄黄连泻心汤采用沸水浸泡，或水煮见沸即可。临证若邪热动血者加生地黄、牡丹皮、白茅根、侧柏叶等。

大黄黄连泻心汤临床用于化裁治疗急慢性胃炎、消化性溃疡、上消化道出血、支气管扩张咯血、肺结核咯血、高血压病、眼底出血、鼻出血、口腔炎、口腔溃疡、带状疱疹、烧伤等疾病。

【医案举例】

刘渡舟医案：王某，女，42岁，1994年3月28日初诊。患者心下痞满，按之不痛，不欲饮食，小便短赤，大便偏干，心烦，口干，头晕耳鸣。西医诊为"自主神经功能紊乱"。其舌质红，苔白滑，脉来沉弦小数。此乃无形邪热痞于心下之证，治当泄热消痞，当法《伤寒论》"大黄黄连泻心汤"之法。大黄3g，黄连10g，沸水浸泡片刻，去滓而饮。服3次后，则心下痞满诸症爽然而愈。［陈明，刘燕华，李芳. 刘渡舟临证验案精选. 北京:学苑出版社，1996:96.］

黄芩汤

黄芩加半夏生姜汤

【原文】

太阳与少阳合病，自下利者，与黄芩汤；若呕者，黄芩加半夏生姜汤主之。(172)

黄芩汤方

黄芩三两　芍药二两　甘草二两（炙）　大枣十二枚（擘）

上四味，以水一斗，煮取三升，去滓，温服一升，日再夜一服。

黄芩加半夏生姜汤方

黄芩三两　芍药二两　甘草二两（炙）　大枣十二枚（擘）　半夏半升（洗）
生姜一两半（一方三两，切）

上六味，以水一斗，煮取三升，去滓，温服一升，日再夜一服。

【功效配伍】

黄芩汤清热止利。方中以黄芩苦寒，清泻少阳肝胆郁火，并清阳明胃肠之热，坚阴止利；芍药味酸性寒，泄热敛阴和营，于土中伐木，抑制肝胆木气之横逆，并缓急止痛。黄芩、芍药相伍，苦以坚之，酸以收之，苦酸相济，坚敛胃肠之气，是治热利的要药。炙甘草、大枣味甘平，益气和中，调和诸药，其与芍药相伍，可酸甘化阴，又能增缓急止痛之效。

上四味药，水煮，去滓，温服，一日服三次。

黄芩加半夏生姜汤，是黄芩汤加半夏、生姜组成。方中黄芩汤清热止利，加半夏、生姜和胃降逆止呕。

上六味药，水煮，去滓，温服，一日服三次。

【方证论治辨析】

黄芩汤治太阳少阳合病下利。症见自下利，或下利与呕逆并见。

太阳少阳合病者，指病初太阳与少阳同时受邪，但以少阳受邪为主。因少阳肝胆郁火，内迫阳明，下走大肠，迫使津液下泻，故自下利。少阳热邪下迫，疏泄不利，气机壅滞，故其下利，可伴腹痛、肛门灼热、里急后重、泻下黏滞不畅等症。此病虽言太阳少阳合病，但无太阳之证，方无太阳之药，是有合病之名，而无合病之实，故治用黄芩汤直清泄少阳邪热以止利。

若下利伴见呕逆，是少阳郁火上犯于胃，胃失和降。治用黄芩加半夏生姜汤清热止利，降逆止呕。

【用方思路】

《伤寒论》有关合病下利治疗：太阳与阳明合病下利，方用葛根汤发汗解表，表解里自和，属逆流挽舟法。阳明与少阳合病下利，方用大承气汤泄热通腑止利，属通因通用法。本证太阳少阳合病下利，方用黄芩汤清热止利，属热者清之之法。虽同为合病下利，但病机、证候、治法各异，须仔细辨别。汪昂《医方集解》称黄芩汤为"万世治利之祖方"，后世的黄芩芍药汤、芍药汤，即其衍生方。

黄芩汤临床多用于治疗急性胃肠炎、急性肠炎、细菌性痢疾、阿米巴痢疾、慢性结肠炎等疾病。

【医案举例】

倪少恒医案：1953 年 4 月 11 日，诊一王某，男性，30 岁。患者病初恶寒，后则壮热不退，目赤舌绛，烦躁不安，便下赤痢，微带紫暗，腹中急痛，欲便不得，脉象洪实。余拟泄热解毒，先投以黄芩汤。处方：黄芩、白芍各 12g，甘草 3g，红枣 3 枚。2 剂。热退神安痛减，于 13 日改用红痢枣花汤，以当归、山栀、赤芍、槟榔各 9g，川黄连、干地黄、青皮、杏仁各 6g，黄柏、黄芩各 4.5g，连服 3 剂获安。[倪少恒.痢疾的表里寒热治验.江西医药杂志,1965,5(9):1013.]

白虎汤

【原文】

伤寒，脉浮滑，此以表有热，里有寒[1]，白虎汤主之。(176)

白虎汤方

知母六两　石膏一斤（碎）　甘草二两（炙）　粳米六合

上四味，以水一斗，煮米熟，汤成，去滓，温服一升，日三服。

臣亿等谨按：前篇云：热结在里，表里俱热者，白虎汤主之。又云：其表不解，不可与白虎汤。此云：脉浮滑，表有热，里有寒者，必表里字差矣。又阳明一证云：脉浮迟，表热里寒，四逆汤主之。又少阴一证云：里寒外热，通脉四逆汤主之。以此表里自差，明矣。《千金翼》云：白通汤，非也。

注释：

[1] 里有寒：为里有热之误。

【功效配伍】

白虎汤辛寒清热。方中重用生石膏辛甘大寒清实热，知母苦甘寒质润清热养阴，二药合用，清阳明经邪热，且清热而不伤津，养阴而不恋邪；炙甘草、粳米益气生津，和中养胃，并能防石膏、知母寒凉伤胃。四药配伍，清热除烦，生津止渴。方名白虎汤者，吴崑《医方考》曰："白虎，西方金神也。五行之理，将来者进，功成者退，如秋金之令行，则夏火之炎息。此方名曰白虎，所以行清肃之令而除热也。"

上四味药，水煮，待粳米熟透，药即煎成，去滓温服，一日服三次。

【方证论治辨析】

白虎汤治阳明病，表里俱热证。症见伤寒，脉浮滑，发热，汗出，口渴。

伤寒，非太阳伤寒，乃指广义伤寒病，这里是指阳明病。阳明病脉浮滑，为无形邪热弥漫表里，充斥内外。脉浮为热盛于外，即所谓"表有热"，实际是里热蒸腾外达之象；脉滑为热炽于里，里热致气血沸涌之征。如此表里俱热，当有身热、汗自出、不恶寒反恶热、心烦、口舌干燥、渴喜冷饮等症。治用白虎汤清热除烦，生津止渴。

【原文】

三阳合病[1]，腹满身重，难以转侧，口不仁[2]，面垢[3]，谵语遗尿。发汗则谵语；下之则额上生汗，手足逆冷。若自汗出者，白虎汤主之[4]。（219）

注释：

[1] 三阳合病：指太阳、少阳、阳明三经的证候同时出现。

[2] 口不仁：口中感觉木呆，食不知味。

[3] 面垢：面部如蒙油垢状。

[4] 若自汗出者，白虎汤主之：倒装句，应顺接在"谵语遗尿"句后。

白虎汤治三阳合病，阳明邪热独盛证。症见腹满，身重难以转侧，口不仁，面垢，谵语遗尿，自汗出。

本条虽以"三阳合病"冠名，但以邪热独盛于阳明为主，或初起为三阳合病，当前太阳、少阳症状已消失，而阳明经燥热独存。由于阳明邪热内盛，腑气壅滞不利，故腹满；阳明主肌肉，邪热壅盛，伤津耗气，肌肉失养则身重，难以转侧；胃之窍出于口，胃热炽盛，熏灼于上，津液耗伤，则口不仁；足阳明之脉起于鼻旁，循于面部，手阳明之脉起于食指外侧，亦上行于面部，今阳明邪热壅滞，熏蒸胃肠浊气上泛，则面部油垢污浊；阳明胃热，循经上行，心神受扰，则谵语；热盛神昏，膀胱失约，则遗尿；阳明气分热盛，迫津外泄，则自汗出。此虽阳明经热盛，但腑气未实，故治用白虎汤辛寒清邪热。

若将身重、难以转侧误作表实证而用辛温发汗，则助热伤津，里热愈炽，故谵语更甚；若将腹满、谵语等误作阳明燥结腑实证而妄用下法，则津液下夺，阴伤于下，阳气无所依附而上越，故有额上生汗、手足逆冷之危重见症。由此可知，阳明经证热证，禁用汗、下之法。

【原文】

伤寒脉滑而厥[1]者，里有热，白虎汤主之。（350）

注释：

[1] 厥：手足厥冷。

白虎汤治热厥证。症见伤寒脉滑，手足厥逆。

伤寒，指广义伤寒。伤寒脉滑，滑为阳脉，此为无形邪热炽盛，郁遏于里，故脉应之而滑；邪热深伏于里，阴阳之气不相顺接，阳郁不能畅达四末，则见手足厥逆。热厥证为真热假寒，其证当见胸腹灼热、口渴、心烦、舌红苔黄燥、小便黄赤等里热症状。治用白虎汤辛寒清热。里热得清，郁遏得除，则阳气宣通畅达，而肢厥等症自愈。

【用方思路】

白虎汤清阳明经实热，临证应注意与太阳、少阳病热型鉴别。阳明病热型，发热不恶寒，汗出，口渴，脉洪大。太阳病热型，太阳伤寒者，发热恶寒，身疼痛，无汗，脉浮紧；太阳中风者，发热恶风，身疼痛，汗出，脉浮缓。少阳病热型，寒热往来，胸胁苦满，心烦喜呕，口苦，咽干，目眩。据此比较，白虎汤证突出特征是汗出，口渴，即热盛伤津及热邪迫津外泄所致。虽言发热不恶寒为阳明病热型，但也有脉滑而厥、时时恶风、背恶寒等假象，应予以鉴别。《内经》曰"热淫所胜，佐以苦甘"；又曰"热淫于内，苦以发之"。白虎汤的石膏用量独重，并配以甘苦寒之知母，其清热作用最强，经方凡有石膏而无知母的清热方，其功皆居其下。石膏、知母也是清阳明经邪热，或肺胃邪热的常用对药。吴鞠通在《温病条辨》中提出白虎汤有四禁："白虎汤本为达热出表，若其人脉浮弦而细者，不可与也；脉沉者，不可与也；不渴者，不可与也；汗不出者，不可与也。常须识此，勿令误也。"

白虎汤临床用于治感冒发热、肺炎、伤寒及副伤寒、乙型脑炎、脑型钩端螺旋体病、流行性出血热、风湿热、糖尿病、夏季皮炎等疾病。

【医案举例】

（1）温载之医案：余因公晋省，途次资州莲池铺，在彼暂憩。因茶社人满，即在药店少坐。见一老媪来店诊脉。气喘吁吁，须臾饮茶数次，面赤气粗。某医处以温散之方，携药而去。余曰："此媪之病，此方恐非所宜。"其人讶，曰："阁下必能知医。"余曰："略知皮毛。"其人虚心，即求指示。余曰："虽未诊脉，观其外象，乃属风温之证。此病最忌温散。"渠曰："其媪系我舍亲，已服表药两剂，其热渴俱不能退。既属知医，敢求赐以良方。"余曰："此白虎汤证也，外加玄参、麦冬、生地、花粉、连翘等味，可服二剂。"其人即照方拣药，将前方立即换回。余即前进。嗣后折回，问及此事，渠云："即服足下之药而愈。"并云："从此知治温之法矣。"感甚！［鲁兆麟.二续名医类案（温载之·温病浅说温氏医案）.沈阳:辽宁科学技术出版社,1996:128.］

（2）刘渡舟医案：吕某，男，48岁，农民。初秋患外感，发热不止，体温39.8℃，到本村医务室注射"安基比林"等退热剂，旋退旋升。四五日后，发热增至40℃，大渴引饮，时有汗出，而手足却反厥冷，舌绛苔黄，脉滑而大。此乃阳明热盛于内，格阴于外，阴阳不相顺接的"热厥"之证。治当辛寒清热，生津止渴，以使阴阳之气互相顺接而不发生格拒。急疏白虎汤：生石膏30g，知母9g，炙甘草6g，粳米一大撮。仅服2剂，即热退厥回而病愈。［陈明,刘燕华,李芳.刘渡舟临证验案精选.北京:学苑出版社,1996:5.］

白虎加人参汤

【原文】

服桂枝汤，大汗出后，大烦渴不解，脉洪大者，白虎加人参汤主之。(26)

白虎加人参汤方

知母六两　石膏一斤（碎，绵裹）　甘草二两（炙）　粳米六合　人参三两

上五味，以水一斗，煮米熟汤成，去滓，温服一升，日三服。

【功效配伍】

白虎加人参汤清热、益气、生津。本方即白虎汤加人参组成。方中白虎汤清阳明经邪热，加人参益气补虚，生津止渴。诸药相合，共奏清热除烦、益气生津之效。本方石膏、知母、人参三味药，具体反映了祛邪热、益津气的用药原则与方法。

上五味药，水煮，待粳米熟透，药即煎成，去滓温服，一日服三次。

【方证论治辨析】

白虎加人参汤治阳明热盛，津气两伤证。症见服桂枝汤，大汗出后，大烦渴不解，脉洪大。

太阳病治当发汗解表，若太阳病服桂枝汤，药不如法，汗出如水，津气耗伤，表邪内陷，致胃燥化热，则转属阳明病。大汗出后，大烦渴不解，即汗后心烦甚，虽大渴引饮，而口渴仍不解，是热盛津气两伤；脉洪大，为阳明内热，蒸腾鼓动，气血沸涌，但因津气已耗，故脉重按则乏力。治用白虎加人参汤清热、益气、生津。从六经病证传变规律看，本条所述当属太阳病传入阳明。从用白虎加人参汤看，其当前证候应属阳明经证范畴。

【原文】

伤寒，若吐若下后，七八日不解，热结在里，表里俱热[1]，时时恶风，大渴，舌上干燥而烦，欲饮水数升者，白虎加人参汤主之。（168）

注释：

[1] 表里俱热：指身体内外俱热。

白虎加人参汤治热结在里，津气两伤证。症见表里俱热，时时恶风，口大渴，舌上干燥而烦，大量饮水。

伤寒误用吐法或下法，表邪入里，伤津化燥，转为阳明热盛津伤证。"热结在里，表里俱热"，反映了本证的病因病机及证候特点。"热结在里"，即热邪结滞在阳明之经，而胃肠尚无燥结；"表里俱热"，即身体内外俱热，是阳明里热外达，充斥内外，弥漫肌

肤,可见身热汗出,不恶寒反恶热的阳明经证。阳明热盛,津气两伤,故口大渴,舌上干燥而烦,欲饮水数升。汗多不仅能伤津,亦能耗伤阳气,津气两伤,卫气不固,肌腠疏松,则不胜风袭,故见时时恶风,此与下文"背微恶寒"同一机理。治用白虎加人参汤清热益气,生津止渴。

【原文】

伤寒,无大热,口燥渴,心烦,背微恶寒者,白虎加人参汤主之。(169)

白虎加人参汤治邪入阳明,津气两伤证。症见伤寒,无大热,口燥渴,心烦,背微恶寒。

伤寒无大热,是指表无大热,邪已入阳明而化热。因阳明热盛,胃津亏耗,故口燥而渴;热盛于里,上扰神明,故心烦。本证由于汗出过多,体表之邪热随汗而外泄,故表无大热;又由于汗出津气两伤,卫阳失于固密,肌腠疏松,不胜风寒,则自觉背部微有恶寒。此恶寒现象仅局限在背部,并非少阴之虚寒证。其实质仍属阳明里热偏盛,津气两伤,故用白虎加人参汤治之。

【原文】

伤寒,脉浮,发热无汗,其表不解,不可与白虎汤。渴欲饮水,无表证者,白虎加人参汤主之。(170)

白虎汤、白虎加人参汤禁忌证。若太阳伤寒表证未解,症见脉浮、发热恶寒、无汗等,治当发汗解表,方用麻黄汤,而不可用白虎汤,或白虎加人参汤,用之则寒凉冰伏,徒伤中阳,促使表邪内陷,造成变证。太阳伤寒若兼见心烦、口渴等阳明里热之证,亦应宗解表清里之法,或先表后里法,而不可先以白虎汤清其里热。若表证已解,症见渴欲饮水等,属热盛津气两伤证,可用白虎汤加人参清热益气生津。

【用方思路】

白虎加人参汤其清热作用已较白虎汤缓和,而益气生津作用有增,其差异就在于加人参一味。本方用于既有邪热偏盛,又有津气亏虚者;阳明经实热壅盛,津气未伤者,绝非本方所宜。临证热甚者,重用石膏、知母;津亏甚者,方中人参易西洋参,再加麦冬、沙参、天花粉等;便秘者,酌加麻子仁、大黄、芒硝。

白虎加人参汤临床用于治疗中暑、感冒发热、老年口腔干燥症、糖尿病等。

【医案举例】

吴佩衡医案：李某患暑证，病已六七日，脉来浮洪，面赤多汗，壮热烦渴而喜冷饮。唇焦舌红，苔白而燥，食物不进，小便短涩而赤。曾服黄连、黄芩、枳壳、栀子、连翘、薄荷、木通、滑石、藿香、香薷等药无效。此系暑邪伤阴，津液枯燥，内热如焚，误服此等苦燥辛散之剂，更增伤津耗液之弊，虽有苦寒之药夹杂其方，犹如杯水无力以救车薪，遂拟人参白虎汤加味治之。处方：生石膏60g（碎，布包），知母12g，沙参24g，寸冬24g，生地黄15g，玄参12g，杭芍12g，甘草6g，粳米12g。

次日复诊。1剂后即汗出淋漓，邪热溃退，真阴来复，唇舌较润，烦渴已减少，小便较长，但色仍赤。继以清暑解热、养阴生津之法，原方加减治之。连服3剂，邪去正安，食增神健而愈。［吴佩衡.吴佩衡医案.昆明：云南人民出版社,1979：24.］

竹叶石膏汤

【原文】

伤寒解后，虚羸[1]少气，气逆欲吐，竹叶石膏汤主之。（397）

竹叶石膏汤方

竹叶二把　石膏一斤　半夏半升（洗）　麦门冬一升（去心）　人参二两　甘草二两（炙）　粳米半升

上七味，以水一斗，煮取六升，去滓，内粳米，煮米熟，汤成，去米，温服一升，日三服。

注释：

［1］虚羸：虚弱消瘦。

【功效配伍】

竹叶石膏汤清热和胃，益气养阴。本方由白虎加人参汤去知母，加竹叶、麦冬、半夏组成。方中竹叶甘淡性寒，清心除烦，生津止渴；石膏辛甘大寒，清热泻火，止渴除烦，与竹叶共为君药。人参大补元气，补脾益肺，养阴生津；麦冬甘寒质润，养阴润燥，清肺胃之热，与人参共为臣药。半夏和胃降逆止呕为佐，其性虽燥，但与麦冬等寒凉药为伍，则有降逆润燥之用。粳米、炙甘草和中养胃、益气生津而为佐使。诸药相合，清热而兼和胃，益气而兼养阴，共奏清养和降之功。

上七味药，水煮，待粳米熟透，药即煎成，去滓温服，一日服三次。

【方证论治辨析】

竹叶石膏汤治热病后期，气阴两伤证。症见伤寒解后，虚羸，少气，气逆欲吐。

伤寒解后，指热病后期，大热已去，余热未净，气阴不足。阴液虚损，不能充养肌肤，故身体虚弱消瘦；气虚不能司呼吸，故少气不足以息；余热未净，虚热上扰，胃失和降，胃气上逆，故气逆欲吐。本证可伴发热，或低热不退，汗出，乏力，心烦口渴，少寐不眠，小便短赤，舌红少苔，脉细数。治用竹叶石膏汤清热和胃，益气养阴。

【用方思路】

白虎汤清实热；白虎加人参汤清实热兼益气养阴；竹叶石膏汤清余热兼益气养阴，和胃降逆。临证可据其热邪轻重缓急，以及气阴是否损伤，择善而用。方中人参对气虚偏重者较适宜，若阴虚偏重者亦可用西洋参。

竹叶石膏汤临床多用于治疗感冒、猩红热、乙脑、流行性出血热、肺炎、败血症、红斑狼疮、复发性口疮、牙痛等疾病。

【医案举例】

蒲辅周医案：刘姓妇，40岁，蒲老的同乡人。初夏患温热，战汗后，脉静身凉，状如尸厥。其夫问："是脱阳吗？"蒲老说："不，这是大热退后，身冷脉静，如天时酷热，骤然大雨，炎热顿息，风凉气爽。今脉息皆平静，颇能安睡，黏汗不息，余热续出之象，非脱勿惧。若汗后身冷脉躁，呼吸气促，烦躁不宁，珠汗发润，鼻扇膈动，即是脱证。任其熟睡，甚勿呼之，待睡醒后，只以西洋参9g、大麦冬18g，煎水频频予之，兼徐徐进清米汤，不可予食。"蒲老因远出巡诊，傍晚始归，而家人告之："刘姓已来四次，病有变。"急往视之，患者果然高热气促，烦躁不安，口渴无汗，脉象洪数。问其原因，其夫欲言不言，再追问之，乃说："中午亲戚宋某过访，说'汗出身冷，脉微欲绝，乃脱阳之征'，处以附子9g，西洋参9g，浓煎服之，服后1小时，而烦躁高热顿起，以致气促。"蒲老再以竹叶石膏汤重用西洋参，佐以苇根、玄参。处方：西洋参15g，大寸冬 15g，茯神 9g，法半夏 9g，生石膏 30g（先煎），粳米 15g，鲜苇根 15g，竹叶 9g，玄参 12g。煎成频频予之，以代茶饮，而汗再出，热退气平，仍须进清米汤复其胃气，再以和胃养阴法而愈。蒲老曰："上述所见病汗，与脱汗迥然不同，常须识此，勿致误也。"［中国中医研究院. 蒲辅周医案. 北京：人民卫生出版社，2005：82.］

甘草汤

桔梗汤

【原文】

少阴病，二三日，咽痛者，可与甘草汤。不差，与桔梗汤。(311)

甘草汤方

甘草二两

上一味，以水三升，煮取一升半，去滓，温服七合，日二服。

桔梗汤方

桔梗一两　甘草二两

上二味，以水三升，煮取一升，去滓，温分再服。

【功效配伍】

甘草汤清热解毒利咽。甘草即生甘草，味甘苦性凉，清热解毒，《神农本草经》谓："主五脏六腑寒热邪气……金疮肿，解毒。"

上方甘草一味，水煮，去滓，温服，一日二服。

桔梗汤清热解毒利咽，祛痰排脓消痈。若邪热甚者，用甘草汤加桔梗，方名桔梗汤，方中桔梗苦辛性平，入肺经，辛散苦泄，开宣肺气，以增强清热解毒利咽；生甘草清热解毒，助正祛邪。

上二味药，水煮，分二次温服。药后吐脓血者，为服药之效验。

【方证论治辨析】

甘草汤治少阴客热咽痛。症见少阴病，二三日，咽痛。

少阴经脉循咽喉，邪热客于少阴经脉，郁于咽喉，故咽痛。此证当为受邪之初，邪热不盛，肾阴未伤，仅表现为咽喉轻微疼痛，故用甘草汤轻剂清热解毒。

若邪热客于少阴咽痛甚者，方用桔梗汤清热解毒利咽。

【用方思路】

甘草汤仅生甘草一味，治客热咽痛，恐难胜任，临证可用甘草汤配胖大海饮服。桔梗汤是治疗咽喉及肺部疾病的基础用方，临证若咽痛，声音嘶哑，属肺热者，加金银花、连翘、麦冬等药以提高疗效。

桔梗汤临床用于治食管炎、急慢性咽炎、急慢性支气管炎、肺脓疡、支气管扩张症等。

第三章　经方表里双解剂

　　经方表里双解剂，指既能解除肌表外邪，又能治疗在里之病邪的方剂，亦即表里同治方。其应用范围是既有肌表证候，又有脏腑或筋骨证候，即所谓的表里同病。表里双解方药的组成，解表多用辛温之品以发散风寒邪气，或用辛凉之品以发散风热邪气；治里药应用较为灵活多样，或温里，或清里，或补虚，或养阴，或化痰，或利水，或活血等，可据病之变化而随证用药。因此，表里双解剂实际是汗法与其他诸法的结合应用。

桂枝人参汤

【原文】

太阳病，外证[1]未除，而数下之，遂协热而利[2]，利下不止，心下痞硬，表里不解者，桂枝人参汤主之。（163）

桂枝人参汤方

桂枝四两（别切）　甘草四两（炙）　白术三两　人参三两　干姜三两

上五味，以水九升，先煮四味，取五升，内桂，更煮取三升，去滓，温服一升，日再夜一服。

注释：

[1] 外证：这里指表证。

[2] 协热而利：指虚寒下利兼有表热。协，合也；热，指表热。

【功效配伍】

桂枝人参汤温中止利，兼解表邪。本方即人参汤加桂枝组成，人参汤亦即理中汤。方中人参甘温，益气健脾；干姜辛热，守而不走，温中散寒；白术苦甘性温，健脾燥湿；炙甘草补脾和中。前四味药相合温中散寒，健脾燥湿止利，以治太阴虚寒，加桂枝辛温发散，以解太阳表邪。诸药合用，表里同治，但侧重治里。本方人参汤宜先煎久煮，取温中健脾止泻之功；桂枝后下，不宜久煮，意在取气味辛香走表散邪。

上五味药，先水煮人参汤四味，再入桂枝同煮，取汁温服，昼日服二次，夜晚服一次。

【方证论治辨析】

桂枝人参汤治太阴脾虚下利，兼太阳表证。症见太阳病，外证未除，而数下之，遂协热而利，下利不止，心下痞硬。

太阳病，表证未解，法当用汗法解表，而反屡用攻下，则表邪未除，反损伤脾胃阳气，遂协热而利。太阴脾气虚寒，运化失司，清气下陷则下利不止；湿浊中阻，气机壅塞，则心下痞硬；表邪不去则发热恶寒。本证既有外感发热恶寒，又有误下之后下利不止，谓之"协热而利"，亦乃表里同病，治宜表里同治，方用桂枝人参汤温中止利，兼解表邪。

桂枝人参汤方证与葛根黄芩黄连汤方证，皆为太阳病误下后表证不解而下利，皆是"协热利"，皆用表里同治之法，且皆以治里为主，但二者的病机性质却截然相反，桂枝人参汤证为表里皆寒，葛根黄芩黄连汤证为表里皆热。

【用方思路】

桂枝人参汤方性偏温补，是以治脾胃虚寒下利为主，兼轻度表寒者。若表寒甚者，可重用桂枝，加生姜等；脾虚下利甚者，重用人参、白术，加山药等。

桂枝人参汤临床用于治疗感冒、过敏性鼻炎、急慢性胃肠炎、慢性萎缩性胃炎、十二指肠球部溃疡、慢性结肠炎、小儿秋季肠炎等疾病。

【医案举例】

（1）刑锡波医案：霍某，女，63岁。素有脾胃衰弱之证，因感寒而身冷发热，头痛无汗，心下痞满，医者用辛温解表之剂，而佐以苦寒消痞之法。服药后，汗未出，表不解，而溏泻数次，痞满加剧，渐至不欲进食，腹痛肢厥，脉象沉微，舌苔滑润。此乃脾阳素虚，因误用苦寒，而邪转内陷。由于脾阳不运，故痞益甚，而下利不止。为今之治，宜疏散表邪，温健中州。因此疏桂枝人参汤与之。处方：桂枝10g，炒白术10g，野党参10g，干姜10g，甘草6g。

服药后，啜稀粥1杯，以助药力。服药2剂，身见小汗，而冷热消，痞轻，下利已减。连服5剂，痞消泻止，诸症痊愈。［刑锡波.伤寒论临床实验录.天津:天津科学技术出版社,1984:159.］

（2）沈炎南医案：1959年，余带领学生到揭阳县防治麻疹，设简易病床十张，收治病情较重之病孩。内有一女孩，3岁许，疹子已收，身热已退，体温39℃，头痛恶寒与否不得而知，下利日十余次，俱为黄色粪水。脉数无歇止，舌质尚正常。遂诊断为麻后热毒不净作利。与葛根芩连汤加石榴皮。服后体温反升至39.5℃，仍下利不止。嗅其粪味并无恶臭气，沉思再三，观病孩颇有倦容，乃毅然改用桂枝人参汤，仍加石榴皮，一服热利俱减，再服热退利止。［沈炎南.伤寒医案选评（二）.广东中医,1963(3):40.］

麻黄细辛附子汤

【原文】

少阴病，始得之，反发热，脉沉者，麻黄细辛附子汤主之。(301)

麻黄细辛附子汤方

麻黄二两（去节）　细辛二两　附子一枚（炮，去皮，破八片）

上三味，以水一斗，先煮麻黄，减二升，去上沫，内诸药，煮取三升，去滓，温服一升，日三服。

【功效配伍】

麻黄细辛附子汤温经扶阳，发汗解表。方中麻黄辛温发汗，解太阳之表以散外寒；炮附子辛热温心肾之阳，祛寒气，以治少阴之里；细辛气味辛温，佐麻黄发汗解表以散外邪，佐附子温心肾阳气而祛里寒。三药相须为用，既温少阴之经，又发太阳之表，由里达外，扶正祛邪，为温经解表的祖方。尤在泾《伤寒贯珠集》曰："附子、细辛专温少阴之经，麻黄兼发太阳之表，乃少阴经温经散寒，表里兼治之法也。"

上三味药，先水煮麻黄，去上沫，再加入其他药同煮，去滓，温服，一日三服。

【方证论治辨析】

麻黄细辛附子汤治少阴阳虚，兼太阳表寒。症见少阴病，始得之，反发热，脉沉。

少阴病为心肾阳虚里寒证，不当发热，今始得之却见反发热，为太阳表证，卫阳遏郁；然太阳病其脉必浮，今脉不浮而沉，沉脉主里，此为少阴虚寒之脉。脉症合参，此乃少阴阳虚兼太阳表寒，亦谓之太少两感证。少阴病以脉微细或沉，但欲寐为其主症；太阳病以脉浮、头项强痛、发热恶寒为其主症。此病证少阴与太阳两经之症兼而有之，且表里皆寒，若单独治表则伤里，单纯治里又碍表，故施以表里同治之法，方用麻黄细辛附子汤温经扶阳，发汗解表。

【用方思路】

麻黄细辛附子汤是治阳虚感寒的代表性方药，具有扶助里阳、祛散表寒之功。由于麻黄、细辛辛温发散之力较强，故本方只宜用于少阴阳虚表实无汗者；若少阴心肾阳气亏虚甚者，即使兼有表寒，亦当慎用。临证凡素体阳虚，或久有陈寒痼冷，而又感受风寒邪气，症见精神萎靡，四肢不温，乏力，畏寒，头痛，身痛，脉沉紧，或脉浮弱者，可随证施治。若表寒重者加桂枝、炙甘草；阳虚里寒重者加干姜；气虚者加黄芪、人参；血虚者加当归。

麻黄细辛附子汤临床用于治疗感冒、支气管炎、哮喘、肺心病心衰、窦性心动过缓、病窦综合征、风心病、急性水肿、慢性肾炎、肾绞痛、血管神经性头痛、三叉神经痛等疾病。

【医案举例】

（1）喻嘉言医案：金鉴，春月病温，误治二旬，酿成极重死症，壮热不退，谵语无伦，皮肤枯涩，胸膛板结，舌卷唇焦，身蜷足冷，二便略通，半渴不渴，面上一团黑滞。从前诸医所用之药，大率不过汗、下、和、温之法，绝无一效，求救于余。

余曰：此症与两感伤寒无异，但两感症日传二经，三日传经已尽即死；不死者，又三日再传一周，定死矣。此春温症不传经，故虽邪气留恋不退，亦必多延几日，待元气竭绝乃死。观其阴症、阳症，两下混在一区，治阳则碍阴，治阴则碍阳，与两感症之病情符合。仲景原谓死症，不立治法，然曰发表攻里本自不同，又谓活法在人，神而明之，未尝教人执定勿药也。吾有一法，即以仲景表里二方为治，虽未经试验，吾天机勃勃自动，若有生变化行鬼神之意，必可效也。于是以麻黄细辛附子汤，两解其在表阴阳之邪，果然皮间透汗，而热全清。再行附子泻心汤，两解其在里阴阳之邪，果然胸前柔活，人事明了，诸症俱退，次日即思粥，以后竟不需药，只此二剂，而起一生于九死，快哉！〔喻嘉言.寓意草.北京：中国医药科技出版社，2011：13.〕

（2）刘春堂医案：曹某，女，38岁。1984年12月2日初诊：患者七岁即病头痛，至今已三十余年，每在夜间而作，夜深尤甚，无法忍受，黎明渐渐自止。痛时须绒裘厚被覆身，厚巾裹头，影响睡眠，痛苦异常。刻诊：苔薄白，舌质淡，脉沉细。头痛发于深夜，阴盛阳微之时，显属元阳不足，不足以御外寒，寒邪伏风，上犯脑户，法以温补肾阳，散寒祛风，麻黄细辛附子汤加味。处方：制附块9g，上肉桂3g（后入），淡干姜3g，北细辛3g，炙麻黄3g，大熟地12g，怀山药9g。

1984年12月8日二诊：投药5剂，沉疴松动，子夜头痛已能忍耐。面色少华，精神疲乏。苔薄白，脉细弱。少阴不足，气血亏损，再拟前法，佐以益气养血。处方：制附块 9g，上肉桂 3g（后入），淡干姜 4.5g，炙麻黄 4.5g，北细辛 3g，潞党参 12g，炙黄芪 12g，大熟地 12g。

患者先后服药三十余剂，当时正逢严寒季节，岁寒风凛冽，但头痛不发。再随访，亦未发作过。[上海市中医文献馆.仲景方在急难重病中的运用.上海：上海中医学院出版社，1989：40.]

（3）张建荣医案：张某，男，66 岁，退休教师。2012 年 3 月 19 日初诊。恶寒周余，浑身疼痛，伴咳嗽。自购连花清瘟胶囊，服药 1 周，病未愈。现症同前，咽不痛，体表无汗出，舌淡苔薄白，脉迟缓。余曰：自服之药不对证，本为寒证，反用清热败毒药，故不愈矣。此证为太少两感证，方宜麻黄细辛附子汤加味治之。炙麻黄 10g，细辛 5g，附子 5g，桂枝 10g，杏仁 10g，炙甘草 8g，生姜 3 片。2 剂，嘱患者先试用以观疗效，两日后不复来，越十余日见患者，得知两剂药尽，病痊愈。[张建荣.经方观止.北京：中国中医药出版社，2016：126.]

麻黄附子甘草汤

【原文】

少阴病，得之二三日，麻黄附子甘草汤微发汗。以二三日无证[1]，故微发汗也。（302）

麻黄附子甘草汤方

麻黄二两（去节）　甘草二两（炙）　附子一枚（炮，去皮，破八片）

上三味，以水七升，先煮麻黄一两沸，去上沫，内诸药，煮取三升，去滓，温服一升，日三服。

注释：

[1] 无证：当为"无里证"，指无呕吐下利虚寒证。

【功效配伍】

麻黄附子甘草汤温经解表，微发其汗。本方即麻黄细辛附子汤去细辛加甘草组成，去细辛者，可减缓辛温发散走窜之力。方中麻黄发汗解表；炮附子温经助阳；甘草调中护正，并能制约麻黄、附子过于辛温发散。三药配伍，温经助阳，微取其汗以解散肌表风寒。

上三味药，先水煮麻黄，去上沫，后入诸药煎煮，去滓，温服，一日三次。

【方证论治辨析】

麻黄附子甘草汤治少阴阳虚兼太阳表寒轻证。症见少阴病，得之二三日，无吐利症。

本方证承《伤寒论》301条"少阴病，始得之，反发热，脉沉者，麻黄细辛附子汤主之"后，继论少阴兼表治疗。"少阴病，得之二三日无里证"，较"少阴病，始得之"，其病情相对较久，病势已较缓和，其证仍以发热、脉沉为主症，故用麻黄细辛附子汤去细辛加甘草以温里阳而微发其汗。

【用方思路】

少阴阳虚兼太阳表寒证亦称太少两感证，也是典型的表里同病。麻黄细辛附子汤证与麻黄附子甘草汤证皆为太少两感证，但病情有新久、轻重、缓急之别，前方用于病始发且较重急者，后方用于病情轻缓者。张路玉说："少阴无发汗之法，汗之必至亡阳，唯此一证，其外有太阳发热无汗，其内不吐利、躁烦、呕、渴，乃可温经散寒，取其微似之汗也。"

麻黄附子甘草汤临证应用参考麻黄细辛附子汤。

【医案举例】

姜生医案（曹颖甫门人）：高君之公子，年五岁，身无热，亦不恶寒，二便如常，但欲寐，强呼之醒，与之食，食已，又呼呼睡去。按其脉，微细无力。余曰：此仲景先圣所谓少阴之为病，脉微细，但欲寐也。顾余知治之之方，尚不敢必治之之验，请另乞诊于高明。高君自明西医理，能注射强心针，顾又知强心针仅能取效于一时，非根本之图，强请立方。余不获已，书：熟附片八分，净麻黄一钱，炙甘草一钱。

与之，又恐其食而不化，略加六神曲、炒麦芽等消食健脾之品。次日复诊，脉略起，睡时略减。当与原方加减。五日，而痧疹出，微汗与俱。疹密布周身，稠逾其他痧孩。痧布达五日之久，而胸闷不除，大热不减，当与麻杏石甘重剂，始获痊愈。一月后，高公子又以微感风寒，复发嗜寐之恙，脉转微细，与前度仿佛。此时，余已成竹在胸，不虞其变，依然以麻黄附子甘草轻剂与之，四日而瘥。

曹颖甫曰：予治脉细但欲寐，往往以四逆汤取效。而姜生所治高姓小儿，实由太阳表证内伏少阴。故非麻黄不能奏功，断非四逆汤所能治。盖四逆汤仅能由少阴外达肌腠，以干姜、炙草能温脾胃，脾胃固主肌肉也。若改干姜为麻黄，方能由少阴直达肺部，而皮毛为之开泄，以肺主皮毛故也。观其证治三变，而始终不脱麻黄，其用心之细密，殆不可及。况身热而不恶寒，以无用麻黄之必要。此证竟毅然用之，其识解尤不可及乎。盖呼之则醒，听其自然则寐，有蒙蔽之象，故可决为非少阴本病，而为太阳内陷之证。且以小儿纯阳之体，不当有此少阴病故也。［曹颖甫.经方实验录.上海：上海科学技术出版社，1979：49.］

大青龙汤

【原文】

太阳中风，脉浮紧，发热恶寒，身疼痛，不汗出而烦躁者，大青龙汤主之。若脉微弱，汗出恶风者，不可服之。服之则厥逆，筋惕肉𤺊[1]，此为逆也。（38）

大青龙汤方

麻黄六两（去节）　桂枝二两（去皮）　甘草二两（炙）　杏仁四十枚（去皮尖）生姜三两（切）　大枣十枚（擘）　石膏如鸡子大（碎）

上七味，以水九升，先煮麻黄，减二升，去上沫，内诸药，煮取三升，去滓。温服一升，取微似汗。汗出多者，温粉[2]粉之。一服汗者，停后服。若复服，汗多亡阳，遂虚，恶风，烦躁，不得眠也。

注释：

[1]　筋惕（tì，音替）肉𤺊（shùn，音舜）：指筋肉跳动。𤺊，跳动。

[2]　温粉：即古时用来扑身止汗的粉剂。孙思邈《备急千金要方》载温粉方为：煅牡蛎、生黄芪各三钱，粳米粉一两，共研细末，和匀，以稀疏绢包，缓缓扑于肌肤。

【功效配伍】

大青龙汤发散风寒，清解郁热。本方由麻黄汤倍用麻黄，减杏仁量，加石膏、生姜、大枣组成。方中重用麻黄六两配桂枝、生姜辛温峻汗，以开腠理而散风寒及郁热；杏仁宣肺利气；石膏辛寒清内热而除烦躁，与麻黄为伍，可透发郁热从表解散；炙甘草、大枣调理中焦，以资汗源，并兼制石膏寒凉伤中。七味相合，共奏解表清里之功。

本方麻黄、桂枝、生姜合用，发汗峻猛之力，独冠群方，但因内热已生成，故配以石膏，寒温互用，升降合度，使外寒得散，内热得清，犹如"龙升雨降"，故喻以大青龙命方。喻嘉言《尚论篇》云："解肌兼发汗，而取义于青龙者，龙升而云兴，云兴而雨降，郁热顿除，烦躁乃解，匪龙之为灵，何以得此乎？"本方配伍之精髓，凸现于麻黄与石膏两味药，即将辛温发散与清热降逆药合用，以治表寒内热。

上七味药，先煮麻黄去上沫，纳入诸药煎煮，温服，取微汗，停后服。若服药后汗出不止者，则用温粉外敷，以敛汗固表。

本方服药仍以微汗邪解为佳，不可令大汗出；且得汗即止，不可过剂，否则将汗多亡阳，遂见体虚、恶风、烦躁、不得眠等症。

【方证论治辨析】

大青龙汤治伤寒表实，兼内热烦躁证。症见太阳中风，发热恶寒，身疼痛，不汗出而烦躁，脉浮紧。

太阳中风，实为太阳伤寒。太阳病感受风寒，出现发热恶寒，身疼痛，无汗，脉浮紧，是因风寒外束，卫气被遏，营阴郁滞，此为太阳伤寒表实证。一般表实证无烦躁，今却见烦躁，是有内热邪气。烦躁与不汗出并见，反映内热的形成与不汗出密切相关，即烦躁源于里热，里热源于体表无汗，无汗则阳郁而化热。因此，不汗出而烦躁是本证辨证要点。此属表寒里热，表里同病，故治疗用大青龙汤外解风寒表邪，内清阳气遏郁之热。

大青龙汤发汗力猛，只能用于外感风寒，里有郁热的表里俱实证；若脉微弱，汗出恶风，表里俱虚者当禁用，用之必大汗出而阳虚，甚至大汗亡阳，阳亡而肌肤、经筋失之阳气煦养，则见手足逆冷，筋肉瞤动。

【原文】

伤寒脉浮缓，身不疼，但重[1]，乍有轻时[2]，无少阴证者，大青龙汤发之[3]。(39)

注释：

[1] 但重：身体沉重感较重。

[2] 乍有轻时：身重一会儿有所减轻。乍，即一会儿。

[3] 发之：指发散风寒。

大青龙汤治伤寒身重乍有轻时。伤寒表寒内热证，不汗出而烦躁为必见症，若感邪较轻，正邪交争势缓，伴身不痛而沉重，脉不浮紧而浮缓，且乍有轻时，排除少阴虚寒证，仍可用大青龙汤发之，即解表清里。少阴病身重，是气血虚衰，阴寒内盛，故身重无休止时，虽有烦躁，但与舌淡、小便清白、四肢厥冷、下利清谷、脉微细等症并见。大青龙汤证之身重，是风寒束表，汗不得出，阳气时通时不通，里有郁热，故身重且乍有轻时，并以不汗出而烦躁为特有症。

【用方思路】

大青龙汤为发汗峻剂，临证应确诊为风寒表实重证，且兼有内热，症见不汗出而烦躁，方可应用，并应严格掌握剂量，注意观察用药后的病情变化，若见体表有微汗出，即停止服药。大青龙汤《伤寒论》用于治伤寒表实兼有内热，《金匮要略》用于治溢饮，二者表寒里热的病机基本相同，但前者突出风寒束表，后者突出饮邪遏郁肌腠。

大青龙汤临床用于治疗感冒、急慢性支气管炎、哮喘、暑热无汗、汗腺闭塞症、风湿性关节炎等疾病。

【医案举例】

余无言医案：邓某，身体素壮，时值夏令酷热，晚间当门而卧，迎风纳凉，午夜梦酣，渐转凉爽，夜深觉寒而醒，入室裹毯再寝。俄而寒热大作，热多寒少，头痛如劈，百节如被杖，壮热无汗，渐至烦躁不安，目赤，口干，气急而喘。脉洪大而浮紧。此夏令伤寒已化烦躁之大青龙汤证，为书大青龙汤一方治之。处方：生麻黄12g，川桂枝12g，生石膏120g，杏仁泥12g，炙甘草9g，生姜9g，鲜竹叶15g（原方有大枣，去之，易以竹叶）。

服昨方，汗出甚畅，湿及衣被，约半小时，渐渐汗少，高热已退，诸症爽然若失。又为处一清理余邪之方，兼通大便，其病果瘥。［余瀛鳌.射水余无言医案.江苏中医，1959（5）:16.］

小青龙汤

【原文】

伤寒表不解，心下有水气[1]，干呕，发热而咳，或渴，或利，或噎[2]，或小便不利，少腹满[3]，或喘者，小青龙汤主之。（40）

小青龙汤方

麻黄（去节）　芍药　细辛　干姜　甘草（炙）　桂枝（去皮）各三两　五味子半升　半夏半升（洗）

上八味，以水一斗，先煮麻黄减二升，去上沫，内诸药，煮取三升，去滓，温服一升。若渴，去半夏，加栝楼根三两；若微利，去麻黄，加荛花，如一鸡子，熬令赤色；若噎者，去麻黄，加附子一枚（炮）；若小便不利，少腹满者，去麻黄，加茯苓四两；若喘，去麻黄，加杏仁半升（去皮尖）。且荛花不治利，麻黄主喘，今此语反之，疑非仲景意。

臣亿等谨按：小青龙汤，大要治水。又按《本草》，荛花下十二水，若水去，利则止也。又按《千金》，形肿者应内麻黄，乃内杏仁者，以麻黄发其阳故也。以此证之，岂非仲景意也。

注释：

[1] 心下有水气：心下，指胃脘部，或胸膈部；水气，指水饮。

[2] 噎（yē，音耶）：咽喉部有气逆梗阻感。

[3] 少腹满：此处指小腹部。少，通小。

【功效配伍】

小青龙汤发汗解表，温化里饮。本方由麻黄汤去杏仁，加芍药、五味子、细辛、干姜、半夏组成。方中麻黄辛温发汗解表，宣肺平喘，兼以利水饮；桂枝辛甘温，既助麻黄解表散寒，又能通阳化饮降逆；细辛、干姜、半夏散寒宣肺，温化水饮，和胃降逆；五味子敛肺止咳，防麻黄发散太过，耗伤肺气；芍药配桂枝以调和营卫，其酸寒益阴之性，又可防诸辛温发散药耗伤阴血；炙甘草益气和中，调和诸药。本方相配，偏于辛温发散，但用麻黄、桂枝发散时则佐以酸敛的五味子；用细辛、干姜、半夏温化寒饮时则佐以酸寒之芍药，故能达发而不过，温而不燥，散敛结合，燥润有度，以治外有风寒，内有水饮。此方为解表涤饮剂，但重在涤饮，故仲景喻以小青龙命方。张志聪《金匮要略注》曰："大青龙者，乃在天之龙，能兴云施雨，涣汗，其号大者也。小青龙者，东方起蛰之龙，从下而上，能泄冬令之寒水者也。夫阳之气，以天之风名之。人之汗，以天之雨名之，大青龙风行雨涣，小青龙振蛰云兴，虽有大小之分，皆能涣散其水液。"

上八味药，先水煮麻黄，去上沫，再入其他药同煮，去滓，温服。

吴谦《医宗金鉴·伤寒论注》曰："加荛花如一鸡子大，熬令赤色，此必传写之误。盖《本草》荛花，即芫花类也。用之攻水，其力甚峻，五分可令人下行数十次，岂有治停饮之微利，而用鸡子大之莞花者乎？似当改加茯苓四两。"又云："若渴者，去半夏加花粉，避燥以生津也；若微利与噎，小便不利，少腹满，俱去麻黄，远表而就里也；加附子以散寒，则噎可止；加茯苓以利水，则微利止，少腹满可除矣。"若喘，去麻黄，加杏仁，盖为阳气虚寒，肺气上逆，去麻黄者恐其发越阳气，故加杏仁以利肺气。《金匮要略·痰饮咳嗽病脉证并治》云："其人形肿者，加杏仁主之。其证应内麻黄，以其人遂痹，故不内之。若逆而内之者，必厥，所以然者，以其人血虚，麻黄发其阳故也。"

【方证论治辨析】

小青龙汤治太阳伤寒，兼水饮内停证。症见伤寒表不解，心下有水，发热咳嗽，干呕，脉浮紧。或见口渴；或见下利；或见咽喉噎塞；或见小便不利，少腹满；或见气喘等症。

伤寒表不解，指有恶寒发热、无汗、头疼身痛、脉浮紧等伤寒表实证；心下有水气，指水饮之邪蓄于心下胃脘或胸膈。症见咳嗽，干呕，为外寒入侵，引动内饮，犯于肺胃。寒饮上逆犯肺，肺失宣降，则咳嗽；寒饮横逆犯胃则干呕。此为典型的外寒内饮证候。水饮之邪易流注变动，常随三焦气机升降出入，随处流溢，故有诸多或然证。若水饮内停，气不化津则口渴；若水饮下走于肠，清浊不分则下利；水饮上行冲逆，肺气不利，则咽喉噎塞；水饮停蓄膀胱，气化不利，则小便不利，少腹满；若水饮迫肺，肺气上逆，则气喘。本证属外有风寒，内有寒饮，表里俱寒，故用小青龙汤解表化饮，表里同治。

【原文】

伤寒，心下有水气，咳而微喘，发热不渴。服汤已，渴者，此寒去欲解也，小青龙汤主之。(41)

小青龙汤治表寒里饮证。此为风寒引动水饮内作，故以咳喘，发热，口不渴为主症。若服小青龙汤后，出现口渴，为寒饮得以温化，阳气欲复，病有向愈之机，此时少少与饮水，以滋其燥，切忌大饮，更忌冷饮。

【用方思路】

小青龙汤外能发散风寒，内能温化水饮，平喘止咳是其突出功能。临证若风寒表证较重，重用麻黄、桂枝；水饮盛者，重用细辛、干姜、半夏，或加茯苓、白术；咳喘甚者，配厚朴、杏仁。仲景用麻黄治咳喘，一般都配以五味子，防止发散太过。

小青龙汤临床用于治疗急慢性支气管炎、支气管哮喘、过敏性哮喘、喘息性支气管炎、慢性阻塞性肺疾病、肺心病、胸膜炎、病窦综合征、卡他性中耳炎、过敏性鼻炎、荨麻疹等疾病。

【医案举例】

徐大椿医案：松江王孝贤夫人，素有血证，时发时止，发则微嗽，又因感冒变成痰喘，不能着枕，日夜俯几而坐，竟不能支持矣。是时有常州名医法丹书，调治无效，延余至。余曰：此小青龙证也。法曰：我固知之，但弱体而素有血证，麻、桂等药可用乎？余曰：急则治标，若更喘数日，则立毙矣。且治其新病，愈后再治其本病可也。法曰：诚然。然病家焉能知之，治本病而死，死而无怨；如用麻、桂而死，则不咎病本无治，而恨麻、桂杀之矣。我乃行道之人，不能任其咎。君不以医名，我不与闻，君独任之可也。余曰：然，服之有害，我自当之，但求先生不阻之耳。遂于服。饮毕而气平就枕，终夕得安。然后以消痰润肺、养阴开胃之方以次调之，体乃复旧。

法翁颇有学识，并非时俗之医，然能知而不能行者。盖欲涉世行道，万一不中，则谤声随之。余则不欲以此求名，故毅然用之也。凡举世一有利害关心，即不能大行我志，天下事尽然，岂独医也哉。[徐大椿.洄溪医案·痰喘.北京：人民军医出版社，2011：26.]

麻黄连轺赤小豆汤

【原文】

伤寒，瘀热[1]在里，身必黄，麻黄连轺[2]赤小豆汤主之。（262）

麻黄连轺赤小豆汤方

麻黄二两（去节）　连轺二两（连翘根是）　杏仁四十个（去皮尖）　赤小豆一升　大枣十二枚（擘）　生梓白皮一升（切）　生姜二两（切）　甘草二两（炙）

上八味，以潦水[3]一斗，先煮麻黄再沸，去上沫，内诸药，煮取三升，去滓，分温三服，半日服尽。

注释：

［1］瘀热：血脉有瘀热。

［2］连轺（yáo，音摇）：一说为连翘根；一说为连翘。当今处方多用连翘。

［3］潦（lǎo，音老）水：即小雨后地面上汇聚的雨水。李时珍《本草纲目》曰："降注雨水谓之潦，又淫雨为潦。"

【功效配伍】

麻黄连轺赤小豆汤解表散邪，清热除湿。本方由麻黄汤去桂枝，加连轺、赤小豆、生梓白皮、大枣、生姜组成。方中麻黄、生姜辛温发汗，宣散太阳表邪；杏仁苦温以开宣肺气，助麻黄、生姜解表散邪，并能通行水道以利湿；连轺性苦微寒清解郁蒸之热，赤小豆甘酸除湿热利小便，生梓白皮苦寒泻皮肤湿热以通利膀胱，此三味皆能利湿退黄；炙甘草、大枣甘平和中。用潦水煮药，取其味薄，则不助湿气。喻嘉言《尚论后篇》云："潦水，即霖雨后，行潦之水，亦取其发纵之极，流而不滞，不助湿也。"此方外能发散风寒，内能清利湿热，解表清利是其组方特色。

上八味药，用潦水先煮麻黄两沸，去上沫，再加入其他药同煮，去滓，分三次温服，半日将药服完。

【方证论治辨析】

麻黄连轺赤小豆汤治黄疸，湿热发黄兼表寒证。症见伤寒，瘀热在里，身必黄。

伤寒太阳表邪不解，腠理闭塞，营卫郁滞，汗不得出，邪热不得外泄，湿浊不得下行，湿热遏郁蕴蒸肝胆，胆汁外溢肌肤，血脉阻滞，瘀热在里，波及血分则发黄，即所谓"瘀热在里，身必黄"。此证外有风寒，内有湿热瘀阻，是阳黄兼表，表里同病，其证可伴发热恶寒、无汗、小便不利等症。治法单纯清热或解表，均非所宜，故用麻黄连轺赤小豆汤，既能解散在表之风寒，又能清热利湿以退黄。

【用方思路】

麻黄连轺赤小豆汤与大青龙汤皆有外散内清的功能，两方外散风寒均以麻黄为主，其区别是前者里有湿热，故用连轺、赤小豆、生梓白皮苦寒清热利湿退黄；后者里虽有热，但尚无湿邪，故重用石膏辛寒以清里热、除烦躁。麻黄连轺赤小豆汤包含发汗与利小便的治法，对黄疸病初期，采用发汗利小便法，使邪有去路，是治疗黄疸病的重要方法，亦即《内经》"开鬼门，洁净府"在治疗黄疸病中的应用。生梓白皮、连轺一般药房不备，生梓白皮可代之以桑白皮，连轺即连翘根，可用连翘代之。临证用麻黄连轺赤小豆汤治黄疸，若表寒甚者，增麻黄量；湿热甚者，重用赤小豆、连翘，加茵陈、栀子、滑石等；肌肤瘙痒者加防风、地肤子、白鲜皮、蝉蜕等。

麻黄连轺赤小豆汤临床用于治疗急性黄疸型肝炎、淤胆性肝炎、急性胆囊炎、急性肾小球肾炎、荨麻疹、皮肤过敏性丘疹、玫瑰糠疹、湿疹、带状疱疹等疾病。

【医案举例】

（1）陈茂梧医案：饶某，男，33岁，农民。1987年5月21日初诊。目黄、尿黄、皮肤黄染已有2个多月。服茵陈栀子大黄类数十剂疗效不显，黄疸加深。症见身裹毛衣，全身黄染，色鲜明，食欲减退，恶心呕吐，口不渴，喜热饮，肠鸣便溏，小便短少，色如浓茶，舌淡，苔白润，脉浮滑。肝功能检查：谷丙转氨酶100单位。诊断：急性黄疸型肝炎。证属湿热内蕴，兼有表邪（湿重于热）。拟麻黄连轺赤小豆汤加减：生麻黄10g，连翘15g，杏仁10g，梓树荚30g，赤小豆30g，生姜15g，大枣12枚，炙甘草6g，茵陈30g，薏苡仁30g，猪苓30g。20剂。

二诊：服药后恶寒已除，黄疸退净，饮食增加，肝功能复查：谷丙转氨酶50单位。又以茵陈五苓散加减调治月余，追访至今未见异常。[陈建军.陈茂梧老中医运用经方验案举隅.国医论坛,1997,12(6):11.]

（2）龚子夫医案：李某，男，32岁，工人。1964年10月3日初诊。患者全身发风疹奇痒，曾经皮肤科诊断为荨麻疹，服药效果不佳。每次发作时持续10余天，迄今发作七八次。昨日又发生疹块，尤以胸腹部明显，疹块瘙痒焮红灼热。遇风发作增剧，尿黄便畅，舌质稍红、苔薄白，脉弦略数。断为风热内蕴肌表。拟祛风解表清热为治。方用麻黄连轺赤小豆汤化裁。处方：麻黄、生甘草各4.5g，连翘、金银花各9g，赤小豆、细生地黄各15g。

服1剂，荨麻疹发作更甚，患者不敢继续服用而来复诊。诊脉浮弦，荨麻疹虽多，断为邪有外达之机。嘱将原方续服2剂。共服完3剂，荨麻疹基本消失。原方续服3剂，痊愈。追访年余，未发。[吕志杰.伤寒杂病论研究大成.北京:中国医药科技出版社,2010:330.]

葛根黄芩黄连汤

【原文】

太阳病，桂枝证[1]，医反下之，利遂不止，脉促者，表未解也；喘而汗出者，葛根黄芩黄连汤主之。(34)

葛根黄芩黄连汤方

葛根半斤　甘草二两（炙）　　黄芩三两　黄连三两

上四味，以水八升，先煮葛根，减二升，内诸药，煮取二升，去滓，分温再服。

注释：

[1] 桂枝证：即桂枝汤方证。

【功效配伍】

葛根黄芩黄连汤清热止利，兼以解表。方中重用葛根半斤为君药，其性凉味辛，既能升津液，透邪热外出，又能降浊阴而治下利，使表解里和；黄芩、黄连苦寒，清阳明胃肠之湿热，并能坚阴厚肠，使热清利止为臣药；炙甘草补脾和中，顾护胃气，缓急止痛，且调和诸药而为佐使。四药相配，能外解太阳表热，内清肠腑里热，故为表里双解之剂。本方虽曰表里双解，但从用药看，仅葛根一味有辛凉解表作用，其余三味皆以清热治里为主，故适用于里热重表热轻的下利证，亦可用于肠热下利无表证者。

上四味药，先水煮葛根，再加入其他药同煮，去滓，分二次温服。

【方证论治辨析】

葛根黄芩黄连汤治太阳表证未罢，热迫大肠下利证。症见太阳病，桂枝证，医反下之，利遂不止，脉促，喘而汗出。

太阳病，桂枝证，即太阳中风证，法当予桂枝汤解肌祛风，调和营卫。医者失察，反用攻下，是不当下而下之。误下之后，不仅表证未罢，而且邪热内陷，下迫大肠，导致下利不止，脉由浮缓而变为急促。脉促为表邪未解，虽邪热内陷，但里气尚能抗邪于外，此时治疗应以解表为主，表解则利止，可用桂枝加葛根汤，以桂枝汤解除在表之邪，加葛根生津止利，即所谓逆流挽舟法。若症见下利不止，喘而汗出，为邪已入里化热，以里热为主。因邪热下迫于肠，则下利不止；邪热上迫于肺，则气喘；邪热迫津液外泄，则汗出。此证外有未净之表热，内有热盛之下利，故又称之为"协热下利"，证属表里同病，故治以葛根黄芩黄连汤清热止利，表里双解。

【用方思路】

唐容川《血证论》云："喻嘉言治痢心得，逆流挽舟之法，仲景此汤，实该其意。能从此变化，而治痢思过半也。"葛根黄芩黄连汤方性偏于寒凉，临证用于下利里热重而表热轻的治疗。

葛根黄芩黄连汤临床可用于治疗急性肠炎、小儿腹泻、急性细菌性痢疾、中毒性痢疾、肠伤寒、上呼吸道感染、肺炎等疾病。

【医案举例】

张灿玾医案：宁某，男，中年。因饮食不当，突发泄泻，肛门灼热，口渴，身热，小便黄赤，舌红苔黄，脉沉数。此饮食有不洁之物，乱于肠胃，使仓廪之官，顿失所司，水谷齐下，秽恶齐出，急当以苦寒直折，以清解阳明之热。黄连6g，黄芩6g，葛根6g，白芍9g，广木香3g，生甘草3g。水煎温服，每日1剂。复诊：服上方1剂后，泄泻即轻，2剂病即愈。

按语：本方用于热泻，效颇佳。方中以黄芩、黄连为君，苦寒直折，以灭其火焰；葛根可解肌热，升津液；今加白芍配甘草，解痉急，缓腹痛，另外，加木香利气而不伤气，以防秽恶滞留不除。患者仅服2剂即愈，可谓一剂知，二剂已。盖仲景留诸经典药方，选用得当，收效甚速。[张灿玾.张灿玾医论医案纂要.北京：科学出版社，2009：255.]

第四章　经方治风剂

　　经方治风剂，指能祛风湿、息内风的方药。风邪可自外而来，也可内生。外来之风多与寒、与湿相合，侵犯机体肌肉关节，如风湿痹证、历节病等；内生之风，是由脏腑功能失调所生，如肝阳化风、血虚生风，多见于中风、癫痫等病。外风宜祛，内风宜息。外风宜解肌发汗，开发腠理，微汗除湿；内风宜平衡阴阳，潜阳入阴，养血息风。

　　本章所论治风剂，是以祛风湿剂为主，尚未论及息内风剂；《经方观止·金匮篇》治风剂包含祛风湿剂与息内风剂，其所论内容较为宽泛。

桂枝附子汤
去桂加白术汤

【原文】

伤寒八九日，风湿相搏，身体疼烦[1]，不能自转侧，不呕，不渴，脉浮虚而涩者，桂枝附子汤主之。若其人大便硬，小便自利者，去桂加白术汤主之。（174）

桂枝附子汤方

桂枝四两（去皮）　附子三枚（炮，去皮，破）　生姜三两（切）　大枣十二枚（擘）　甘草二两（炙）

上五味，以水六升，煮取二升，去滓，分温三服。

去桂加白术汤方

附子三枚（炮，去皮，破）　白术四两　生姜三两（切）　甘草二两（炙）　大枣十二枚（擘）

上五味，以水六升，煮取二升，去滓，分温三服。初一服，其人身如痹[2]，半日许复服之，三服都尽，其人如冒状[3]，勿怪。此以附子、术，并走皮内，逐水气未得除，故使之耳。法当加桂四两，此本一方二法，以大便硬[4]，小便自利，去桂也；以大便不硬，小便不利，当加桂。附子三枚恐多也，虚弱家及产妇，宜减服之。

注释：

[1] 身体疼烦：身体疼痛较甚，烦扰不宁。

[2] 身如痹：身体麻木不仁。

[3] 冒状：服药后自觉头目昏晕、眩冒。

[4] 大便硬：《金匮要略》作"大便坚"。

【功效配伍】

桂枝附子汤温经助阳，祛风除湿。本方即桂枝汤去芍药加附子三枚组成。方中重用桂枝祛风散寒，温经通阳；配炮附子温经助阳，散寒祛湿止痛；炙甘草、生姜、大枣调和营卫。五味相合，辛甘发散，共奏温经散寒助阳，祛风除湿止痛之效。

上五味药，水煮，去滓，分三次温服。

去桂加白术汤温经助阳，散寒除湿。本方即桂枝附子汤去桂枝加白术四两组成，《金匮要略》称作白术加附子汤。方中白术用量较大，取其甘苦温之性味，以健脾益气除水湿；配附子温经助阳，祛除寒湿；配生姜、大枣、炙甘草助白术、附子扶正祛邪。全方共奏温经助卫阳、祛散肌腠寒湿。此方去桂枝加白术者，是风邪已去，肌腠湿邪偏盛之故。

上五味药，水煮，去滓，分三次温服。初服后若身有麻木感，进第三服又见眩冒者，此为附子、白术走皮中肌腠，逐水气的治疗作用，不必惊怪，即所谓"药非瞑眩，厥疾弗瘳"。但要注意防止附子中毒，若附子用量过大，或用不得法，可致中毒反应。一般服药后若出现身痹、冒状，是附子的轻度毒性反应；若出现口唇、舌及肢体麻木、流涎、恶心呕吐、头昏目眩，甚则呼吸困难，神志不清等，是附子中毒的严重反应，应及时对症处理。

【方证论治辨析】

桂枝附子汤治风湿痹证，属风湿表阳虚，风邪偏盛证。症见伤寒八九日，风湿相搏，身体疼烦，不能自转侧，不呕不渴，脉浮虚而涩。

伤寒八九日，指受寒日久；风湿相搏，指风与湿相互搏结。此乃风、寒、湿三邪杂至，留着肢体肌腠，痹阻经脉气血之痹证。风湿发病亦从太阳而起，初期可见发热恶寒等表证，但其八九日不解，又别于外感风寒；身体疼烦，不能自转侧，是风寒湿痹阻经脉肌腠，营卫气血不通畅，致疼痛剧烈，烦扰不宁，身体不能自由转侧，活动障碍；不呕不渴，是风湿尚未犯里，津液尚能布化；脉浮虚而涩，浮虚为风湿表阳虚，涩为寒湿阻滞，气血痹阻。治用桂枝附子汤温经助阳，祛风除湿。

去桂加白术汤治风湿痹证，属风湿表阳虚，肌腠湿邪偏盛证。本证为服桂枝附子汤后，若见大便坚、小便自利的佐证，为风邪已去，里无湿邪，但外在肌腠湿邪犹存。方用去桂加白术汤温经助卫阳，祛散肌腠寒湿。从方后"附子、术并走皮内，逐水气"看，亦说明本证凸显风去湿存，其病变部位在肌腠，属外湿证。

【用方思路】

桂枝附子汤与去桂加白术汤均治风湿痹证兼阳虚者，前者适用于风邪偏盛者，后者适用于湿邪偏盛者，临证可择长而用。若风湿偏于腰以上者，加羌活、姜黄、威灵仙等；风湿偏于腰以下者，加独活、防己、木瓜；湿重者加苍术、薏苡仁；寒重痛甚者加川乌、细辛；气血两虚者，加人参、黄芪、当归、芍药等。

桂枝附子汤、去桂加白术汤临床用于治疗风湿性关节炎、类风湿关节炎、坐骨神经痛、雷诺综合征、窦性心动过缓、低血压等疾病。

【医案举例】

（1）程祖培医案：黄某，女，24 岁。下肢关节疼痛已年余，曾经中西医治疗，效果不显。现病情仍重，关节疼痛，尤以右膝关节为甚，伸屈痛剧，行走困难，遇阴雨天则疼痛难忍。胃纳尚好，大便时结时烂，面色㿠白，苔白润滑，脉弦紧、重按无力。诊为寒湿痹证。处方：桂枝尖 24g，炮附子 24g，生姜 18g，炙草 12g，大枣 4 枚。三剂。

复诊，服药后痛减半，精神、食欲转佳，处方：桂枝尖 30g，炮附子 30g，生姜 24g，炙草 18g，大枣 6 枚。连服十剂，疼痛完全消失。

按：患者病历年，疼痛缠绵不愈，查其服药存方，全是通络祛风除湿之药，不明寒湿须温之理。根据患者脉象弦紧，重按无力，肌肤白嫩，是体虚腠理疏松，卫阳不固，寒湿乘虚而入，流注关节，闭塞隧道，以致气血凝滞而为痛痹，故用桂枝附子汤取效。[毛海云.程祖培医案.广东医学(祖国医学版),1964(6):40.]

（2）刘渡舟医案：韩某，男，37 岁。自诉患关节炎有数年之久，右手腕关节囊肿起如蚕豆大，周身酸楚疼痛，尤以两膝关节为甚，已不能蹲立，走路很困难，每届天气变化，则身痛转剧。视其舌淡嫩而胖，苔白滑，脉弦而迟，问其二便，则称干燥难解。辨为寒湿着外而脾虚不运之证，为疏：附子 15g，白术 15g，生姜 10g，炙甘草 6g，大枣 12 枚。

服药后，周身如虫行皮中状，两腿膝关节出黏凉之汗甚多，而大便由难变易。转方用：干姜 10g，白术 15g，茯苓 12g，炙甘草 6g。服至 3 剂而下肢不痛，行路便利。又用上方 3 剂而身痛亦止。后以丸药调理，逐渐平安。[刘渡舟.新编伤寒论类方.太原:山西人民出版社,1984:33.]

甘草附子汤

【原文】

风湿相搏，骨节疼烦，掣痛不得屈伸[1]，近之则痛剧[2]，汗出短气，小便不利，恶风不欲去衣，或身微肿者，甘草附子汤主之。(175)

甘草附子汤

甘草二两（炙）　附子二枚（炮，去皮，破）　白术二两　桂枝四两（去皮）

上四味，以水六升，煮取三升，去滓。温服一升，日三服。初服得微汗则解，能食。汗止复烦者，将服五合；恐一升多者，宜服六七合为始。

注释：

[1] 掣（chè，音彻）痛不得屈伸：肢体关节抽掣牵引疼痛，屈伸不利，活动受限。掣，牵拉意。

[2] 近之则痛剧：用手触动病处则疼痛加剧。

【功效配伍】

甘草附子汤益气健脾，温经助阳，祛风除湿。本方是桂枝附子汤去生姜、大枣加白术组成。方中炙甘草益气补中，缓急止痛；炮附子辛热，温表里之阳，散寒除湿，止痹痛；桂枝辛甘温，走表入里，温经通阳化气，祛风散寒；白术甘苦温，健脾益气，除表里之湿。四味药配伍，扶正祛邪，表里俱治。以甘草为方名者，意在取甘缓药的缓治与扶正作用，使药力缓行于筋肉骨节表里之间，以散寒除湿。陈修园《伤寒论浅注》曰："此方甘草只用二两而名方，冠各药之上，大有深意。余尝与门人言，仲师不独审病有法，处方有法，即方名中药品之先后，亦寓以法，所以读书当于无字处著神也。受业门人答曰：此方中桂枝视他药而倍用之，取其入心也。盖此证原因心阳不振，以致外邪不撤，是以甘草为运筹之元帅，以桂枝为应敌之先锋也。彼时不禁有起予之叹，故附录之。"

上四味药水煮，分三次温服。初服即得微汗，饮食如常者，可继续服药；若服药后汗出心烦者，应减量服药。

【方证论治辨析】

甘草附子汤治风湿痹证，属风湿表里阳气俱虚证。症见风湿相搏，骨节疼烦掣痛，肢体屈伸不利，疼痛拒按，汗出，短气，小便不利，恶风不欲去衣，或身微肿。

风湿表里阳气俱虚之痹证，或因素体阳气亏虚，风寒湿邪外袭，或因久患风寒湿痹致阳气虚损。风寒湿邪相互搏结，滞留肌肉关节，经脉气血阻痹不通，故骨节疼烦掣痛，肢体屈伸不利，疼痛拒按。风邪侵袭，卫阳亏虚不固，则汗出；寒湿入里，里阳亏虚，脾虚不运，则短气，小便不利，或身微肿。此病情久而深重，既有风寒湿滞留肌肉关节的典型症状，又有表里阳气俱虚的特征。故治以甘草附子汤益气健脾，温经助阳，祛风除湿。

【用方思路】

桂枝附子汤、去桂加白术汤、甘草附子汤治疗风湿痹证，方中关键药即桂枝、附子、白术，共用药即附子、甘草。临证若风甚者，重用桂枝；阳虚寒湿甚者，重用附子；湿甚者，重用白术，或并用苍术；骨节疼烦掣痛，加乳香、没药、地龙、蜈蚣、乌梢蛇等；久病气血虚损者，加人参、黄芪、当归、芍药、川芎等。

甘草附子汤临床用于治疗风湿性关节炎、类风湿关节炎、肩周炎、强直性脊椎炎、坐骨神经痛、痛风、血栓闭塞性脉管炎等疾病。

【医案举例】

（1）薛立斋医案：薛立斋治一妇人，肢节作痛，不能转侧，恶见风寒，自汗，盗汗，小便短，虽夏亦不去衣，其脉浮紧。此风寒客于太阳经，用甘草附子汤一剂而瘥。［魏之琇.续名医类案.北京：人民卫生出版社，1957：321.］

（2）沈济苍医案：周某，女，43 岁。苏北淮阴。患风湿性关节炎多年，四肢关节疼痛剧烈，半年来肩胛疼痛尤甚，以拳猛击，方觉稍舒。1982 年 6 月，特从苏北来泸就医。察其舌苔白腻，脉象沉细无力，两手冰凉，此为风寒湿三气合而为痹。活血定痛之药固不可少，但寒湿凝聚经络，非温经散寒不能开，必须桂附同用，甘草附子汤加味治之。处方：炙甘草 5g，炮附子 12g，炒白术 12g，川桂枝 9g（后下），全当归 12g，炒白芍 12g，片姜黄 9g，北细辛 3g，汉防己 15g，豨莶草 30g，生姜 3 片。7 剂。

复诊时病家喜形于色，所患已十去七八，自觉浑身温暖，肩胛疼痛大减，原方去生姜加生薏苡仁 30g，并告以勿进冷饮，勿近冷水。病家欣然回乡，自行治疗。［上海市中医文献馆.仲景方在急难重病中的运用.上海：上海中医学院出版社，1989：28.］

附子汤

【原文】

少阴病，身体痛，手足寒，骨节痛，脉沉者，附子汤主之。（305）

附子汤方

附子二枚（炮，去皮，破八片）　茯苓三两　人参二两　白术四两　芍药三两上五味，以水八升，煮取三升，去滓，温服一升，日三服。

【功效配伍】

附子汤温经散寒，除湿止痛。方中炮附子温经通阳，散寒除湿止痛为君药，故以附子为方名；人参助附子温壮元阳，扶正祛邪；白术、茯苓健脾除湿，增强附子除湿之功；佐芍药益阴气和营血，既可制约白术、附子温燥之性而护阴，又可通血脉，止痹痛。五味药物配伍，刚柔相济，温阳散寒止痛，兼以益气、养阴、除湿。

上五味药，水煮去滓，温服，一日三次。

【方证论治辨析】

附子汤治少阴病，寒湿身痛证。症见身体痛，骨节痛，手足寒，脉沉。

少阴阳气虚弱，寒湿不化，浸渍留滞于肌肉，留滞于筋骨关节之间，痹阻气血，故身体痛、骨节痛；四肢为诸阳之本，阳气虚衰不能外达四肢，故手足寒；阳虚阴盛，阳气鼓动无力，加之寒湿阻滞，故脉沉。治以附子汤温经散寒，除湿止痛。

【原文】

少阴病，得之一二日，口中和[1]，其背恶寒者，当灸之，附子汤主之。(304)

注释：

[1] 口中和：指口中不苦、不燥、不渴。

附子汤治少阴病，寒湿内盛证。少阴病得之一二日，病程较短。口中和，背恶寒是少阴阳虚，寒湿内盛的辨证要点。口中和，指口不苦、不渴、不燥，表明里无邪热，也反映了少阴阳虚寒湿内盛的本质；其背恶寒，指背部有畏寒怯冷感，为少阴阳虚，经脉失于阳气温煦。盖背属阳，督脉络肾贯心，循行于背脊而总督一身之阳；今少阴真阳不足，则督脉阳气亦虚，寒湿不化，故恶寒以背部为甚。治当内服附子汤温阳散寒；外用灸法以温通阳气，散寒除湿。

【用方思路】

附子汤温阳、散寒、除湿、益气、养阴，治少阴阳虚，寒湿浸渍肌肉筋骨关节，气血痹阻者，其病变部位在脏腑之外，其方兼顾面较广。临证阳虚湿盛者，加桂枝、防己等；气血虚者加当归，重用人参、芍药；气血瘀滞者，加川芎、鸡血藤等。

附子汤临床用于治风湿性关节炎、类风湿关节炎、雷诺综合征、血栓闭塞性脉管炎、先兆和习惯性流产等疾病。

【医案举例】

裘沛然医案：陈某，男，61岁。1975年11月17日初诊。主诉：3日来恶寒肢冷，周身骨节疼痛，腰部酸重，面色苍白，神志清明，头不痛，口不渴，略有腹痛，溲清便溏，舌苔薄润，脉沉细。此寒邪侵入少阴，阳气不布所致。径用附子汤原方。熟附子块15g，茯苓12g，党参9g，生白术12g，生白芍12g。2剂，每日1剂，水煎服。

1975年11月19日二诊：药后恶寒大减，腹痛、骨节疼痛均痊，腰部酸重未减，脉转有力。上方白术改为15g，再服2剂病愈。

按语：患者年逾六旬，肾阳先亏，客寒乘虚直犯少阴而致病。患者畏寒身痛，虽似太阳表证，但无头痛、发热之象，而面色苍白、脉沉细、四肢逆冷则是少阴虚寒证之确据。故径投附子汤方，以温阳散寒。方中熟附子合党参以温壮元阳，白术强腰，茯苓渗湿，白芍除寒凝痹阻，与附子同用，则相得益彰。二诊时加重白术剂量，因病者腰部酸重，所谓"湿甚则重"。《金匮要略》痹证凡兼"重"症者，多用白术，如治"肾着"腰以下冷痛沉重，用甘姜苓术汤暖土以除湿。金元时期张元素认为"附子以白术为佐，乃除湿之圣药"。长期的临床证明，其疗效颇为显著。[王庆其.裘沛然辨治少阴病经验.中国医药学报,1992,7(3):35.]

第五章　经方泻下剂

　　经方泻下剂，指具有通便、泄热、逐水、攻积等作用的方药，主要针对脏腑有形积结之实证，如燥屎、宿食、水饮、瘀血等，属"八法"中的"下法"。《素问·阴阳应象大论》曰："其下者，引而竭之；中满者，泻之于内……其实者，散而泻之。"仲景谓之"损有余"。泻下剂又可分寒下、温下、润下、逐水、逐瘀（见经方理血剂）剂。泻下剂多采用峻猛的攻下逐邪药物，易伤胃气、津液，非久用之剂，故仲景常告之曰"得下止服"。

第一节 寒下剂

大承气汤

【原文】

伤寒，若吐、若下后，不解，不大便五六日，上至十余日，日晡所发潮热，不恶寒，独语如见鬼状[1]。若剧者[2]，发则不识人，循衣摸床[3]，惕而不安，微喘直视，脉弦者生，涩者死。微者[4]，但发热谵语者，大承气汤主之。若一服利，则止后服。（212）

大承气汤方

大黄四两（酒洗） 厚朴半斤（炙，去皮） 枳实五枚（炙） 芒硝三合

上四味，以水一斗，先煮二物，取五升，去滓，内大黄，更煮取二升，去滓，内芒硝，更上微火一两沸，分温再服。得下，余勿服。

注释：

[1] 独语如见鬼状：独自妄言妄语，妄闻妄见，语言错乱。

[2] 剧者：病情危重。

[3] 循衣摸床：同捻衣摸床，指患者神志不清，两手不自觉地反复摸弄衣被床帐，多见于疾病危重阶段。

[4] 微者：指病情轻。

【功效配伍】

大承气汤峻下燥结，荡涤实热。本方即调胃承气汤与小承气汤之合方去甘草组成。方中大黄苦寒，斩关夺门，具有推陈降浊之力，以泄热祛实，荡涤胃肠；芒硝咸寒，软坚结，润肠燥，通利大便；枳实苦辛微寒，破气消痞；厚朴苦辛温，行气除满。四物相合，相辅相成，为攻下热结之峻剂。方中厚朴用量是大黄的两倍，突出行气泻满，消除壅滞；大黄与芒硝后下则力量倍增，泻下迅速。本方枳实、厚朴用量重于小承气汤，芒硝用量轻于调胃承气汤，凸现了行气通腑以泻实的主旨。本方量大力猛，作用快速，能

承顺胃气舒转下行，故名大承气汤。

上四味药，先水煮厚朴、枳实，去滓，加入酒洗大黄，再煮去滓，后入芒硝，用微火煎一两沸，分二次温服，大便通利后，停止服药。

【方证论治辨析】

大承气汤治阳明腑实重证。症见伤寒，若吐、若下后，不解，不大便五六日，甚至十余日，日晡所发潮热，不恶寒，独语如见鬼状；危重者目不识人，循衣摸床，微喘直视。

伤寒表证，误用催吐或攻下后，病仍不解，是因津液劫夺，邪从燥化，转属阳明，热结成实。燥屎与邪热内结阳明肠道，腑气壅滞，故五六日，甚至十余日不大便。日晡所发潮热，因阳明经气旺于日晡时，阳明邪热盛，逢其旺时则加剧，如潮水之定时而至，此亦是阳明腑实的典型证候。不恶寒者，即无太阳表证也，阳明里热充斥内外，即见不恶寒，反恶热也。肠中燥热结滞，腑气不通，浊热上行，心神被扰，故独自妄言妄语，妄闻妄见，甚至惊呼，如见鬼状。此属阳明腑实重证，故治用大承气汤峻下燥结，荡涤实热，其病可愈。若一服大便通利，则停止服药，以免过剂伤正。

若阳明腑实重证当下未下，坐失良机，病情加剧，出现目不识人，循衣摸床，微喘直视等症，是邪热炽盛，热极津竭，内灼真阴，精血将亡，导致心神无主，肺失清肃的危重症。若脉弦者，为阴气未至全竭，胃气犹存，尚有生机，救治之法，亦当急下存阴；若脉短涩者，是真阴已竭，胃气已亡，生机将灭。对此邪盛正衰之危候，亦不能坐以待毙，可选用后世《伤寒六书》黄龙汤（大黄、芒硝、枳实、厚朴、甘草、人参、当归），或《温病条辨》的增液承气汤（玄参、麦冬、细生地黄、大黄、芒硝）攻补兼施，随机治疗，以挽垂危。

【原文】

阳明病，谵语，有潮热，反不能食者，胃中[1]必有燥屎五六枚也。若能食者，但硬耳，宜大承气汤[2]下之。(215)

注释：

[1] 胃中：当指肠中。

[2] 宜大承气汤：应顺接在"胃中必有燥屎五六枚也"句后，属倒装句。

大承气汤治阳明燥屎内结不食证。症见谵语，潮热，反不能食，肠中有燥屎。

阳明病谵语，潮热，是阳明里热炽盛，腑实内结的外在特征；反不能食，盖因胃肠热结，肠中有燥屎阻滞，腑气不通，胃气不降，故不能受纳水谷。治用大承气汤攻下燥屎。阳明病谵语，潮热，若能食者，是大便虽硬而未至燥坚，腑气尚通，未至闭塞，故不可用大承气汤攻下，宜用小承气汤轻而下之。

能食与不能食有寒热之别。一般胃热多能进食，不能食者，是肠道有燥结阻滞。胃寒者多不能食，如《伤寒论》第 190 条："阳明病，若能食，名中风；不能食，名中寒。"第 194 条："阳明病，不能食，攻其热必哕，所以然者，胃中虚冷故也。"能食与不能食也有程度区别，可视作食量增加或食量减少，或不能进食。

【原文】

汗出谵语者，以有燥屎在胃中，此为风也。须下者，过经[1]乃可下之。下之若早，语言必乱，以表虚里实故也。下之愈，宜大承气汤[2]。（217）

注释：

[1] 过经：病邪已传入另一经，谓之过经。此处指太阳病传入阳明，而太阳表证已罢。

[2] 下之愈，宜大承气汤：应接在"过经乃可下之"句后，为倒装文法。

大承气汤治燥屎内结胃肠兼太阳表虚证。汗出，为风邪在表不解，当伴见发热、恶风寒、头痛等症；谵语，为燥屎阻结胃肠，浊热上扰神明，当伴见腹满痛、拒按、不大便等症。此表里同病，里证当须下之，但应先解表，俟太阳表虚证解除后，乃可攻下，方用大承气汤。若表证未罢，下之过早，则致表邪内陷，胃肠燥热益甚，便见神识昏迷、语言错乱等症。

【原文】

阳明病，下之，心中懊憹而烦，胃中有燥屎者，可攻。腹微满，初头硬，后必溏，不可攻之。若有燥屎者，宜大承气汤。（238）

大承气汤治阳明病下之后燥屎未尽证。症见心中懊憹、烦躁、胃中有燥屎等。

阳明腑实证有一下而愈者；有下后燥屎未尽而仍需攻下者；亦有攻下太过而变为他证者。今攻下之后，心中懊憹而烦，胃中有燥屎者，为邪热与燥屎未尽解，浊热上扰心神。治宜大承气汤攻下燥屎。若腹微满，大便初硬后溏者，则属脾胃虚寒，并非燥屎阻结，故不可攻之。

【原文】

病人不大便五六日，绕脐痛，烦躁，发作有时者，此有燥屎，故使不大便也。(239)

大承气汤治燥屎内结绕脐疼痛证。症见不大便五六日，绕脐痛，烦躁，发作有时。

病人不大便五六日，是邪热侵犯阳明，腑气不通；绕脐痛为燥屎内结肠道的征兆，是因胃肠干燥，邪热与糟粕相结成燥屎，阻塞肠道，气滞不通；烦躁为燥屎内结，浊热之气上扰心神。发作有时，当指日晡时诸症加剧。治疗可用大承气汤攻下燥屎。

【原文】

大下后，六七日不大便，烦不解，腹满痛者，此有燥屎也。所以然者，本有宿食故也，宜大承气汤。(241)

大承气汤治下之后燥屎复结证。症见大下后，六七日不大便，烦不解，腹满痛。

阳明腑实证，经攻下之后，若大便通利，秽浊得下，腹无满痛，脉静身凉，知饥能食者，是为病愈。今大下之后，六七日不大便，心烦不解，腹满痛，是下后燥屎虽去，然邪热未净，津液未复，又因饮食不节或调护不当，所进饮食不能腐熟运化，成为宿食，复与肠道未净之邪热相搏，遂成燥屎复结之证，故仍可再用大承气汤攻下燥屎。下之后肠道燥热未清，燥屎复结，若病情轻缓者，亦可用小承气汤或调胃承气汤治疗。

【原文】

病人小便不利，大便乍[1]难乍易，时有微热，喘冒[2]不能卧者，有燥屎也，宜大承气汤。(242)

注释：

[1] 乍：一会儿。

[2] 喘冒：即气喘而头昏目眩。

大承气汤治燥屎内结喘冒证。症见小便不利，大便乍难乍易，时有微热，气喘，头昏目眩，不能安卧。

阳明腑实证，大便与小便关系较为密切，一般小便利者，大便当硬；若二便皆不通利者，多是津伤热结。今小便不利，大便乍难乍易者，是因阳明腑实，燥屎内结，腑气不通，故大便乍难；小便不利，为津液尚未至枯竭，部分津液尚能还入肠中，燥屎虽结，得其津液濡润，则大便乍易。因燥屎内结，邪热深伏，难以向外透发，故时有微热；肠中燥结，腑气不通，浊热上迫于肺则喘，上扰清窍则头昏目眩；因喘冒俱甚，故不得安卧。治宜用大承气汤攻下燥屎。

【原文】

伤寒六七日，目中不了了[1]，睛不和[2]，无表里证[3]，大便难，身微热者，此为实也，急下之，宜大承气汤。(252)

注释：

[1] 目中不了了：指视物不清。了，通瞭。

[2] 睛不和：指眼球转动不灵活。

[3] 无表里证：外无恶寒发热之表证，内无潮热、谵语之里证。

大承气汤治阳明腑实肝肾精血亏耗证。伤寒六七日，既无头痛、恶寒等表证，又无腹满、谵语等里证，仅见大便难，身微热，病情似不甚急重，却用大承气汤急下之，其理何在？因本证目中不了了，睛不和，是邪热深伏，热结阳明，肝肾精血亏耗的危候。目睛之变化，直接关系到肝肾，因肝肾同源，内藏精血。瞳仁为肾所主，肝开窍于目。《灵枢·大惑论》云："五脏六腑之精气，皆上注于目，而为之精，精之窠为眼，骨之精为瞳子。"此病阳热燔灼，肝肾精血亏耗，危候已现，但关键是阳热里实而耗及精血，治宜釜底抽薪，急下存阴，故宜用大承气汤治之。

【原文】

阳明病，发热汗多者，急下之，宜大承气汤。(253)

大承气汤治阳明腑实发热汗多证。阳明燥结腑实已经形成，发热，汗多是里热蒸腾，迫津外泄。由于汗多津伤易致大便燥结，大便燥结不通，里热愈炽，又迫使汗出更多。汗多与燥结，互为因果，愈演愈烈，大有邪热炽盛至极，阴液有将竭之虑，故宜大承气汤急下存阴。

【原文】

发汗不解，腹满痛者，急下之，宜大承气汤。(254)

大承气汤治发汗后腹满痛证。病为太阳表证，发汗后转为腹满痛。太阳表证发汗后，反见腹满痛，盖发汗不当，津液外泄，邪从燥化而转属阳明腑实；或阳明经证误用汗法，津伤热炽而燥结成实。发汗后，腹满痛，为津液重伤，邪热炽盛，燥屎内结，病势急迫，故治宜大承气汤急下存阴。

《伤寒论》第252、253、254条辨阳明三急下证，虽叙症不同，但病机皆为阳明腑实，燥热内结，阴津欲竭，治疗均以大承气汤急下以存阴，即所谓留得一分津液便有一分生机。

【原文】

少阴病，得之二三日，口燥咽干者，急下之，宜大承气汤。（320）

大承气汤治少阴热化，口燥咽干证。少阴病，得之二三日，即见口燥咽干者，当为素体肾水亏耗，受邪后迅速热化。手足少阴经脉皆上连咽喉，少阴肾水亏耗，火热又进一步耗伤阴液，并循经上炎内灼，故口燥咽干。据"急下之"推知，本证必有阳明燥热内结等症，方可用大承气汤急下存阴。

【原文】

少阴病，自利清水，色纯青[1]，心下必痛，口干燥者，可下之，宜大承气汤。（321）

注释：

［1］色纯青：指下利呈青色臭秽浊水。

大承气汤治少阴热化，热结旁流证。少阴病自利清水，色纯青，指所下之物为青色臭秽浊水，为少阴热化，燥屎内结，热迫津液旁流下泻；心下必痛，指脘腹硬满疼痛，为燥屎内结，腑气壅滞；口干燥，为火炽津枯，灼伤肾阴。此证既有阳明燥热内结，又有自利清水，势必肾阴更耗，若不急下燥结，则有肾阴枯竭之虞，故宜用大承气汤，急下存阴，以挽救垂危之肾阴。

【原文】

少阴病，六七日，腹胀，不大便者，急下之，宜大承气汤。（322）

大承气汤治少阴热化，燥屎内结证。少阴病六七日，为时已久，此时却见腹胀，不大便，是少阴热化，阴液枯竭，燥屎内结阳明之腑。当此土燥水竭之际，宜大承气汤急下阳明燥结，以挽救将竭之肾水。

《伤寒论》第320、321、322条论少阴三急下证，为少阴肾水亏耗，阴亏火旺而转成阳明燥热，是因水亏而致土燥，为脏病及腑。阳明三急下证，是先有燥热内结，而耗及阴液，由土燥而致水竭，为腑病及脏。阳明与少阴三急下证，其着眼点皆为燥热内结，故治法相同，均宜急下以存阴。

【原文】

二阳并病[1]，太阳证罢，但发潮热，手足漐漐汗出，大便难而谵语者，下之则愈，宜大承气汤。(220)

注释：

[1] 二阳并病：指太阳病未罢，阳明病继发。

大承气汤治太阳表邪已解而阳明潮热谵语证。太阳病未罢，阳明证候又起者，谓之二阳并病。此太阳证已罢，邪热悉入阳明。症见但发潮热，谵语，手足漐漐汗出，大便难，是阳明腑实的基本证候。阳明主四肢，手足漐漐汗出，是阳明里热蒸腾，由里达外的特征。治宜大承气汤下之则病愈。

【原文】

阳明少阳合病，必下利，其脉不负者，为顺也。负者，失也[1]。互相克贼，名为负也。脉滑而数者，有宿食也，当下之，宜大承气汤。(256)

注释：

[1] 其脉不负者，为顺也。负者，失也：此是根据五行生克制化理论，结合脉症辨析疾病的顺逆。阳明属土，少阳属木，如阳明少阳合病下利，若脉来实大滑数，是阳明偏胜，中土尚旺，木邪不能克土，其脉与阳明实热证相合，则为"不负"，其病"为顺也"。若脉来不见实大滑数，而纯见少阳脉弦，则是阳明不足，木火偏胜，木必克土，病情为逆，即"负者，失也"。

大承气汤治阳明少阳合病下利证。本条运用五行理论，以脉象为依据推断阳明少阳合病下利的顺逆。阳明胃属土、主燥，脉大；少阳胆属木、主火，脉弦。脾与胃相表里，肝与胆相表里，胆胃为木土之脏，互相克制。今阳明少阳合病而下利，少阳属木而易化火，阳明属土而易化燥，火燥相合，则胆胃同病。火燥与宿食相合，迫津下走，故见热结旁流而下利。若脉见实大滑数，是阳明偏胜，中土尚旺，不受木克，脉症相合，则为不负，其病为顺，预后良好；若脉见弦象，是少阳木火偏胜，阳明中土不足，木必克土，脉症不合，则为负、为失，其病为逆，预后不良。今阳明少阳合病而下利，脉滑而数，是阳明胃肠有燥热宿食结滞，故治宜大承气汤攻下宿食。

【原文】

阳明病，脉迟，虽汗出不恶寒者，其身必重，短气，腹满而喘，有潮热者，此外欲解，可攻里也。手足濈然汗出者，此大便已硬也，大承气汤主之；若汗多，微发热恶寒者，外未解也，其热不潮，未可与承气汤；若腹大满不通者，可与小承气汤，微和胃气，勿令至大泄下。(208)

大承气汤治阳明腑实潮热证。症见阳明病脉迟，汗出不恶寒，身重，短气，腹满而喘，发潮热，手足濈然汗出。

阳明病脉迟，是实热燥结壅滞于里，腑气不通，气血不畅，脉道不利，其脉必迟滞有力；虽汗出而不恶寒，是太阳表证已解，邪热归于阳明，乃里热迫津外泄；身重是里热壅滞，经气不利；短气、腹满而喘是燥结里实，腑气不通，气不下行，浊热上逆犯肺；发潮热是邪热入于阳明，燥热结实，里热蒸腾；手足濈然汗出是胃肠燥实，热邪迫津液外泄。尤其阳明病发潮热，并见手足濈然汗出者，为"大便已硬"，燥屎已经形成，故须用大承气汤攻下。

若阳明病汗出虽多，但发热尚轻而仍恶寒者，为表证仍在；其热不潮，可知燥结里实未形成，故不能用承气汤之类攻下剂。如果表证已解，而见腹部大满不通者，但无潮热、手足濈然汗出等症，是阳明燥结里实之轻证，可用小承气汤轻而下之，以和胃气。

【原文】

阳明病，潮热，大便微[1]硬者，可与大承气汤；不硬者，不可与之。若不大便六七日，恐有燥屎，欲知之法，少与小承气汤，汤入腹中，转矢气者，此有燥屎也，乃可攻之。若不转矢气者，此但初头硬，后必溏，不可攻之，攻之必胀满不能食也。欲饮水者，与水则哕。其后发热者，必大便复硬而少也，以小承气汤和之。不转矢气者，慎不可攻也。(209)

注释：

[1] 微：疑系衍文。

大承气汤治阳明腑实，潮热便硬证。症见阳明病，发潮热，大便硬者；大便不硬者，不可与之。

阳明病，发潮热，并见大便硬，是阳明腑实关键指征。阳明病，若不大便六七日，但尚无潮热，腹满痛，欲知肠中有无燥屎？可先用小承气汤试探之，若服药后，腹中有矢气转动，是药力推动浊气下趋之故，说明肠中燥屎已经形成，但因病重药轻，不能泻下燥屎，此时可用大承气汤攻下。

若服小承气汤后，肠中无矢气转动，而大便初头硬，后泻下为溏粪者，是因初头便硬而堵塞，在后的溏粪难以畅行。此初硬后溏现象，多为脾胃虚寒，不可攻下，攻之必损脾胃阳气，使受纳运化失司，必然发生腹部胀满，不能食，甚至饮水则哕逆。

若用大承气汤攻下后，再次出现发热，大便复硬而少者，为邪热复聚，燥结再生，但因里实尚轻，故宜以小承气汤和下之。若"不转矢气者，慎不可攻也"，是告诫医者腑实未成者，绝不可用大承气汤攻下。

【原文】

得病二三日，脉弱，无太阳、柴胡证，烦躁，心下硬，至四五日，虽能食，以小承气汤少少与，微和之，令小安。至六日，与承气汤一升。若不大便六七日，小便少者，虽不受食，但初头硬，后必溏，未定成硬，攻之必溏；须小便利，屎定硬，乃可攻之，宜大承气汤。（251）

大承气汤与小承气汤的使用方法。得病二三日，既无太阳表证，亦无少阳柴胡证，而见脉弱，烦躁，心下硬，是正气不足，又见阳明燥热结实之轻证。至四五日，尚能进食，为腑中结实不甚，可用小承气汤少少与服，以微通大便，调和胃气，使病情暂得缓解，以求小安。至六日仍烦躁，心下硬，不大便者，可再与小承气汤一升微和之。

若不大便六七日，小便少，不能食，此证虽似阳明燥结，但小便少，为津液尚可还入胃肠，故大便呈初硬后溏，粪便未完全燥化成硬，因此不可攻下。若攻下，伤及脾胃阳气，大便必然稀溏。假若小便通利量多，并见烦躁、心下硬，是阳明燥热，迫使津液偏渗膀胱，津亏肠燥，大便必然坚硬，方可用大承气汤攻下。

本条从能食与不能食、小便利与不利，以测知阳明燥结是否形成，对确定诊断、治法及用何方都具有参考意义。

【用方思路】

柯韵伯《伤寒来苏集》曰："诸病皆因于气，秽物之不去，由气之不顺也。故攻积之剂，必用气分之药，故以承气名。汤分大小，有二义焉：厚朴倍大黄，是气药为君，味多性猛，制大其服，欲令大泻下也。大黄倍厚朴，是气药为臣，味少性缓，制小其服，欲微和胃气也。"大承气汤、小承气汤、调胃承气汤皆属寒下之剂，主治阳明腑实证，其病机为燥热与糟粕或宿食相结胃肠，腑气不通。阳明腑实证病情有轻重缓急之分，故制方有大小之别。调胃承气汤突出芒硝之量，并配以性味甘缓之甘草，功能软坚润燥和胃，是为和下剂，主治阳明腑实轻证，症见燥结甚、痞满轻。小承气汤突出大黄用量以通腑，配伍枳实、厚朴以行气，而不用芒硝，功在消痞除满，是为缓下剂，亦治阳明腑实轻证，症见痞满甚、燥坚轻。大承气汤大黄后下入煎者，其泻下作用较强，且配以芒硝微火煎一两沸服，又重用枳实、厚朴，功能行气消痞攻坚，是为峻下剂，主治阳明腑实重证，症见潮热，谵语，腹满，大便不通。

大承气汤治阳明腑实重证，临证可据痞满燥坚实证候，调整方中药物用量。若大便不通者，重用大黄，并后下；若心下痞满尤甚者，重用枳实；若腹胀满尤甚者，重用厚朴；若肠道燥屎或宿食坚结尤甚者，重用芒硝以软坚润下。临证用大承气汤，必须注意排除虚损疾病，方可应用之，用之得当，疗效颇佳，并要恪守"得下止服"，不可久用。

大承气汤临床用于治疗乙型脑炎、急性肝炎、重症肝炎、肝昏迷、急性胰腺炎、急性胆囊炎、胆石症、胃柿石症、肠梗阻、流行性出血热、伤寒及副伤寒、细菌性痢疾、大叶性肺炎、支气管哮喘、肺源性心脏病、急慢性肾炎、不明原因的高热、脑出血、脑血栓形成、精神分裂等疾病。

【医案举例】

（1）程杏轩医案：胡某乃媳，夏月患外感证，延诊时已七日矣。切脉弦数搏指，壮热谵狂，面目都赤，舌黑便秘，腹痛拒按。诊毕，令先取冷水一碗与服，某有难色。余曰："冷水即是妙药，饮之无伤。盖欲观其饮水多寡，察其势轻重耳。"其姑取水至，虽闻余言，心尚犹豫，勉倾半盅与饮。妇恚曰："何少乃尔。"余令尽碗与之，一饮而罄。问曰："饮水何如？"妇曰："其甘如饴，心地顿快。吾日来原欲饮水，奈诸人坚禁不与，致焦烦如此。"余曰："毋忧，今令与汝饮，但勿纵耳。"因谓某曰："汝媳病乃极重感证，邪踞阳明，已成胃实。"问所服何药？某出前方，乃小柴胡汤也。余曰："杯水能救车薪之火乎？即投白虎、泻心，尚是扬汤止沸耳。"某曰："然则当用何方？"余疏大承气汤与之。某持方不决。邻人曰："吾妇昔病此，曾服此方得效。"于是取药煎服。夜间便行两次，次早腹痛虽止，他证依然，改用白虎、泻心及甘露饮方三方出入，石膏用至四两，黄芩、黄连各用数钱，佐以金银花、金汁，祛秽解毒。数日间，共计用药数斤，冷水十余碗，始得热退病除。众皆服余胆大。余曰："非胆大也，此等重证，不得不用此重剂耳。"〔程杏轩.杏轩医案.北京：中国中医药出版社，2009：47.〕

（2）曹颖甫医案：余尝诊江阴街肉庄吴姓妇人，病起已六七日，壮热，头汗出，脉大，便闭，七日未行，身不发黄，胸不结，腹不胀满，惟满头剧痛，不言语，眼胀，瞳神不能瞬，人过其前，亦不能辨，证颇危重。余曰：目中不了了，睛不和，燥热上冲。此"阳明篇"三急下证之第一证也。不速治，病不可为矣。于是遂疏大承气汤方与之。大黄四钱，枳实三钱，川厚朴一钱，芒硝三钱。并嘱其家人速煎服之，竟一剂而愈。

盖阳明燥气上冲颠顶，故头汗出，满头剧痛，神识不清，目不辨人，其势危在顷刻。今一剂而下，亦如釜底抽薪，泄去胃热，胃热一平，则上冲燥气因下无所继，随之俱下，故头目清明，病遂豁然。非若有宿食积滞，腹胀而痛，壮热谵语，必经数剂方能奏效，此缓急之所由分。是故无形之气与有形之积，宜加辨别，方不至临诊茫然也。〔曹颖甫.经方实验录.上海：上海科学技术出版社，1979：34.〕

小承气汤

【原文】

阳明病，其人多汗，以津液外出，胃中燥，大便必硬，硬则谵语，小承气汤主之。若一服谵语止者，更莫复服。（213）

小承气汤方

大黄四两（酒洗）　厚朴二两（炙，去皮）　枳实三枚（大者，炙）

上三味，以水四升，煮取一升二合，去滓，分温二服。初服汤当更衣，不尔者尽饮之，若更衣者，勿服之。

【功效配伍】

小承气汤泄热通便，行气除满。本方即大承气汤去芒硝，减少枳实、厚朴用量组成。方中大黄苦寒，泄热祛实；厚朴苦辛温，行气除满；枳实苦微寒，理气破结消痞。三味药合用具有泄热通便，行气除满消痞之功。本方不用芒硝者，是燥坚不甚；减枳实、厚朴用量者，是痞满不甚。本方剂量小，通腑攻下之力较大承气汤和缓，故称之为小承气汤，亦有缓下剂之称。

上三味药，煮汤去滓，分二次温服，若服药后大便通利，则不必尽服；若大便不通，实邪未去，则尽饮之，大便通畅，停止服药。

【方证论治辨析】

小承气汤治阳明腑实，伤津胃燥证。症见阳明病，其人多汗，以津液外出，胃中燥，大便必硬，谵语。

阳明病，胃肠热盛，蒸津外泄，故其人多汗；汗多则津液内耗，致胃肠失润干燥，传导不利，燥热与糟粕相结成实，则大便必硬；燥屎结滞，腑气不通，浊热上扰心神，则谵语。治用小承气汤泄热通便，行气除满。若服药后大便通利，谵语得止，即莫再服。小承气汤虽为缓下之剂，亦应遵中病即止的服药原则。

【原文】

阳明病，谵语，发潮热[1]，脉滑而疾[2]者，小承气汤主之。因与承气汤一升，腹中转气[3]者，更服[4]一升；若不转气者，勿更与之。明日又不大便，脉反微涩[5]者，里虚也，为难治，不可更与承气汤也。(214)

注释：

[1] 发潮热：形容发热如潮水，起伏有定时。阳明经气旺于日晡，此时邪正交争剧烈，故发热加重。发潮热，又称日晡潮热。

[2] 脉滑而疾：脉象圆滑流利，如盘走珠，谓之滑；脉跳快速，一息七八至，谓之疾。

[3] 转气：即转矢气，指肠腑有气从肛门排出；或指腹中有肠鸣音转动。

[4] 更服：即再服。

[5] 脉反微涩：指脉微无力，往来艰涩，因与滑脉相对而言，故曰"反"。

小承气汤治阳明腑实轻证。症见谵语，发潮热，脉滑而疾，为里有燥屎，腑实已成，热扰神明，可与小承气汤泄热通便，行气除满。服药后腹中有转气者，为肠中燥屎得行，腑气得通，气机转动，浊气下走，可再服小承气汤一升，以泻下燥屎；若服药后，未见转气者，是肠腑无燥屎阻结，浊热之气不甚，或为大便初硬后溏，则不可再服小承气汤。

《伤寒论》第209条指出："若不转矢气者，此但初头硬，后必溏，不可攻之，攻之必胀满不能食也。"若服小承气汤后大便虽通，但明日又不大便，脉反见微涩，脉微为阳气虚，脉涩为阴血虚，此乃气虚血少夹有燥结，治疗通其大便则伤正，补其气血则恋邪，攻补两难，故难治，不可再用承气汤一类攻下剂，可选用后世黄龙汤治疗。

所谓轻证，是燥结里实不甚，尚未形成大便坚结难下，故可用小承气汤试探治疗，然后据服药之后的反应情况，决定是否再用小承气汤；若属里虚证者，则禁用承气汤。

【原文】

太阳病，若吐、若下、若发汗后，微烦，小便数，大便因硬者，与小承气汤和之愈。（250）

小承气汤治太阳病误治伤津腑实证。症见微烦、小便数、大便硬。

太阳病若发汗太过，则津液外泄；若误用催吐，则津液上越；若误下之，则津液下夺。汗吐下后，津液内耗，表邪入里，邪热化燥而病转属阳明。胃热亢盛，迫使津液偏渗膀胱则小便频数；汗吐下后本已津伤，又加之津液偏渗膀胱，肠道失之濡润，燥实内结则大便硬；大便不通，腑气壅闭，浊热上扰神明则心烦。本证微烦、大便硬，尚未至燥坚难下，并非大实证，故用小承气汤泻下胃肠邪热燥结。

【用方思路】

小承气汤方证胃肠燥坚不著，而痞满较调胃承气汤方证稍重，方中厚朴、枳实是除满消痞的常用对药。本方多用于胃肠里热结实之轻证。

小承气汤临床用于治疗粘连性肠梗阻、肠套叠、急性阑尾炎、慢性胃扭转、细菌性痢疾、胆道感染、黄疸型肝炎、急性肾衰竭、支气管哮喘等疾病。

【医案举例】

许叔微医案：市人张某，年可四十。病伤寒，大便不利，日晡发热，手循衣缝，两手撮空，目直视急，更三医矣。皆曰：伤寒最恶证也，不可治。后召余，余不得已往诊之。曰：此诚恶候，染此者，十中九死。仲景虽有证而无治法，但云脉弦者生，涩者死。况经吐下，难于用药，漫以药与，若大便得通，而脉强者，庶可料理也。遂用小承气汤与之。一投而大便通利，诸疾渐退，脉且微弦，半月得瘥。［许叔微.许叔微伤寒论著三种·伤寒九十论.北京：人民卫生出版社，1993：210.］

调胃承气汤

【原文】

阳明病，不吐不下，心烦者，可与调胃承气汤。(207)

调胃承气汤方

甘草二两（炙）　芒硝半斤　大黄四两（清酒洗）

上三味，切，以水三升，煮二物至一升，去滓，内芒硝，更上微火一二沸，温顿服之，以调胃气。

【功效配伍】

调胃承气汤泄热和胃，润燥软坚。方中酒洗大黄苦寒泄热，推陈致新。芒硝咸苦寒，润燥软坚，泄热通便，《神农本草经》云："芒硝除寒热邪气，逐六腑积聚、结固、留癖，能化七十二种石。"炙甘草甘平和中调胃，使泻下不伤正气，并能起到缓泻作用。《内经》云："热淫于内，治以咸寒，佐以甘苦。"此三物相合，集苦寒、咸寒、甘平于一方，共奏泄热和胃，润燥软坚通便之功。本方芒硝用量较大承气汤重，但无行气破结的枳实、厚朴，且配以甘草甘缓和中，故泻下之力较弱，因此，有和下剂之称。

此方能祛燥坚，和胃气，故名"调胃承气汤"；承气者，承顺胃气下行，使闭者畅，塞者通之意。柯韵伯《伤寒来苏集》曰："《经》曰：平人胃满则肠虚，肠满则胃虚，更虚更实，故气得上下，今气之不承，由胃家之热实，必用硝黄以濡胃家之糟粕，而气得以下，同甘草以生胃家之津液，而气得以上，推陈之中，便寓致新之意，一攻一补，调胃之法备矣。胃调则诸气皆顺，故亦得以承气名之。"

上二味药，水煮，去滓，再加入芒硝，用微火煮一二沸，趁温，一顿服下。顿服，则药力集中，可达速下之效。

【方证论治辨析】

调胃承气汤治阳明胃肠燥结轻证。症见阳明病，不吐不下，心烦。

阳明病，未经吐下之法治疗，而见心烦，是阳明燥结里实，腑气不通，胃热上扰心神，因胃络上通于心。此心烦为有形燥结里实所致，当伴有大便不通、腹满痛、身汗出等症，即所谓"实烦"是也。治用调胃承气汤泄热和胃，润燥软坚。若吐下之后，实邪已去，无形邪热留扰胸膈，致心烦懊侬者，谓之"虚烦"，治用栀子豉汤清透余热。

【原文】

发汗后，恶寒者，虚故也。不恶寒，但热者，实也，当和胃气，与调胃承气汤。（70）

调胃承气汤治发汗后胃肠燥结证。太阳病发汗后，因患者体质差异，可见虚实两种转归。若体质偏虚者，汗出则阳虚，易形成表阳虚而恶寒；若体质偏实者，汗出则阴虚，易形成胃肠燥结而发热，治当调和胃气，通腑泻实，方用调胃承气汤。

【原文】

太阳病未解，脉阴阳俱停[1]，必先振栗汗出[2]而解。但阳脉微[3]者，先汗出而解；但阴脉微[4]者，下之而解。若欲下之，宜调胃承气汤。（94）

注释：

[1] 脉阴阳俱停：指寸关尺三部脉皆沉伏不出。

[2] 振栗汗出：即先寒战，继则汗出，亦谓之战汗。振栗，指寒战。

[3] 阳脉微：即寸脉微动。

[4] 阴脉微：即尺脉微动。

调胃承气汤治太阳病未解而邪盛于里证。太阳病未解，脉当寸关尺俱浮，今脉反寸关尺俱沉而不出，是邪气深伏，气血遏郁，此时正气蓄积力量，呈先屈而后伸，郁极必发之势，欲作战汗而解。若仅见寸脉微动者，为邪盛于表，宜先发汗而解；若仅见尺脉微动者，为邪盛于里，宜攻下而解，可用调胃承气汤。

【原文】

太阳病三日，发汗不解，蒸蒸发热[1]者，属胃[2]也，调胃承气汤主之。（248）

注释：

[1] 蒸蒸发热：形容发热如蒸笼中热气蒸腾样由里达外。

[2] 属胃：即转属阳明。

调胃承气汤治太阳病发汗后转为阳明胃肠燥结证。太阳病三日，发汗之后，理应汗出而病解，却见蒸蒸发热，为病已转属阳明的征兆。蒸蒸发热，指热气由里达外，并伴汗出，肌肤湿润，为阳明胃肠热盛之征。治以调胃承气汤泄热和胃，润燥软坚。

【原文】

伤寒吐后，腹胀满者，与调胃承气汤。（249）

调胃承气汤治伤寒吐后转为阳明胃肠燥结证。伤寒用吐法后，出现腹胀满，是太阳表证误吐伤津化燥，邪热入里，形成阳明燥结；或有形实邪在胃脘，用吐法后，胃之上脘病邪已去，而中下脘邪气化燥成实。治宜和胃泄热通便，方用调胃承气汤。

【用方思路】

调胃承气汤泻下功能和缓，治阳明腑实轻证，临证若见大便不通，燥坚不甚，胃气不和者，便可应用。大黄与芒硝也是治胃肠燥热结滞的常用对药。

调胃承气汤临床用于治疗单纯性肠梗阻、粘连性肠梗阻、急性阑尾炎、糖尿病、急慢性胆囊炎、胆道蛔虫病、急性胰腺炎、急性细菌性痢疾、急性肺炎、皮肤病等。

【医案举例】

（1）罗谦甫医案：静江府提刑李君长子，年十九岁，至元壬午四月间，病伤寒九日，医作阴证治之，与附子理中丸数服，其证增剧，更医又作阳证，议论差互，不敢服药，决疑于罗。坐有数人，罗不欲直言其证，但细为分解，使自度之。凡阳证者，身须大热，而手足不厥，卧则坦然，起则有力，不恶寒，反恶热，不呕不泻，渴而饮水，烦躁不得卧，能食而多语，其脉浮大而数者，阳证也；凡阴证者，身不热，而手足厥冷，恶寒，蜷卧，面向壁卧，恶闻人声，或自引衣盖覆，不烦渴，不欲食，小便自利，大便反快，其脉沉细而微迟者，皆阴证也。今诊其脉沉数得六七至，夜叫呼不绝，全不得睡，又喜饮冰水，阳证悉具，且三日不见大便，宜急下之，乃以酒煨大黄六钱、炙甘草二钱、芒硝五钱。煎服。至夕下数行，去燥粪二十余块，是夜汗大出，次日身凉脉静矣。[徐衡之,姚若琴.宋元明清名医类案·罗谦甫医案.上海:上海三民图书公司,1934:3.]

（2）吴宗让医案：吴某，2岁。病下利，目闭，身冷。前医认为少阴证，投以理中、四逆之剂，病转危笃，请我会诊。诊其脉，寻按均不可得，据前医云，脉绝已半日矣。余细思，若脉绝半日，岂有生机尚在？其中必有原因。遂启齿观察，见其舌黄苔燥；再视其肛门，周围红赤异常；验其大便，则甚黏腻，下利虽频，而量极少，与少阴之下利清谷大相悬殊。此系伏热，热深厥深，故见身冷脉伏。内真热而外呈寒象也。遂依"热淫于内，治以咸寒，佐以苦甘"之旨，予调味承气汤加味。处方：朴硝 7.5g，大黄 4.5g，黄芩 3g，黄连、甘草各 2.4g。

服后数小时，下黑粪甚多，脉出，肢温，知渴索饮。次日按原方续服一剂，竟告获愈。[吴宗让.下利真热假寒.福建中医药,1961(3):46.]

第二节　润下剂

麻子仁丸

【原文】

跌阳脉[1]浮而涩，浮则胃气强，涩则小便数，浮涩相搏，大便则硬[2]，其脾为约，麻子仁丸主之。(247)

麻子仁丸方

麻子仁二升　芍药半斤　枳实半斤（炙）　大黄一斤（去皮）　厚朴一尺[3]（炙，去皮）　杏仁一升（去皮尖，熬，别作脂）

上六味，蜜和丸如梧桐子大，饮服十丸，日三服，渐加，以知为度。

注释：

[1] 跌阳脉：即足背动脉，在冲阳穴处，属足阳明胃经。诊此脉可知脾胃之气的盛衰。

[2] 大便则硬：《金匮要略》为"大便则坚"。

[3] 一尺：有人认为是一斤之误。

【功效配伍】

麻子仁丸润肠泄热，缓通大便。本方是小承气汤加麻子仁、杏仁、芍药、蜂蜜组成。方中重用麻子仁为主药，取其甘平质润多脂，能润燥滑肠，通利大便；杏仁多脂，润肠通便，并能肃降肺气，通导大肠；芍药酸苦微寒，养阴和营，滋脾阴泄胃热，并能缓解急迫。前三味药均能滋润脾阴，濡润肠燥。大黄、枳实、厚朴泄热祛实，行气导滞，遏制胃热气盛。以蜜和丸，既能滋阴润燥，又取甘缓之性，以缓和攻下药之力，使其方润而不腻，泻而不峻，共成缓和润下之剂。服用时逐渐加量，以知为度，也意在缓而下之。

麻子仁丸是润下泻积的祖方，后世的"增水行舟"法及增液承气汤的提出即导源于此。

上六味药，用蜜和丸如梧桐子大。每次用水饮服十丸，一日三服，逐渐加量，以有效为度。本方亦可变丸为汤，水煎服。

【方证论治辨析】

麻子仁丸治脾约，胃强脾弱证。症见大便坚硬，小便频数，趺阳脉浮而涩。

趺阳脉主脾胃病。《素问·太阴阳明论》曰："脾与胃，以膜相连耳，而能为之行其津液。"此指脾与胃的生理关系，即脾与胃相表里，脏腑之气相通，脾能为胃行使津液，胃能纳谷，以降为顺，脾胃协调，则升降出入正常。脾约指脾与胃的病理关系，其病机为胃热气盛，脾阴不足，脾之功能受胃热约束。脾受约束，不能为胃行使转输津液，则津液偏走膀胱，故小便频数量多；脾阴不足，肠道失之津液濡润，传导不利，燥屎结滞，故大便坚硬。趺阳脉脉浮而涩，浮是举之浮而有力，属阳脉，为胃热气盛；涩是按之涩滞而不流利，属阴脉，乃脾阴不足。趺阳脉浮而涩，既反映了脾约脉症表现，又揭示了脾约的病理机制。治用麻子仁丸润肠泄热，缓通大便。

【用方思路】

脾约麻子仁丸与阳明病三承气汤鉴别。脾约以大便坚硬，小便频数量多为特征，其大便虽坚硬，但不甚急迫，故用麻子仁丸润下通便。此即《伤寒论》第244条所谓："小便数者，大便必硬，不更衣十日，无所苦也。"阳明胃肠热结证，一般具有腹满痛，大便不通，甚至潮热，谵语等，因病情急迫，故用三承气汤急下泄热通便。后世的增液承气汤虽导源于麻子仁丸，但其组方思路单一，不及麻子仁丸组方思路宽泛。

麻子仁丸治脾约，方用杏仁发人深思，其意大约有三：一是杏仁多脂，有润肠通大便作用；二是杏仁入肺、大肠，有宣降之功，肺主宣化布散津液，肺气得宣则津液行，津液行则肠燥得濡，燥屎得行；三是肺与大肠相表里，肺气通则大肠之气亦通，气行便通，理之必然。临证若津血亏损甚者，可重用麻子仁，再加郁李仁、瓜蒌仁、生地黄；

若阳虚者，加肉苁蓉；燥坚甚者，可加芒硝。

麻子仁丸临床用于治疗不全性肠梗阻、蛔虫性肠梗阻、产后便秘、习惯性便秘、痔疮、糖尿病、尿频症等疾病。

【医案举例】

许叔微医案：一豪子郭氏，得伤寒数日，身热，头疼，恶风，大便不通，脐腹膨胀。易数医，一医欲用大承气汤，一医欲用大柴胡汤，一医欲用蜜导。病家相知，凡三五人，各主其说，纷然不定。最后请余至，问小便如何？病家云：小便频数。乃诊六脉，下及趺阳脉，浮且涩。余曰：脾约证也，此属太阳阳明。仲景云：太阳阳明者，脾约也。仲景又曰：趺阳脉浮而涩，浮则胃气强，涩则小便数，浮涩相搏，大便则硬。其脾为约者，大承气、大柴胡恐不当，仲景法中麻仁丸不可易也。主病亲戚尚尔纷纷，余曰：若不相信，恐别生他证，请辞，无庸召我。坐有一人，乃弟也，逡巡曰：诸君不须纷争，既有仲景证法相当，不同此说何据？某虽愚昧，请终其说，诸医若何，各请叙述。众医默然，纷争始定。余以麻仁丸百粒，分三服，食顷间尽。是夕，大便通，中汗而解。［许叔微.许叔微伤寒论著三种·伤寒九十论.北京:人民卫生出版社,1993:205.］

第三节　逐水剂

大陷胸汤

【原文】

太阳病，脉浮而动[1]数，浮则为风，数则为热，动则为痛，数则为虚。头痛发热，微盗汗出，而反恶寒者，表未解也。医反下之，动数变迟，膈内拒痛，胃中空虚，客气[2]动膈，短气躁烦，心中懊憹，阳气[3]内陷，心下因硬，则为结胸，大陷胸汤主之。若不结胸，但头汗出，余处无汗，剂颈而还[4]，小便不利，身必发黄。(134)

大陷胸汤方

大黄六两（去皮）　芒硝一升　甘遂一钱匕

上三味，以水六升，先煮大黄取二升，去滓，内芒硝，煮一两沸，内甘遂末，温服一升。得快利，止后服。

注释：

[1] 动：指动脉。脉形似豆粒转动，滑数有力，多主痛、主惊。

[2] 客气：指外邪。邪从外来，客于人体，故曰客气。

[3] 阳气：此指表邪及化热之阳热邪气。

[4] 剂颈而还：指颈部以上有汗，颈部以下无汗。剂通齐。

【功效配伍】

大陷胸汤功能泄热逐水破结。方中甘遂苦辛性寒，为峻逐水饮之要药，擅长逐泻胸腹积水；大黄苦寒，泄热荡实；芒硝咸寒，软坚破水热结聚。三药相配，共奏泄热逐水开结之功，使水热从大便而去。钱潢《伤寒溯源集》云："陷胸者，谓能治热邪陷入胸中而名之也。邪陷胸膈，犹大敌入寇，绝我津梁……故用苦寒涌泄之将为君，咸寒软坚之副为佐。然邪结胸中，胃气不行，津液不流，水饮并结，故又以逐水利痰之奇兵为使，鼎足之形已定，掎角之势已成，然后建大将旗鼓，水陆并进，而成冲锋陷阵之功，岂不伟哉！"本方力峻效猛，应中病即止，不可过服，以免伤正，故曰："得快利，止后服。"

上三味药，先煮大黄，去滓，再加入芒硝煮一两沸溶化，后入甘遂末，温服。

【方证论治辨析】

大陷胸汤治结胸，水热互结证。症见膈内拒痛，短气，烦躁，心中懊憹，心下硬满，脉沉迟。

太阳病表证误下，邪热内陷与痰水相结于胸膈。太阳病，脉浮而动数，即脉浮而躁动数急，并见头痛，发热，微盗汗出，反恶寒，此为风邪袭表，邪热较盛之征。脉浮主风，动主痛，数主热。此动数脉虽主邪热，但其热尚未深入与体内有形之邪搏结，故曰"数则为虚"，此"虚"是指里无实邪，并非正气之虚。头痛，发热属表证；微盗汗出，为邪热较盛，且已有入里之势；而反恶寒，提示表证仍未解。此证邪热之气，虽有入里趋势，但仍未离表，治应解表，而医反下之，使在表之邪热内陷与痰水相结，形成热实结胸。所谓"医反下之，动数变迟""胃中空虚，客气动膈""阳气内陷"是对太阳邪热误下后形成热实结胸病机的具体描述。误下致邪热与痰水互结于里，气血运行阻滞，故其脉由动数反变为迟滞，此脉必沉迟有力；邪热内陷与痰水相结于胸膈，气机不通，肺气不利，故膈内拒痛，短气；心居于胸，邪热内扰，故烦躁，心中懊憹；水热结于心下，则心下硬满。治用大陷胸汤泄热逐水开结。

表证误下，若未形成结胸而发黄者，为邪热内陷与湿相合，湿热郁蒸。误下后，症见但头汗出，余处无汗，齐颈而还，小便不利，为湿热既不得从汗而外越，又不得从小便而下泄，湿热无去路，遏阻脾胃，蕴郁日久，势必发黄。治宜清热利湿退黄，可用茵陈蒿汤、栀子柏皮汤等方随症化裁。

【原文】

伤寒六七日，结胸热实，脉沉而紧，心下痛，按之石硬者，大陷胸汤主之。（135）

大陷胸汤治太阳伤寒转为结胸热实证。症见脉沉而紧，心下痛，按之石硬。

伤寒六七日，为表邪传里之期，若未能及时治疗，表邪内传，加之患者素体阳盛，表邪入里随阳化热，与水饮结聚胸膈则形成结胸。所谓"结胸热实"是对病位、病机与病性的概括，即病位在胸膈，病机性质属水热互结。热邪与水饮结聚胸膈，遏阻心下，气血阻滞不通，故心下痛，按之石硬。石硬一症，是形容胸膈心下肌肉紧张坚硬如石，按之疼痛；脉沉而紧是热实结胸证的主脉，沉脉主里主水，紧脉主邪实又主痛。此结胸证脉症已具备，故用大陷胸汤泄热逐水开结。

【原文】

伤寒十余日，热结在里，复往来寒热者，与大柴胡汤[1]；但结胸，无大热者，此为水结在胸胁也，但头微汗出者，大陷胸汤主之。（136）

注释：

[1] 大柴胡汤：见经方和解剂。

大陷胸汤治太阳伤寒转为水热结胸证。伤寒十余日失于治疗，则表邪深入，热结于里。若症见大便不通，往来寒热者，为少阳阳明并病，可用大柴胡汤和解少阳，泻下热结。若热结在里，既无往来寒热的少阳证，又无蒸蒸发热的阳明证，为邪热内陷，与水饮结聚于胸膈间，形成热实结胸证，症见心下硬满而痛，但头微汗出，治用大陷胸汤泄热逐水开结。

【原文】

太阳病，重发汗而复下之，不大便五六日，舌上燥而渴，日晡所小有潮热，从心下至少腹硬满而痛不可近者，大陷胸汤主之。（137）

大陷胸汤治太阳病汗下后形成热实结胸证。症见舌上燥而渴，五六日不大便，日晡所小有潮热，从心下至少腹硬满而痛不可触近。

太阳病法当汗解，但若重发汗，又复攻下，使邪热内陷，水热互结，津液不布，故舌上燥而渴；邪热内陷，腑气不通，累及阳明，故五六日不大便，日晡所小有潮热；水热互结于胸膈心下，延及腹腔，故从心下至少腹硬满而痛不可触近。此证较结胸"心下痛、按之石硬"等症尤重，治疗仍可用大陷胸汤泄热逐水开结。

【用方思路】

大陷胸汤是将峻逐痰水的甘遂与攻逐邪热结滞的大黄、芒硝共用于一方，主治结胸热实证，以膈内拒痛、心下痛、按之石硬为其主要症状。结胸病在胸膈，涉及心下脘腹，以痰水结聚为关键，但胃肠尚无宿食或燥屎，故与阳明腑实病有别。

大陷胸汤临床用于治疗渗出性胸膜炎、胸腔积液、肝硬化腹水、急性胆道感染、急性胰腺炎、胃十二指肠溃疡病穿孔、急性肠梗阻、蛔虫性肠梗阻、肠扭转、结核性腹膜炎、化脓性阑尾炎等疾病。

【医案举例】

曹颖甫医案：沈家湾陈姓孩年十四，独生子也。其母爱逾掌珠，一日忽得病，邀余出诊。脉洪大，大热，口干，自汗，右足不得伸屈。病属阳明，然口虽渴，终日不欲饮水，胸部如塞，按之似痛，不胀不硬，又类悬饮内痛。大便五日未通。上湿下燥，于此可见。且太阳之湿内入胸膈，与阳明内热同病。不攻其湿痰，燥热焉除？于是遂书大陷胸汤与之。制甘遂一钱五分，大黄三钱，芒硝二钱。返寓后，心殊不安。盖以孩提娇嫩之躯，而予猛烈锐利之剂，倘体不胜任，则咎将谁归？且《伤寒论》中的大陷胸汤证，必心下痞硬而自痛，其甚者，或有从心下至少腹硬满而痛不可近为定例。今此证并未见痞硬，不过闷极而塞，况又似小儿积滞之证，并非太阳早下失治所致。事后追思，深悔孟浪。至翌日黎明，即亲往询问。据其母曰：服后大便畅通，燥屎与痰涎先后俱下，今已安适矣。其余诸恙，均各豁然。乃复书一清热之方以肃余邪。嗣后余屡用此方治愈胸膈有痰湿，胃肠有热结之证，上下双解，辄收奇效。语云：胆欲大而心欲小，于是益信古人之不予欺也！［曹颖甫.经方实验录.上海：上海科学技术出版社,1979：69.］

大陷胸丸

【原文】

结胸者，项亦强，如柔痉[1]状，下之则和，宜大陷胸丸。(131下)

大陷胸丸方

大黄半斤　葶苈子半升（熬）　芒硝半升　杏仁半升（去皮尖，熬黑）

上四味，捣筛二味，内杏仁、芒硝，合研如脂，和散，取如弹丸一枚，别捣甘遂末一钱匕，白蜜二合，水二升，煮取一升，温顿服之，一宿乃下，如不下，更服，取下为效。禁如药法。

注释：

[1] 柔痉：痉，指项背强急，甚至角弓反张。痉病有汗出者名柔痉，无汗出者名刚痉。痉，原本作痓（zhì，音至）。

【功效配伍】

大陷胸丸泄热逐水开结。本方即大陷胸汤加葶苈子、杏仁、白蜜组成。方中甘遂、大黄、芒硝三味泄热逐水破结；葶苈子苦寒，泻肺行水；杏仁宣利肺气，并助大黄、葶苈子泻下行水。以白蜜合水煮丸，取其甘缓顾正，防止攻邪伤正，此乃变峻为缓，制小其服，以求缓下。诸药相合，共奏泄热逐水，宣肺破结之功。曹颖甫《伤寒发微》云："仲师言下之则和，宜大陷胸丸者，葶苈、杏仁、甘遂以祛上膈之痰，硝黄以导中脘之滞，燥气既去，经脉乃伸。其所以用丸不用汤者，此正如油垢黏滞，非一过之水所能荡涤也。"

上四味药，先将葶苈子、大黄捣细末，过筛，再将杏仁、芒硝，合研如脂，和于散剂，取如弹丸大一枚，另取甘遂末一钱匕，白蜜二合，用水煮，趁温服。一宿后得泻下者，停止服药，如无效，可再服。

【方证论治辨析】

大陷胸丸治结胸项强，水热互结证。症见膈内拒痛，按之石硬，脉沉紧，并见项亦强，俯仰不自如，身热汗出。

因病属结胸，故其膈内拒痛等基本症状应存在；项亦强，如柔痉状是热实结胸病位偏上之故。如柔痉状，但并非柔痉，此乃水热结聚于胸膈，津液不布，经气运行不利，筋脉失养，故见项亦强，俯仰不自如，身热汗出。治宜大陷胸丸缓攻，以泄热逐水，宣肺开结。

【原文】

结胸证，其脉浮大者，不可下，下之则死。（132）

结胸证脉浮大者禁下。结胸证虽见膈内拒痛，或心下硬满而痛，但脉应沉紧，若脉浮大者，不可用大陷胸汤攻下，因脉证不符。脉浮大有力，则提示表证未罢，误下必伤里气，使外邪尽陷入里；若脉浮大无力，则提示正虚邪实，误下则犯虚虚之戒，使正气亡脱。

【原文】

结胸证悉具，烦躁者亦死。（133）

结胸病正不胜邪者难治。结胸证悉具，是指膈内拒痛，心下痛，按之石硬，或从心下至少腹硬满而痛不可触近，或不大便，舌上燥而渴，脉沉实等主症具备。治宜及时用大陷胸汤泄热逐水破结。若结胸证悉具，而烦躁加剧者，是正不胜邪，真气涣散之危候，此时攻下则伤正，扶正则助邪，攻补两难，故断为死证。

【用方思路】

大陷胸汤方证与大陷胸丸方证，皆属大结胸证，其证皆有膈内拒痛、心下痛、按之石硬之主症，但其病位、病势有差异。大陷胸汤方证病位以胸膈为主而连及脘腹，可见"从心下至少腹硬满而痛不可近"，邪结范围广而偏下，病势急迫，故治疗须急用大陷胸汤泄热逐水开结，以汤药荡涤之。大陷胸丸方证病位以胸膈为主而连及项背，可伴见"项亦强，如柔痉状"，邪结范围小而偏上，病势稍缓，故治疗宜用大陷胸丸泄热逐水，宣肺开结，以丸药缓攻之。

大陷胸丸临床用于治疗急慢性胃炎、食管炎、胃溃疡、十二指肠溃疡、慢性气管炎、支气管哮喘、肺气肿、胸膜炎、胸腔积液、流行性出血热等疾病。

【医案举例】

（1）张凤郊医案：朱某，男，38岁。1959年6月24日诊。据诉患支气管哮喘已十余年，经常反复发作无寒暑之分。一个月前因感冒发热引动宿疾，现在热退而喘促仍剧，不能平卧，痰黄稠黏不易咯出，喉中痰声辘辘，两肩耸起，面唇青紫，自觉胸胁胀闷，灼热如焚，口干欲饮，饮则不舒，脘腹痞满，口苦纳呆，大便秘结一周未更。脉滑实，舌红苔黄厚腻。迭进清肺化痰，降逆平喘之剂乏效。证属痰热阻肺，壅滞大肠，上下俱实。拟泻肺逐痰，破结通腑。仿仲师大陷胸丸改作汤剂加减。处方：生大黄9g（后下），玄明粉9g（分冲），炙葶苈4.5g，炙桑皮9g，光杏仁12g，甘遂末4.5g，象贝母9g，竹沥夏6g，炒枳实4.5g。三剂。

服上方三剂，大便通畅，喘促显减，胸胁胀闷、脘腹痞满均改善；续服三剂，喘平，诸羔皆除，面色华润。［上海市中医文献馆.仲景方在急难重病中的运用.上海：上海中医学院出版社，1989：20.］

（2）刘渡舟医案：天津罗某，素有茶癖，每日把壶长饮，习以为常。身体硕胖，面目光亮，每以身健而自豪。冬季感受风寒后，自服青宁丸与救苦丹，病不效而胸中硬痛，呼吸不利，项背拘急，仰俯为难。经人介绍，乃请余诊。其脉弦而有力，舌苔白腻而厚。辨为伏饮踞于胸膈，而风寒之邪又化热入里，热与水结于上，乃大陷胸丸证。为疏：大黄9g，芒硝6g，葶苈子9g，杏仁9g，水二碗、蜜半碗，煎成多半碗，后下甘遂末1g。服1剂，大便泻下两次，而胸中顿爽。又服1剂，泻下4次。从此病告而愈，而饮茶之嗜亦淡。［刘渡舟.新编伤寒论类方.太原：山西人民出版社，1984：81.］

三物小白散

【原文】

寒实结胸，无热证者，与三物小陷胸汤，白散亦可服[1]。（141下）

三物小白散方

桔梗三分[2]　巴豆一分（去皮心，熬黑，研如脂）　贝母三分

上三味为散，内巴豆，更于臼中杵之，以白饮[3]和服，强人半钱匕，羸者减之。病在膈上必吐，在膈下必利，不利，进热粥一杯；利过不止，进冷粥一杯。

注释：

[1] 与三物小陷胸汤，白散亦可服：考《金匮玉函经》卷三、《千金翼方》卷九，均无"陷胸汤"及"亦可服"六字，作"与三物小白散"，宜从。

　　［2］分：作"份"解，谓诸药的比例。

　　［3］白饮：即白米汤汁。

【功效配伍】

　　三物小白散温下寒实，涤痰破结。方中巴豆大辛大热大毒，峻逐寒饮，泻冷积，破凝结，为本方主药，《神农本草经》云："破癥瘕结聚、坚积、留饮、痰癖、大腹水胀，荡涤五脏六腑，开通闭塞，利水谷道，去恶肉。"贝母化痰解郁开结，以助巴豆逐痰饮为辅。桔梗开提肺气，祛痰散结，又可载药上行于胸膈，以达病所为佐使。三药相配，共奏温下寒实，逐水祛痰破结。方中巴豆、贝母、桔梗三味，因其药色皆白，且用量小，作散剂，故取名三物小白散。

　　上三味药为散，加巴豆共杵，用白米汤汁冲服。若体质强壮者，每次服半钱匕，体质虚弱者再减少用量。服药后，巴豆可就近祛邪，若病在膈上者则呕吐，即其高者因而越之；病在膈下者则下利，即在下者引而竭之。说明巴豆不仅能泻下，也有催吐作用。因属寒实结胸，若欲加强泻下力量，可进服热粥；若欲减轻延缓其泻下力量，可进服冷粥。盖巴豆得温则行速，得冷则行迟。

【方证论治辨析】

　　三物小白散治结胸，寒痰凝结证。症见胸膈或心下硬满而痛等。

　　结胸病有寒热不同。此"寒实结胸"，"寒"指阴寒痰浊凝结，"实"指邪气壅盛。其成因多由太阳病失治、误治，寒邪内陷，与体内宿积的有形之痰浊水饮凝结于胸膈而成。本证叙症不全，既言结胸，当具备胸膈或心下硬满而痛等症。无热证者，是指寒实结胸无舌上干燥而渴、日晡所小有潮热等症，其证或有畏寒喜暖、舌淡苔白滑、脉沉紧或沉迟等寒象。治宜温下寒实，涤痰破结，方用三物小白散。

【用方思路】

　　经方具有温通攻下作用者有两方，一是三物小白散治寒实结胸，具有温下胸膈痰水功用；二是《金匮要略》大黄附子汤治腹满寒实内结胃肠，具有温下宿食与燥屎的功用。

　　三物小白散临床多用于治疗白喉、急性喉炎、哮喘、肺脓疡、胸腔积液、肺癌、胆道蛔虫、胃癌、肠梗阻等病。

【医案举例】

（1）叶橘泉医案：郑某，70余岁，素嗜酒，并有慢性气管炎，咳嗽痰多，痰湿恒盛。时在初春某日，暴食酒肉饭后，即入床眠睡，翌日不起，至晚出现昏糊，询之瞠目不知答。因其不发热，不气急，第3天始邀余诊。两手脉滑大有力，满口痰涎粘连，舌苔厚腻垢浊，呼之不应，问之不答，两目呆瞪直视，瞳孔反应正常，按压其胸部，则患者蹙眉，大便不行，小便自遗，因作寒实结胸论治。用三物小白散五分，嘱服3回，以温开水调和，缓缓灌服。2次药后，呕吐黏腻胶痰，旋即发出长叹息呻吟声。3次灌服后，腹中鸣响，得泻下2次，患者始觉胸痛，发热，口渴，欲索饮等。继以小陷胸汤2剂而愈。[叶橘泉.点滴经验回忆录——对巴豆剂的一些经验和体会.江苏中医，1961（8）:40.]

（2）李培生医案：曾治程某，男，45岁，嗜烟，并有咳嗽宿疾，某年秋因外感咳嗽加剧，痰中见脓，有腥臭味，选服中西药，咳嗽脓痰时而小愈，时而增剧。困卧床第，已近1年，恳求处治。细问其症，胸闷异常，右胸疼痛，时唾腥臭浊痰，咽干不渴，苔黄脉数，与《金匮》所云之肺痈相符。阅前方，诸如苇茎汤、泻白散、排脓散等均已服过，但未彻底收效。病虽旷日持久，元气已损，然脉来有神，尚未至竭绝程度。惟肺部浊痰败脓，病久已成窠囊，必得攻坚扒积峻药，以冀转危为安。遂用三物白散方：桔梗、川贝母各10g，巴豆（去壳，炒黑存性）3g，共研细末，以白开水调下，作数次服。初服未见动静，约1小时后服用第2次，服后须臾，胸痛不舒，吐出顽痰败脓半升许，急令止药勿服，以米粥调养，和胃气。此后胸膈畅快，吐出浊脓亦稀。改用扶土生金法，仿参苓白术散加化痰解毒药调理而愈。

我平生受张仲景、叶天士、吴鞠通及恽铁樵、曹颖甫等医家的影响最深，处方用药以轻灵平稳为主，为医者岂能投虎狼之剂而称道耶？我临证喜用经方，亦用时方。或根据病情需要，将经方与时方熔于一炉。临床还根据自己经验，创造新方，均具有较好的疗效。[吕志杰.仲景方药古今应用.2版.北京：中国医药科技出版社，2016:702.]

十枣汤

【原文】

太阳中风，下利呕逆，表解者，乃可攻之。其人漐漐汗出，发作有时，头痛，心下

痞硬满，引胁下痛，干呕短气，汗出不恶寒者，此表解里未和也，十枣汤主之。（152）

十枣汤方

芫花（熬）　甘遂　大戟

上三味等分，各别捣为散。以水一升半，先煮大枣肥者十枚，取八合，去滓，内药末。强人服一钱匕，羸人服半钱，温服之，平旦服。若下少，病不除者，明日更服，加半钱。得快下利后，糜粥自养。

【功效配伍】

十枣汤峻逐水饮。方中甘遂、大戟、芫花皆为攻逐水饮峻药，均有毒性，三药合用，药力更猛，但易伤脾胃耗损正气，故配以肥大枣十枚，既能补运脾土顾正气，又以其甘缓之性解药物毒性。诸药合用，峻逐饮邪而不伤正气。徐忠可《金匮要略论注》曰："甘遂性苦寒，能泻经隧水湿，而性更迅速直达；大戟性苦辛寒，能泻脏腑之水湿，而为控涎之主；芫花性苦温，能破水饮窠囊，故曰破癖须用芫花。合大枣者，大戟得枣，即不损脾也。"

本方先取适量甘遂、大戟、芫花各等份，分别捣细末，合为散剂。再用水煮十枚肥大枣，去其滓，纳入药散。若体质较强者，每次服一钱匕，体质较弱者，每次服半钱匕。平旦空腹服药，若服药后泻下量少，病未除者，可于次日加量再服一次，得快利后，即停止服药，用糜粥调养。

【方证论治辨析】

十枣汤治太阳中风引发水饮结聚胸胁证。症见心下痞硬满，引胁下痛，漐漐汗出，发作有时，下利，干呕，短气，头痛，汗出不恶寒。

本病初为太阳中风兼里有水饮，属表里俱病。表证当见发热恶寒、头痛、汗出、脉浮等症；里证有下利、呕逆、心下痞硬、引胁下痛等症。太阳中风属卒病表证，水饮属痼疾里证。表证卒病易解，里证痼疾难除。故治当先表后里，表解后，方可攻逐水饮。故曰："表解者，乃可攻之。"

表邪解除后，在里的水饮泛溢，流注结聚胸胁，阻碍肝肺气机升降，则见心下痞硬而满，牵引胁下疼痛等症。若饮邪外溢肌肤，营卫失和，邪正相争，则微微汗出，发作有时；饮邪下迫，走于肠道则下利；饮邪犯胃，胃失和降则干呕；饮邪犯肺，肺气不利则呼吸短气；饮邪上干清窍，蒙蔽清阳则头痛。汗出不恶寒，说明本证已无表邪，纯属里证，故曰"此表解里未和也"，治里用十枣汤峻逐水饮。

【用方思路】

钱潢《伤寒溯源集》曰："余参考方书，如控涎丹、小胃丹、舟车神佑丸等法，虽后贤变通之法，然皆本之于此。"十枣汤是峻逐水饮积聚的代表方，治疗经隧脏腑胸胁积水之功甚著，且均有毒性，故不能多服或久服，以防攻邪伤正。临证须严格掌握剂量，观察服药后的病情变化。

十枣汤临床用于治疗渗出性胸膜炎、胸腔积液、肝硬化腹水、泌尿系统结石等病。

【医案举例】

颜德馨医案：祁某，男，28岁。患者以发热恶寒、咳嗽、咽痛，胸透右下肺片状模糊阴影，拟诊为"右下肺炎"而住院。入院后症见神昏谵语，手足躁动，经投人参白虎汤和牛黄至宝丹益气生津、清热开窍，病情渐趋稳定，但胸痛剧烈，不能忍受，超声波检查为"右肺包裹性胸膜炎"。此水湿与痰浊胶滞，予十枣丸法。甘遂、芫花、大戟等份研末，取1g，枣肉作丸。每日1次，红枣汤送下。两天后疼痛锐减，1周后胸透复查，积液明显吸收，共调治两周而愈。

按语：十枣汤改汤为丸，其意有二：①"治之以峻，行之以缓"；②三物与枣相煎，服后当有呕吐、胃脘切痛等副作用。[颜乾珍,屠执中.颜德馨教授用经方治疗急难重症举案.国医论坛,1992,3(33):22-23.]

牡蛎泽泻散

【原文】

大病差后，从腰以下有水气者，牡蛎泽泻散主之。(395)

牡蛎泽泻散方

牡蛎（熬）　泽泻　蜀漆[1]（暖水洗，去腥）　葶苈子（熬）　商陆根[2]（熬）海藻（洗去咸）　栝楼根各等分

上七味，异捣，下筛为散，更于臼中治之。白饮和服方寸匕，日三服。小便利，止后服。

注释:

[1] 蜀漆:即常山之幼苗。《神农本草经》云:"蜀漆味辛平,主疟及咳逆,寒热,腹中癥坚,痞结,积聚邪气,蛊毒。"

[2] 商陆根:《神农本草经》云:"味辛平,主水胀,疝瘕,痹,熨除痈肿。"

【功效配伍】

牡蛎泽泻散逐水泄热,软坚散结。方中牡蛎咸寒入肾,软坚散结利水;泽泻甘淡性寒,入肾与膀胱,渗湿利水;海藻咸寒,协助牡蛎、泽泻软坚散结利水;蜀漆祛痰逐水,消癥瘕积聚;商陆根泻下逐水,通利大小便;葶苈子辛苦寒,泻肺行水;栝楼根甘寒,清热生津止渴。诸药相合,共奏逐水泄热,软坚散结之功。本方逐水之力较猛,又偏于苦寒,故制以散剂,意在峻药缓攻,并用白饮和服,以保胃存津,防止逐水伤正。服药后小便通利,水肿减轻,应及时停药,以免伤正。

上七味药,分别捣细末,过筛为散,存放药臼中备用。用白饮和服方寸匕,一日三服。小便通利者,停止服药。

【方证论治辨析】

牡蛎泽泻散治大病瘥后,腰以下有水气。症见腰以下浮肿,小便不利,大腹肿满,大便不通,脉沉等。

大病瘥后,指伤寒热病之后,大邪已去,病势虽减,但余邪未尽,气化受阻,湿热壅滞于下焦,故见腰以下水肿等症。《金匮要略·水气病脉证并治》云:"腰以下肿,当利小便。"故用牡蛎泽泻散逐水泄热,软坚散结,因势利导,使水气从小便及大便排泄。

【用方思路】

大病瘥后,发生浮肿者,有虚实之异,且以虚证居多。实证可用牡蛎泽泻散逐水泄热;虚证宜用茯苓桂枝白术甘草汤、肾气丸、真武汤调补脾肾。牡蛎泽泻散较十枣汤作用和缓,并能软坚散结。

牡蛎泽泻散临床多用于治疗肝硬化腹水、肺心病水肿、癌性胸腹水、慢性肾炎及肾病综合征之水肿、腹水等疾病。

【医案举例】

张琪医案：吕某，男，28岁。1989年4月12日初诊。患肾病综合征，几经治疗无明显好转。现腰以下肿甚，阴囊肿大，腹胀满，口黏而干，尿少色赤多泡沫，尿量500mL/24h，舌红胖大苔白腻，脉滑。尿蛋白（＋＋＋），颗粒管型3~5个。据以上脉症，张老辨证为湿热壅滞下焦，治以牡蛎泽泻散加减。牡蛎20g，泽泻20g，葶苈子15g，商陆15g，海藻30g，天花粉15g，常山15g，白花蛇舌草30g，车前子15g，五加皮15g。水煎，日1剂。

1989年4月19日二诊：服上方6剂，尿量增多为1800mL/24h左右，尿蛋白（＋＋），颗粒管型0~2个，药已见效，以上方去常山，加瞿麦20g、萹蓄20g。

1989年4月26日三诊：服药6剂，诸症明显好转，尿蛋白（＋），颗粒管型（－），略有腰酸，下肢微浮肿，舌淡红略胖，苔薄白，脉沉滑。遂改为补肾利湿法，以济生肾气丸化裁，又调治20余剂，尿蛋白阴性，浮肿全消而获愈，后随访1年未复发。

按语：本案患者患病两年，曾用泼尼松等多种中西药物，皆未能控制病情，腰以下肿难消，且形体肥胖，已呈现药物性柯兴氏症状。张老用牡蛎泽泻散加车前子、五加皮、白花蛇舌草，意在清利下焦湿热，方中商陆用量虽大，却未见泻下及不良反应，且诸症及尿检明显好转，足以说明经方配伍之妙。[曹洪欣.张琪教授运用经方治疗肾病经验.黑龙江中医药,1991(3):2.]

第六章　经方和解剂

经方和解剂，专指和解少阳病邪的方药，以小柴胡汤为代表方。少阳为枢机，病位居于太阳与阳明之间，故为半表半里之证。外邪入侵少阳，枢机不利，邪气既不能外解，又不能内解，治疗当采用和解之法，也是正治之法，禁用汗、吐、下。和解剂用之得法，能使表解里和，若失治、误治，病邪每多内传入阳明、太阴、厥阴，或形成痞证、结胸，或导致心悸烦惊等病。

小柴胡汤

【原文】

伤寒五六日，中风，往来寒热[1]，胸胁苦满[2]，嘿嘿[3]不欲饮食，心烦喜呕[4]，或胸中烦而不呕，或渴，或腹中痛，或胁下痞硬，或心下悸，小便不利，或不渴，身有微热，或咳者，小柴胡汤主之。（96）

小柴胡汤方

柴胡半斤　黄芩三两　人参三两　半夏半升（洗）　甘草（炙）　生姜（切）各三两　大枣十二枚（擘）

上七味，以水一斗二升，煮取六升，去滓，再煎取三升，温服一升，日三服。若胸中烦而不呕者，去半夏、人参，加栝楼实一枚；若渴，去半夏，加人参合前成四两半、栝楼根四两；若腹中痛者，去黄芩，加芍药三两；若胁下痞硬，去大枣，加牡蛎四两；若心下悸，小便不利者，去黄芩，加茯苓四两；若不渴，外有微热者，去人参，加桂枝三两，温覆微汗愈；若咳者，去人参、大枣、生姜，加五味子半升、干姜二两。

注释：

[1]往来寒热：恶寒与发热交替出现。

[2]胸胁苦满：指患者苦于胸胁满闷。苦，用如动词。

[3]嘿（mò，音默）嘿：指表情沉默，不欲言语。嘿嘿，同默默，形容词。

[4]喜呕：常发生呕恶。喜，即常。

【功效配伍】

小柴胡汤和解少阳，调达枢机。方中柴胡味苦性平，气质轻清，疏解透达少阳经郁热，解在表之邪为君药，故用量独重；黄芩苦寒，气味较重，内清少阳胆腑邪热为臣药，柴胡与黄芩相配，外透内泄，和解半表半里之邪；人参、炙甘草、大枣甘温益气和中，扶正祛邪，并能防止邪气传里为佐药；生姜、半夏辛开而降，调理脾胃，降逆止呕为佐使之药。本方寒温并用，升降协调，补泄兼施，具有和解少阳，疏利三焦，调达上下，宣通内外，和畅气机之功，是扶正祛邪，木土同治，和解少阳之良方。

上七味药，水煮，去滓后，再煎煮，温服，一日三次。本方采用去滓再煎之法，是因方中药性有寒温之差，药味有苦、辛、甘之异，功用有祛邪扶正之别，去滓再煎能使诸药气味醇和，增其和解少阳枢机之功。刘渡舟《伤寒论诠解》曰："若按一般煎法，则性味不匀和，效应不一致，而去滓重煎则可使诸药性味匀和，作用协调。"

【方证论治辨析】

小柴胡汤治少阳寒热往来证。症见伤寒或中风五六日，往来寒热，胸胁苦满，默默不欲饮食，心烦喜呕。

伤寒或中风五六日之后，太阳证已罢，而见往来寒热等症，为病邪已入少阳。往来寒热，即恶寒与发热交替出现，此热型是少阳病特征。因少阳位居半表半里，邪犯少阳，胆火内郁，枢机不利，正邪分争，正胜则热，邪胜则寒，故往来寒热。足少阳之经脉，下胸中，贯膈，络肝属胆，循胁里。邪犯少阳，肝胆经气不利，故胸胁苦满。少阳之气疏泄生发，邪及少阳，胆火内郁，肝失疏泄，情志不调，故神情沉默而寡言。胆火上扰心胸，故心烦。胆热犯胃，胃失和降，故频频欲呕，不欲饮食。治宜和解少阳，调达枢机，清解邪热，方用小柴胡汤。

少阳病之邪在半表半里之间，但常影响三焦气机失调，病势不定，病情变化多端，故仲景特别指出七个或然症，以及其用小柴胡汤随症加减的方法。若胸中烦而不呕，为邪热聚于胸膈而未犯胃，故去人参、半夏之甘辛温补，恐其助热，而加栝楼实以清热除烦；若渴者，为木火内郁，邪热伤津，故去辛燥之半夏，增人参之量以益气生津，并加栝楼根甘苦微寒以清热生津；若腹中痛，为肝胆气郁，横逆乘脾，故去苦寒之黄芩，以免伤及脾阳，加芍药柔肝和络，缓急止痛；若胁下痞硬，是少阳经气遏郁较甚，故去大枣之甘壅，加牡蛎咸寒以软坚散结，消滞除痞；若心下悸，小便不利，是三焦决渎失常，水饮内停，故去苦寒之黄芩，加茯苓淡渗以利水饮；若不渴，外有微热者，是无里热伤津，而太阳表邪未解，故去人参防止补而恋邪，加桂枝并温覆微汗以解表邪；若咳者，乃肺寒气逆，故去人参、大枣以防肺气壅逆，以干姜易生姜以温肺散寒，加五味子敛肺止咳。

【原文】

血弱气尽[1]，腠理开，邪气因入，与正气相搏，结于胁下，正邪分争，往来寒热，休作有时，嘿嘿不欲饮食，脏腑相连，其痛必下，邪高痛下，故使呕也，小柴胡汤主

117

之。服柴胡汤已，渴者属阳明，以法治之。(97)

注释：

[1] 血弱气尽：指气血虚弱。

小柴胡汤治气血营卫虚弱，邪入少阳证。症见胸胁苦满，正邪分争，往来寒热，休作有时，默默不欲饮食，腹痛，呕逆。

本病因气血虚弱，营卫失和，卫虚不固，腠理疏松，毛窍开张，正气抗邪无力，外邪乘虚侵入，与正气相搏，邪结于胁下。胁下是少阳所主之位，邪结于此，故发为少阳病。少阳受邪，经气郁滞不利，则胸胁苦满。邪入少阳，正邪交争，各有胜负，邪胜则寒，正胜则热，故寒热交替往来，休作有时。肝胆相连，脾胃相关，胆胃相通。胆火内郁，肝失疏泄，则神情默默；胆郁肝气不畅，木不疏土，脾不运化，则不欲饮食；胆热犯胃，胃失和降则呕吐；肝木乘脾，脾络不和则腹痛。因病变在胆与胁，谓之邪高，而症见腹痛，谓之痛下。以上往来寒热等症，皆属邪犯少阳，故以小柴胡汤和解之。若服药后，少阳病证已罢，而出现口渴，为少阳病转变为阳明病，可从阳明论治。

【原文】

本太阳病不解，转入少阳者，胁下硬满，干呕不能食，往来寒热，尚未吐下，脉沉紧者，与小柴胡汤。(266)

小柴胡汤治太阳病转入少阳证。症见胁下硬满，干呕不能食，往来寒热，脉沉紧。

病由太阳病不解，传入少阳，并非邪气直犯少阳。此少阳病未用吐下之法，且里阳不虚，正气未伤，脉虽沉紧，但胁下硬满，往来寒热的主症已备，仍可用小柴胡汤治疗。

【原文】

伤寒，阳脉涩，阴脉弦，法当腹中急痛，先与小建中汤；不差者，小柴胡汤主之。(100)

少阳病兼里虚寒证，治宜用先补后和之法。症见伤寒，阳脉涩，阴脉弦，腹中急痛。

伤寒，阳脉涩，即浮取而涩，为气血不足；阴脉弦，即沉取而弦，弦为少阳病主脉，又主疼痛；腹中急痛，为脾胃虚寒，气血不足，复为少阳之邪相乘所致，亦即少阳兼有里虚寒之象，属虚实夹杂证。根据标本缓急，治疗采用先补后和之法，故宜先与小建中汤调和气血，健运脾土，温中止痛，以治中焦虚寒之本；若服药后腹痛止，中阳渐复，而少阳病邪未解者，继以小柴胡汤和解少阳治其标。小柴胡汤性凉伤中，故不能先用。此为先治本后治标之范例。

【原文】

伤寒中风，有柴胡证，但见一证便是，不必悉具。凡柴胡汤病证而下之，若柴胡证不罢者，复与柴胡汤，必蒸蒸而振，却复发热汗出而解。(101)

小柴胡汤随症应用指征。所谓有柴胡证，即指有小柴胡汤的适应证。但见一证，是指伤寒或中风，或病传少阳，只要出现小柴胡汤证主要症状之一者，或其病机为少阳枢机不利，胆火上炎者，便可应用该方。如或见往来寒热，或见胸胁苦满，或见默默不欲饮食，或见心烦喜呕，或见呕而发热，或见续得寒热发作有时等。不必悉具，指不必少阳诸症具备，是说临证可灵活用小柴胡汤。

病在少阳，见柴胡汤证，治当和解，而禁用汗、吐、下诸法。若误下后柴胡汤证未罢者，仍可用小柴胡汤。因误下后正气受损，抗邪无力，小柴胡汤有扶正祛邪之功，服药后正气得药力之助而奋起抗邪，正邪交争，便见蒸蒸而振，遂发热汗出而解。这里的汗出即用药后正盛邪却，后世称之为"战汗"。

【原文】

妇人中风，七八日续得寒热，发作有时，经水适断者，此为热入血室[1]，其血必结，故使如疟状，发作有时，小柴胡汤主之。(144)

注释：

[1] 热入血室：指妇女经期感受外邪，邪热与血相互搏结于血室。血室，狭义指胞宫；广义包括胞宫、肝、冲脉。

小柴胡汤治妇人热入血室。症见妇人中风，适值经期，七八日继见寒热往来，发作有时，如疟状，经水不当断而断。

妇人患太阳中风证，适值经期，七八日后太阳表证已罢，邪热乘经期血室空虚，侵犯少阳，深入血室，邪热与血相互搏结，故经水不当断而断，谓之热入血室。血室内属于肝，肝与胆相表里，寒热如疟状，为邪热与血搏结，少阳枢机不利，血室瘀阻，气血流通不畅，正邪分争所致。治用小柴胡汤和解枢机，扶正达邪。

【原文】

伤寒四五日，身热，恶风，颈项强，胁下满，手足温而渴者，小柴胡汤主之。（99）

小柴胡汤治三阳合病。症见伤寒四五日，身热恶风，项强，胁下满，手足温而渴。

伤寒四五日，身热恶风，项强，属太阳表证；胁下满，属少阳半表半里证；手足温而渴，属阳明里证。此为三阳合病，治从少阳，故用小柴胡汤和解少阳，使枢机运转，上下宣通，内外畅达，三阳之邪，均可解除。

【原文】

阳明病，发潮热，大便溏，小便自可，胸胁满不去者，与小柴胡汤。（229）

小柴胡汤治少阳阳明并病。症见发潮热，大便溏，小便自可，胸胁满不去。

阳明病发潮热，为阳明腑实的特征，当伴见腹满胀痛，烦躁谵语，大便硬，小便数等症。今阳明病发潮热而见大便溏，小便调畅，腹无满痛之苦，为病虽及阳明，但燥热不甚，阳明腑实尚未形成；胸胁满不去，为少阳病证未罢。本证少阳阳明并病，以少阳证候为主，故治从少阳，方用小柴胡汤。

【原文】

阳明病，胁下硬满，不大便而呕，舌上白胎[1]者，可与小柴胡汤。上焦得通，津液得下，胃气因和，身濈然汗出而解。（230）

注释：

[1] 白胎：指苔色白。胎，通苔。

小柴胡汤治少阳阳明同病。症见胁下硬满，不大便而呕，舌苔白。

本病不大便，是阳明病主症，但无腹部硬满，潮热谵语，为阳明腑实未成，燥热不甚；胁下硬满，为邪在少阳，经气不利；呕为少阳邪热犯胃，胃失和降；舌苔白，亦反映邪热不甚，腑实未成。此虽阳明少阳并病，但以少阳病为主，虽有不大便，但不可攻下。小柴胡汤和利枢机，能使上焦气机得以宣通，则胁下硬满可去；津液得以输布下行，则大便自调；胃气和降，则呕逆自止；三焦气机通行无阻，营卫气血津液运行调畅，则周身濈然汗出而病解。

【原文】

伤寒五六日，头汗出，微恶寒，手足冷，心下满，口不欲食，大便硬，脉细者，此为阳微结[1]，必有表，复有里也。脉沉，亦在里也。汗出为阳微，假令纯阴结[2]，不得复有外证，悉入在里。此为半在里半在外也。脉虽沉紧，不得为少阴病。所以然者，阴不得有汗，今头汗出，故知非少阴也，可与小柴胡汤。设不了了者，得屎而解。(148)

注释：

[1] 阳微结：热结在里，大便秘结轻微，又兼表证未解。结，指大便秘结。

[2] 纯阴结：阴结，指脾肾阳虚，阴寒凝结而致大便秘结。纯阴结，指少阴病纯阴结，无兼夹证。

小柴胡汤治阳微结。症见伤寒五六日，微恶寒，头汗出，手足冷，心下满，口不欲食，大便硬，脉细或沉紧而细。

本证先有表邪未解，致阳热之邪微结于里。伤寒五六日，微恶寒，是表证尚未解；头汗出，为内有郁热熏蒸于上；手足冷，为阳气内郁而不能外达于四末；心下满，口不欲食，大便硬，为热郁在里，邪结胸胁，少阳枢机不利，津不下行，胃肠失润；脉细为阳郁于里，气血通行不利。此虽有里热郁结，但与阳明里实燥结之证相比，热结轻浅，且表证未解，故称"阳微结"。本证之关键在于阳郁于里，少阳枢机不利，三焦气血不调，治法据其半在里半在外的病理机制，方用小柴胡汤和解枢机，使上焦得通，津液得下，胃气因和，周身濈然汗出，郁热得解，则表里之证随之而除。如服药后，阳明腑气尚未和畅，大便未通，患者尚不了了，自当微通其便，便通则愈，故曰"得屎而解"。

阳微结与纯阴结的鉴别要点。阳微结的微恶寒，手足冷，不欲食，脉细，与少阴病纯阴结相类似，但其区别点有二：一是少阴病纯阴结为阳衰阴盛的里虚寒证，不得复有外证，悉入在里；而阳微结则是既有表证，又有里证，而且是半在里半在外也。二是阳微结因郁热上蒸则见头汗出，热结在里则见大便硬；而纯阴结因阳衰阴盛，不得有汗，若见头汗出者，多为少阴虚阳外越之危候。故阳微结证虽有脉沉细而紧，不得认为是少阴病。

【原文】

伤寒差以后，更发热，小柴胡汤主之；脉浮者，以汗解之；脉沉实者，以下解之。(394)

小柴胡汤治伤寒瘥后更发热证。伤寒大病已瘥，大邪已去，若见脉弦细，往来寒热，胸胁苦满，默默不欲饮食，心烦喜呕，口苦咽干目眩等症，则属少阳邪热未尽解，治宜小柴胡汤扶正达邪，以和解之。若见脉浮，发热恶寒，头疼身痛等症，则属邪在太阳，治宜桂枝汤或麻黄汤解表发汗，以外解之。若见脉沉实，但热不寒，或发潮热，伴腹满硬痛，不大便等症，则属邪入阳明之里，治宜承气汤类方通腑泻实，从下解之。伤寒瘥后更发热，其原因颇多，诸如余热未尽、阴虚内热、复感外邪，或病后劳复、食复等，临证当随病情变化而治之。

【原文】

得病六七日，脉迟浮弱，恶风寒，手足温，医二三下之，不能食，而胁下满痛，面目及身黄，颈项强，小便难者，与柴胡汤[1]，后必下重[2]。本渴饮水而呕者，柴胡汤不中与也，食谷者哕。(98)

注释：

[1] 柴胡汤：即小柴胡汤。

[2] 后必下重：指大便时肛门有下坠感。

小柴胡汤治疗禁忌。得病六七日，脉迟浮弱，恶风寒，手足温，为脾阳素虚，复感风寒，邪气内传太阴之里而表证未解，误下后转变为柴胡汤疑似证，但不可妄用小柴胡汤；若将此胁下满痛，面目及身黄，颈项强，小便难，误作少阳病而用小柴胡汤，则寒凉伤中，必致脾虚气陷，反增下利后重等症。或症见口渴饮水而呕者，为脾胃阳虚，转输和降失职，寒饮内阻，气不化津，津不上承，治当健脾利饮。若将此口渴饮水而呕，误作少阳邪热伤津犯胃，而妄投小柴胡汤，苦寒伤及中阳，则见食谷则哕等变证。

【用方思路】

少阳病的热型恶寒与发热交替是其特征。一般太阳病的热型为恶寒发热并见，阳明病为但热不寒；三阴病多见无热恶寒。疟疾为先寒后热，发有定时，一日一作，或间日而作，其机理与少阳病同。小柴胡汤运用应谨遵"有柴胡证，但见一证便是，不必悉具"的指导思想。本方应用极为广泛，无论外感或内伤等病均可应用。尤其柴胡、黄芩是治疗少阳半表半里、肝胆邪热的常用对药。本方临证若正气不虚者，去人参、炙甘草；发热甚者，去生姜、半夏，加连翘、金银花等；邪犯少阳兼湿热者，加茵陈、滑石等；治经期或产后发热者，加生地黄、白芍、当归、丹参等；治热入血室，若血结甚者加桃仁、红花、赤芍等，若血未结者加生地黄、白芍等；治肝胆疾病，胁腹痛甚者，加郁金、延胡索、五灵脂等；治疟疾加常山、槟榔等。

小柴胡汤临床用于治疗感冒发热、急性肝炎、乙型肝炎、肝硬化、肝脓肿、疟疾、急慢性胰腺炎、急慢性胆囊炎、急慢性胃炎、胃窦炎、经期感冒、妊娠感冒、产后发热等疾病。

【医案举例】

（1）许叔微医案：辛亥二月，毗陵学官王仲景妹，始伤寒，七八日，昏塞，喉中涎响如锯，目瞑不知人，病势极危矣。余诊之，询其未昏塞以前证，母在侧曰：初病四五日，夜间谵语，如见鬼状。余曰：得病之初，正值经候来否？答曰：经水方来，因身热病作而自止。余曰：此热入血室也。仲景云：妇人中风发热，经水适来，昼日明了，夜则谵语，发作有时，此名热入血室。医者不晓，例以热药补之，遂致胸膈不利，三焦不通，涎潮上脘，喘急息高。余曰：病热极矣。先当化其涎，后当除其热，无汗而自解矣。余急以一呷散投之（按：一呷散，即天南星一味），两时间，涎定得睡，是日遂省人事。自次日，以小柴胡汤加生地黄，三投热除，无汗而解。［许叔微.许叔微伤寒论著三种·伤寒九十论.北京:人民卫生出版社,1993:159.］

（2）万密斋医案：胡晏，年五十。病伤寒，十六日不解，其症乍寒时，即以衣被厚覆，蒙头而卧，不胜其寒；乍热时，即撤去衣被，暴露其身，更用扇，不胜其热。如此一夜十余次，医皆不识。万至告以症状可怪，邀诊其脉。曰：不必诊，此易知耳。夫恶寒病在表也，何以无头痛症？恶热病在里也，何以无渴及便溺不利症？此病在半表半里，阴阳混乱也。阴气乘阳则恶寒，阳气乘阴则恶热，宜用小柴胡汤以治其半表半里之邪，栀子、豆豉以治其阴阳错杂之邪。服之，寒热不再作而愈。［魏之琇.续名医类案.北京:人民卫生出版社,1957:9.］

（3）刘渡舟医案：秦某，男，32岁。因尿血住某医院。经西医治疗，尿血已愈，欲将出院，忽然发热，体温在39.6~40℃之间。西医检查：心肺（－）、肝脾不大，肥达氏反应（－），未查出疟原虫。二便自调，经注射各种抗生素，高热仍持续不退，急邀先生出诊。患者头痛身疼，发热而汗自出，又时发寒战，其状如疟，口中干渴欲饮。视其舌苔白黄厚腻，切其脉弦细而数。发热每于日晡时分为高。辨为湿温之邪横连膜原，又犯少阳、阳明两经。方用柴胡12g，黄芩9g，生石膏30g，知母10g，苍术10g，草果

3g。服 1 剂即热退，再剂则诸症皆愈。

按语：此证高热，汗出，口渴，似阳明热证；而寒战，头身作痛，舌苔厚腻，又似湿遏少阳横连膜原之象。夫热为阳明，湿为阴邪，两邪纠缠不清，进退于表里之间，故其邪甚为难解。其脉弦属少阳，故用柴胡、黄芩清透少阳半表半里之邪热；口渴，汗出为阳明，而用石膏、知母以清阳明气分之热；胸满，舌苔厚腻，日晡热为湿盛之证，故取达原饮之苍术、草果苦温化湿，理气开结。此证热连阳明而湿连太阴，必须治从少阳，少阳枢机一转，则热清湿化，表里之邪方解。[陈明,刘燕华,李芳.刘渡舟临证验案精选.北京:学苑出版社,1996:14.]

柴胡桂枝汤

【原文】

伤寒六七日，发热，微恶寒，支节烦疼[1]，微呕，心下支结[2]，外证未去者，柴胡桂枝汤主之。（146）

柴胡桂枝汤方

桂枝一两半（去皮）　黄芩一两半　人参一两半　甘草一两（炙）　半夏二合半（洗）　芍药一两半　大枣六枚（擘）　生姜一两半（切）　柴胡四两

上九味，以水七升，煮取三升，去滓，温服一升。本云人参汤，作如桂枝法，加半夏、柴胡、黄芩，复如柴胡法。今用人参作半剂[3]。

注释：

[1] 支节烦疼：指四肢关节疼痛而烦扰不安。支，通肢；支节，即四肢关节。

[2] 心下支结：指自觉心下如有物支撑结聚。支，支撑；结，结聚，结滞。

[3] 本云人参汤，作如桂枝法，加半夏、柴胡、黄芩，复如柴胡法。今用人参作半剂：此段原文与柴胡桂枝汤似不相符，故不释。

【功效配伍】

柴胡桂枝汤和解少阳，调和营卫。本方取小柴胡汤与桂枝汤原方各半量组成。小柴胡汤和解少阳枢机，扶正达邪，以治少阳半表半里之邪热；桂枝汤解肌祛风，调和营卫，以治太阳之风寒表邪。本方表里双解，是治疗邪犯太阳与少阳的和解轻剂。

上九味药，用水煮，去滓，温服。

【方证论治辨析】

柴胡桂枝汤治太阳少阳并病。症见伤寒六七日，发热，微恶寒，肢节烦疼，微呕，心下支结。

伤寒六七日，为太阳病未罢，病邪已并入少阳。发热，微恶寒，肢节烦疼，为太阳中风证；微呕，心下支结，为邪气入于少阳，枢机不利，胆热犯胃。从微恶寒，测知其发热不甚，仅见肢节烦疼，但无头项强痛及周身疼痛，是为太阳轻证；微呕者而并非心烦喜呕，心下支结而并非胸胁苦满，是为少阳轻证。此少阳、太阳病证均较轻微，故仅用小剂量的柴胡桂枝汤复方，以和解少阳为主，兼调和营卫以解外邪。

【用方思路】

柴胡桂枝汤应用指征是既有太阳中风的桂枝汤证，又有少阳病小柴胡汤证。本方既能解太阳肌表，调和营卫，又能和解少阳枢机，疏利肝胆，是治疗太阳与少阳并病或合病的常用方，临床应用甚广。

柴胡桂枝汤临床用于治疗感冒、流行性感冒、急性胰腺炎、肝炎、肝硬化、胆囊炎、疟疾、癫痫、过敏性鼻炎、经期感冒、产后发热等病。

【医案举例】

张灿玾医案：患者，男，壮年。患者卧床不起，蒙被呻吟，寒热往来较重，胁腹部不适，二便正常，口渴不甚，头痛无汗，舌红苔白微黄，脉弦数。此当系感冒风寒后，太阳少阳合病之证，当以柴胡桂枝汤方，令其微汗，使邪从外解，既可和其太阳少阳两经，又可和其营卫也。处方：柴胡9g，桂枝6g，黄芩6g，党参6g，制半夏6g，白芍6g，生甘草3g，生姜3片，大枣3枚（去核）。水煎温服，每日1剂。

次日，患者家属来告，此药服后特效，患者自云，药下后，似觉哪里有病，药向哪里去。药后全身汗出，已觉热退身安，胁腹部亦无不适感，遂以前方减量再服1剂小和之。

按语：柴胡桂枝汤方，仲景虽未明言太阳少阳合病，实则伤寒六七日，太阳证未尽解，阳明病未现，"微呕，心下支结"属少阳也，故以小柴胡汤与桂枝汤合为一方以两解之。又此方本云"如柴胡法"，详小柴胡汤下云"温覆微汗愈"，是此方虽云"和解"，仍需得汗而从外解。吾治外感前期，类此证者，常用此方，每收奇效。[张灿玾.
张灿玾医论医案纂要.北京:科学出版社,2009:235.]

大柴胡汤

【原文】

太阳病，过经[1]十余日，反二三下之，后四五日，柴胡证仍在者，先与小柴胡。呕
不止，心下急[2]，郁郁微烦[3]者，为未解也，与大柴胡汤，下之则愈。（103）

大柴胡汤方

柴胡半斤　黄芩三两　芍药三两　半夏半升（洗）　生姜五两（切）　枳实四枚
（炙）　大枣十二枚（擘）

上七味，以水一斗二升，煮取六升，去滓，再煎，温服一升，日三服。一方，加大
黄二两，若不加，恐不为大柴胡汤。

注释:

[1] 过经：邪气已离本经而传入另一经。

[2] 心下急：胃脘部有拘急不舒或急迫疼痛的感觉。心下，指胃脘部；急，拘急、
急迫之意。

[3] 郁郁微烦：盖指胸胁郁闷，心中微烦。

【功效配伍】

大柴胡汤和解少阳，通下热结。本方是小柴胡汤去人参、炙甘草，加芍药、枳实、
大黄组成。方用柴胡、黄芩和解少阳，清泻郁火；半夏、生姜和胃降逆止呕；大枣甘缓
和中；去小柴胡汤中的人参、炙甘草，以防补中恋邪；加芍药敛阴和营止痛，缓心下急
迫；加枳实、大黄行气消痞，泻下热结。诸药合用，共奏和解少阳、通下阳明热结
之功。

宋版《伤寒论》原书所载大柴胡汤无大黄。据方后注云"一方，加大黄二两，若不
加，恐不为大柴胡汤"；又考《金匮要略》及《肘后备急方》《备急千金要方》《外台秘
要》等书，所载大柴胡汤皆有大黄；再观本条有"下之则愈"，故本方中当有大黄。

上八味药，水煮，去滓，再煎，温服，一日三次。

【方证论治辨析】

大柴胡汤治少阳兼阳明里实证。症见呕不止，心下急，郁郁微烦。

本病为太阳病传入少阳，而太阳病已罢。病已入少阳，治当和解，禁用汗、吐、下诸法，今反二三下之，由于正气尚旺，误下后四五日，柴胡汤证仍在者，应先与小柴胡汤和解少阳。若服小柴胡汤后，少阳病邪尚未解除，反增呕不止、心下急迫、郁郁微烦等症，是因反复攻下后，邪热兼入阳明之里，化燥成实之故，病属少阳阳明并病。少阳病宜和解而禁攻下，阳明里已成实又不得不攻下，故用大柴胡汤和解与通下并行，以两解少阳阳明之邪。

【原文】

伤寒发热，汗出不解，心中痞硬，呕吐而下利者，大柴胡汤主之。（165）

大柴胡汤治少阳病兼阳明里实下利证。症见伤寒发热，汗出不解，心中痞硬，呕吐而下利。

本病太阳表证已罢，邪入少阳，并兼阳明里实。伤寒发热，汗出不解，此非太阳表证不解，为邪犯少阳阳明，其发热为往来寒热，汗出为阳明里热内盛迫津液外泄；心中痞硬，为邪入少阳，胆热内郁，枢机不利，兼阳明里实，腑气壅遏；少阳胆热内郁，上犯于胃则呕吐，下迫于肠则下利；因胆胃邪热较盛，故其下利，以臭秽不爽，肛门灼热为特征。此证虽下利而燥结里实仍在，故用大柴胡汤和解与通下并施。大柴胡汤既可用于大便硬，亦可用于下利，症状虽相反，但究其病机，皆因少阳枢机不利兼阳明里实所致，故用一方治之。

【用方思路】

大柴胡汤既能疏利肝胆，又能荡涤胃肠结滞，治疗少阳阳明合病，或内伤肝胆胃肠俱病。本方临证应用，若胁腹痛甚者，重用白芍，加川楝子、延胡索、郁金等；心下痞满甚者，重用枳实，加木香；若大便不通者，重用大黄，加芒硝；若湿热甚者，加茵陈、栀子、虎杖等；若血脉瘀阻者，加丹参、桃仁、牡丹皮；若有胆道结石者，加金钱草、海金沙、鸡内金等。

大柴胡汤临床用于治疗胆囊炎、胆石症、急性胰腺炎、肝炎、胆汁反流性胃炎、腹膜炎、肠梗阻、疟疾、肠伤寒、流行性感冒、肺炎、流行性出血热等疾病。

【医案举例】

（1）许叔微医案：羽流蒋尊病，其初心烦喜呕，往来寒热。医初以小柴胡汤与之，不除。余诊之曰：脉洪大而实，热结在里，小柴胡汤安能除也。仲景云：伤寒十余日，热结在里，复往来寒热者，与大柴胡汤。三服而病除。［许叔微.许叔微伤寒论著三种·伤寒九十论.北京：人民卫生出版社,1993：157.］

（2）岳美中医案：李某，女，患胆囊炎。右季肋部有自发痛与压痛感，常有微热，并出现恶心，食欲不振，腹部膨满，鼓肠嗳气，脉弦大。投以大柴胡汤加味：柴胡12g，白芍9g，枳实6g，川大黄6g，黄芩9g，半夏9g，生姜15g，大枣4枚（擘），金钱草24g，滑石12g，鸡内金12g。连服7剂，食欲见佳，鼓肠嗳气均大减。再进原方4剂，胁痛亦轻，惟微热未退。改用小柴胡汤加鳖甲、青蒿、秦艽、郁金治之。［中国中医研究院.岳美中医案集.北京：人民卫生出版社,2005：54.］

柴胡加芒硝汤

【原文】

伤寒十三日不解，胸胁满而呕，日晡所发潮热，已而微利。此本柴胡证，下之以不得利，今反利者，知医以丸药下之[1]，此非其治也。潮热者，实也。先宜服小柴胡汤以解外，后以柴胡加芒硝汤主之。（104）

柴胡加芒硝汤方

柴胡二两十六铢　黄芩一两　人参一两　甘草一两（炙）　生姜一两（切）　半夏二十铢（本云五枚，洗）　大枣四枚（擘）　芒硝二两

上八味，以水四升，煮取二升，去滓，内芒硝，更煮微沸，分温再服，不解，更作。

臣亿等谨按：《金匮玉函》方中无芒硝。别一方云：以水七升，下芒硝二合、大黄四两、桑螵蛸五枚，煮取一升半，服五合，微下即愈。本云：柴胡再服，以解其外，余二升加芒硝、大黄、桑螵蛸也。

注释：

[1] 丸药下之：考汉代攻下丸药，大体有两种，一是以大黄为主的苦寒泻下剂；一是以巴豆为主的温热泻下剂。

【功效配伍】

柴胡加芒硝汤和解少阳，泄热润燥。此方是由小柴胡汤原方取其三分之一用量再加芒硝二两组成。方中以小柴胡汤和解少阳；加芒硝咸寒，泄热、软坚、润燥、通便。此方较之大柴胡汤，不用大黄、枳实之荡涤破滞，而用人参、炙甘草以益气和中，乃因正气较虚，里实不甚。此方用量较轻，故为和解泄热之轻剂。

上八味药，水煮，去滓，入芒硝，再煮微沸。分二次温服，病不解，可再服药。

【方证论治辨析】

柴胡加芒硝汤治少阳兼阳明燥结轻证。症见伤寒十余日不解，胸胁满而呕，日晡所发潮热，微下利。

伤寒十余日不解，胸胁满而呕，此太阳病证已罢，而邪气已入少阳，使枢机不利，胆逆犯胃；日晡所发潮热，为肠中燥实结聚，是邪气传入阳明特征。病属少阳兼阳明燥结里实证，可用大柴胡汤，但应见大便秘结不通，今却见微下利，是医者曾用丸药攻下所致。因丸药性缓留中，尚未尽祛胃肠实邪，其结果是阳明里实未尽解，少阳邪热仍存在，故治疗先用小柴胡汤和解少阳枢机，扶正达邪，以观病情变化；若病不愈，再用柴胡加芒硝汤轻剂以和解泻下。

【用方思路】

柴胡加芒硝汤与大柴胡汤均治少阳兼阳明里实证，两方皆以小柴胡汤为基础方加减化裁，以达和解通下兼施。但两方治疗病证轻重有别，故方药有较大差别，大柴胡汤和解少阳，泄热攻下之力均较强，属和解泄热之重剂；柴胡加芒硝汤和解少阳，泄热攻下之力均较轻，属和解泄热之轻剂。临证加减用药参考大柴胡汤。

柴胡加芒硝汤临床应用参考大柴胡汤。

【医案举例】

（1）邢锡波医案：徐某，男，58岁。患太阳病已八九日，曾服解表散邪之剂三次，汗出而表证已解。惟身倦，默默不欲食，两胁膨闷，有时作呕。前医认为是食热壅滞，与加味承气汤2剂，便不下，而腹满益甚，心烦不宁，日晡发潮热，大便五日未行，腹部拒按，饮食不思，舌苔黄燥少津，脉象沉弦有力。此本少阳证，以因循失治，津液损伤，遂由少阳而入阳明，为少阳与阳明并发，宜用大柴胡汤两解之法，疏少阳之邪以清阳明之燥热。前医认为食热壅滞，用承气汤以荡热消积。由于大便燥结，用少量大黄（酒大黄10g），不足以荡壅滞之燥结，所以连服2剂，便不行而胀满益甚，舌苔黄燥，日晡潮热，已表现阳明燥实之特征，从连用承气汤而便不行，已知其大便燥结，遂拟柴胡加芒硝汤与之。嫩柴胡5g，条子芩10g，京半夏10g，小枳实10g，糖瓜蒌15g，广郁金10g，生姜3g，玄明粉12g（冲服），生大黄10g，粉甘草3g。服药后3小时腹部隐隐作痛。4小时泻下溏便2次，胸胁及腹部胀满均渐减轻，心烦稍宁，安然入睡。连服2剂，潮热不作，精神清爽，胀满退而食欲渐增，后以和胃清热之剂调理而愈。[邢锡波.伤寒论临床实验录.天津:天津科学技术出版社,1984:109.]

（2）陈全中医案：郑某，女，29岁。患者因月经来潮忽然终止，初起发热恶寒，继即寒热往来，傍晚发热更甚，并自言自语，天亮时出汗，汗后热退，又复恶寒。口苦，咽干，目眩，目赤，胸胁苦满，心烦喜呕，不欲饮食，神倦，9天不大便。经某医疗室血液检查：疟原虫阳性。诊为疟疾。按疟疾治疗无效。追询病史，据云：结婚多年，未曾生育。月经不正常，一般都是推迟，3~4个月来潮1次，经期甚短、量少，继即恶寒发热，虽经服药治疗，但未能根治。舌苔白，脉象弦数。处方：黄芩、柴胡、半夏、党参、生姜各9g，炙甘草6g，大枣6枚，芒硝9g（另冲）。加清水2杯，煎取半杯，1次服。

当日上午10时服药，下午4时许通下燥屎，所有症状解除。嘱常服当归流浸膏，月经恢复正常。至今4年未见复发，并生育2个女孩。[陈全中.热入血室.福建中医药，1964（1）:43.]

柴胡桂枝干姜汤

【原文】

伤寒五六日，已发汗而复下之，胸胁满微结，小便不利，渴而不呕，但头汗出，往来寒热，心烦者，此为未解也，柴胡桂枝干姜汤主之。（147）

柴胡桂枝干姜汤方

柴胡半斤　桂枝三两（去皮）　干姜二两　栝楼根四两　黄芩三两　牡蛎二两（熬）　甘草二两（炙）

上七味，以水一斗二升，煮取六升，去滓，再煎取三升，温服一升，日三服。初服微烦，复服，汗出便愈。

【功效配伍】

柴胡桂枝干姜汤和解少阳，温化水饮。本方是由小柴胡汤加减组成。方中柴胡、黄芩外疏内清，以和解少阳邪热；桂枝、干姜味辛发散，振奋中阳，温化寒饮；栝楼根甘寒润燥生津止渴，牡蛎味咸软坚，二者相合，能生津胜热，逐饮散结；炙甘草调和诸药。七味药相合，寒温并行，和解少阳邪热，温利三焦水饮。与小柴胡汤证相比，因不呕，故于小柴胡汤中去半夏、生姜；因水饮内结，且正虚不甚，故去人参、大枣之甘壅。

上七味药，水煮，去滓后，再煎煮，温服，一日三次。"初服微烦"者，是服药后正邪相争的反应；"复服，汗出便愈"者，是再服药后少阳枢机和利，郁火得清，水饮得化，三焦宣通，表里调和，汗出病愈。

【方证论治辨析】

柴胡桂枝干姜汤治少阳病，兼水饮内结证。症见伤寒五六日，往来寒热，胸胁满微结，心烦，渴而不呕，小便不利，但头汗出。

伤寒五六日，经过先发汗，再攻下之后，病仍不解。症见往来寒热，胸胁满微结，心烦，但头汗出，是表证误治后，邪已由太阳传入少阳；并见渴而不呕，小便不利，是少阳病兼有水饮内结。因少阳分司手足二经，以及胆与三焦两腑。当邪入少阳，胆火内郁，枢机不利，疏泄失常，三焦水道不利，决渎失职，则水饮内停。水饮停留，与少阳之邪相搏，则胸胁满微结；三焦决渎不利，水液不得下行则小便不利；水饮内结，气不化津，津不上承则口渴；病在三焦，胃气尚和，故不呕；水饮内结，三焦不畅，阳郁不能外越，而反蒸腾于上，故但头汗出而身无汗。此为少阳病兼水饮内结之证，法当和解少阳，温化水饮，方用柴胡桂枝干姜汤。

【用方思路】

柴胡桂枝干姜汤具有和少阳、调肝胆、利水饮的功效。临证用于治肝胆不和、肝脾不和、胆胃不和引起的水饮内停，可适当配伍当归、川芎、白芍、茯苓、猪苓、泽泻、茵陈等疏肝健脾利水之药，以增强疗效。

柴胡桂枝干姜汤临床多用于治疗疟疾、慢性肝炎、肝硬化、胆囊炎、慢性胃炎、消化性溃疡、肠易激综合征、支气管炎、肺炎、肾盂肾炎等疾病。

【医案举例】

刘渡舟医案：刘某，男，54岁。患乙型肝炎，然其身体平稳而无所苦。最近突发腹胀，午后与夜晚必定发作。发时坐卧不安，痛苦万分。刘老会诊经其处，其家小恳请顺路一诊。患者一手指其腹曰：我无病可讲，就是夜晚腹胀，气聚于腹，不噫不出，憋人欲死。问其治疗，则称中西药服之无算，皆无效可言。问其大便则溏薄不成形，每日两三行。凡大便频数，则夜晚腹胀必然加剧。小便短少，右胁作痛，控引肩背酸楚不堪。切其脉弦而缓，视其舌淡嫩而苔白滑。刘老曰：仲景谓"太阴之为病，腹满，食不下，自利益甚"。故凡下利腹满不渴者，属太阴也。阴寒盛于夜晚，所以夜晚则发作。脉缓属太阴，而脉弦又属肝胆。胆脉行于两侧，故见胁痛控肩背也。然太阴病之腹满，临床不鲜见之，而如此证之严重，得非肝胆气机疏泄不利，六腑升降失司所致欤？刘老审证严密，瞻前顾后，肝脾并治，选用《伤寒论》的柴胡桂枝干姜汤。柴胡16g，桂枝10g，干姜12g，牡蛎30g（先煎），天花粉10g，黄芩4g，炙甘草10g。

此方仅服1剂，则夜间腹胀减半，3剂后腹胀全消，而下利亦止。[陈明,刘燕华,李芳.刘渡舟临证验案精选.北京:学苑出版社,1996:77-78.]

柴胡加龙骨牡蛎汤

【原文】

伤寒八九日，下之，胸满烦惊，小便不利，谵语，一身尽重，不可转侧者，柴胡加龙骨牡蛎汤主之。(107)

柴胡加龙骨牡蛎汤方

柴胡四两　龙骨　黄芩　生姜（切）　　　铅丹　人参　桂枝（去皮）　　茯苓各一两半　半夏二合半（洗）　大黄二两　牡蛎一两半（熬）　大枣六枚（擘）

上十二味，以水八升，煮取四升，内大黄，切如棋子，更煮一两沸，去滓，温服一升。本云柴胡汤，今加龙骨等。

【功效配伍】

柴胡加龙骨牡蛎汤和解少阳，通阳泄热，重镇安神。本方是以半量小柴胡汤去甘草，加龙骨、牡蛎、桂枝、茯苓、铅丹、大黄组成。方以小柴胡汤和解少阳，宣畅枢机，清疏胆火，扶正达邪；因有邪热与水气弥漫，故去甘草之甘缓，加桂枝发表通阳，化气行水；加大黄泄热和胃；加龙骨、牡蛎、铅丹重镇安神，理怯定惊；加茯苓淡渗利小便，宁心安神。诸药合用，和少阳，清胆火，除烦镇惊，安神定志。

上十二味药，水煮，再入大黄，煮一两沸，去滓，温服。

【方证论治辨析】

柴胡加龙骨牡蛎汤治少阳烦惊谵语证。症见伤寒八九日，胸满，心烦，谵语，惊惕，一身尽重，不可转侧。

伤寒八九日，误用攻下，伤及正气，使病邪内陷少阳，弥漫全身，形成表里俱病，虚实互见。误下后邪陷少阳，经气郁滞，枢机不利则胸满；胆火上炎，兼胃热上蒸，心神被扰，轻则心烦，重则谵语；少阳枢机不利，胆火内郁，决断失职，心神逆乱，故惊惕恐惧；三焦决渎失职，水道不畅，则小便不利；邪气郁于半表半里，内外气机阻滞，阳气内郁而不得宣达，三阳经气不利，故一身尽重而不可转侧。本证涉及诸多脏腑经络，病机复杂，但仍以少阳与三焦为病变重心，故用柴胡加龙骨牡蛎汤和解少阳，通阳泄热，疏通三焦，镇惊安神。

【用方思路】

柴胡加龙骨牡蛎汤包含和解、泄热、镇惊、利饮诸法，治疗兼顾面广。在小柴胡汤变化方中，该方最具特异性的功效是有和解镇惊作用，故后世医家多用于治疗惊、悸、癫、狂之类精神异常疾病。方中铅丹有毒，须谨慎应用，或用生铁落、磁石、代赭石替代。

柴胡加龙骨牡蛎汤临床用于治疗精神分裂症、神经官能症、癫痫、脑外伤后综合征、高血压病、戒断综合征、经前期紧张综合征、更年期综合征、甲状腺功能亢进等疾病。

【医案举例】

谭子虎医案：王某，女，14 岁。患儿自幼胆小，性格孤僻。3 年前因惊吓后出现四肢抽动，摇头，两眼直视，有时喊叫，每次持续几分钟，每日发作 10 多次，平素精神、睡眠差，多梦，烦躁，有恐慌感，伴纳差，大便溏，舌红，苔薄白，脉浮弦而滑。脑电图检查显示异常，诊断为癫痫。曾服苯巴比妥、安定、苯海索等药，但发作次数未见减少。辨证属肝阳横逆，上扰清窍，蒙蔽神明，治以育阴潜阳，柔以制刚。药用柴胡加龙骨牡蛎汤：柴胡 12g，黄芩 6g，桂枝 12g，半夏 12g，党参 9g，生牡蛎 30g，生龙骨 30g，茯苓 12g，生大黄 9g，生姜 6g，大枣 7 枚。

7 剂后，发作次数减少。守原方加龙齿 15g，珍珠母 15g。20 剂后未再发作，加朱砂 1g（冲），连服 10 剂，后改朱砂安神丸继服 10 余天。随访 1 年未再复发。[陈克坚. 柴胡加龙骨牡蛎汤治疗癫痫的体会. 湖北中医杂志,2008(6):46.]

第七章　经方温里剂

　　经方温里剂，指具有温阳散寒、通阳散寒、温通经脉、回阳救逆作用，治疗阳虚寒盛的方药。这里的温里剂主要包括温心、脾、肾之阳气的方药，属"八法"中的"温法"。《素问·至真要大论》所谓："寒者热之""治寒以热"是其组方立法的理论依据。

　　经方温里剂所用药物既能温阳气以治本，又能散寒湿以治标，但关键是温阳气，因寒为阳虚所生，或阳虚而感寒。温阳药具有扶阳、养阳、通阳、护阳、固阳等作用，分别用以治疗心、脾、肾等脏腑阳气虚损证。

第一节　温心阳剂

桂枝甘草汤

【原文】

发汗过多，其人叉手自冒心[1]，心下悸[2]，欲得按者，桂枝甘草汤主之。(64)

桂枝甘草汤方

桂枝四两（去皮）　甘草二两（炙）

上二味，以水三升，煮取一升，去滓，顿服。

注释：

[1] 叉手自冒心：双手交叉叠压，覆盖于心胸部位。叉手，双手交叉；冒，覆盖，按压。

[2] 心下悸：自觉心跳不宁，动悸不安，即心悸。

【功效配伍】

桂枝甘草汤温通心阳。方中桂枝辛甘性温，辛能通、甘能补、温能入心助阳通阳；炙甘草甘温，补益心气，与桂枝相配，辛甘化阳，以复心阳，又因其甘缓之性，使桂枝温而不散，可达温通心阳而不致发散阳气。本方桂枝用量倍于甘草，以突出温通心阳之主旨。尤在泾《伤寒贯珠集》云："桂枝、甘草，辛甘相合，乃生阳化气之良剂也。"

上二味药，水煮，去滓，一次顿服，则药力集中。

【方证论治辨析】

桂枝甘草汤治心阳虚证。症见发汗过多，心下悸，其人叉手自冒心，欲得按者。

本证为太阳病发汗太过，损伤心阳。汗为心之液，太阳病发汗太多，不仅直接伤及心阴，亦会耗损心阳，导致心阳虚损。过汗伤阴或伤阳，往往因体质而异。平素心阳不足者，也易感风寒而患太阳病，若发汗太过，表证虽罢，但心阳往往随汗而外泄。心阳亏虚，心神空虚无主，故心悸动不安；虚则寒凝，虚则不通，虚则喜按，故其人常双手交叉按压心胸部，以求缓解心悸。治宜温通心阳，方用桂枝甘草汤。

【用方思路】

桂枝甘草汤是温通心阳的祖方。心属阳脏，以阳用事，心病则阳气多虚，故临证须温通心阳者，皆可以此方为基础加味治疗。若心阳虚甚者，可酌加附子；若心气虚者，加黄芪、人参；若心阳虚夹痰浊者，加栝楼、薤白、半夏；若心阳虚夹瘀血者，加丹参、川芎；心之气阴两虚者，合用生脉散。

桂枝甘草汤临床可随症加味，治疗心动过缓、心律失常、病窦综合征、冠心病、充血性心力衰竭、心血管神经官能症、低血压等疾病。

【医案举例】

张建荣医案：张某，男，61岁。2007年1月4日初诊。心慌阵作10余天，伴下肢肌肉轻度疼痛发软，额头与背部白天出汗多，遇冷风自觉心里有紧束感。舌淡胖质略暗，边有齿痕，苔薄白，脉左弦略滑，右细弱。心率78次／分，律齐，血压：140／80mmHg。证属心阳虚，治宜温阳益气补虚，处方桂枝甘草汤加味：桂枝15g，炙甘草10g，制附子8g（先煎），黄芪15g，党参15g，麦冬12g，五味子10g，白术10g，茯苓10g，丹参15g，焦山楂10g。6剂，水煎服。

2007年1月10日复诊：服上方有效，原方不变，续用6剂，病愈。［张建荣.经方观止.北京:中国中医药出版社,2016:295.］

第二节　温中阳剂

桂枝加芍药汤
桂枝加大黄汤

【原文】

本太阳病，医反下之，因尔腹满时痛者，属太阴也，桂枝加芍药汤主之；大实痛者，桂枝加大黄汤主之。(279)

桂枝加芍药汤方

桂枝三两（去皮）　　芍药六两　　甘草二两（炙）　　大枣十二枚（擘）　　生姜三两（切）

上五味，以水七升，煮取三升，去滓，温分三服。本云桂枝汤，今加芍药。

桂枝加大黄汤方

桂枝三两（去皮）　　大黄二两　　芍药六两　　生姜三两（切）　　甘草二两（炙）
大枣十二枚（擘）

上六味，以水七升，煮取三升，去滓，温服一升，日三服。

【功效配伍】

桂枝加芍药汤通阳益脾，和营通络，缓急止痛。本方即桂枝汤倍用芍药组成。方中桂枝、生姜温中阳散寒气；炙甘草、大枣健脾补中益气；重用芍药，和营通络，缓急止痛。本方桂枝、生姜、炙甘草、大枣相配辛甘化阳；芍药、炙甘草、大枣相配，酸甘化阴。诸药配伍调理阴阳，通阳和络，缓急止痛。

上五味药，水煮，去滓，温服，一日三次。

桂枝加大黄汤通阳益脾，和营通络，祛瘀泻实。本方即桂枝加芍药汤再加大黄二两组成。方中桂枝加芍药汤通阳益脾，和营通络，缓急止痛；加大黄泻壅导滞，活血逐瘀，祛除腐秽。

上六味药，水煮，去滓，温服，一日三次。

【方证论治辨析】

桂枝加芍药汤治太阳病误下，邪陷太阴证。症见太阳病，医反下之，因尔腹满时痛。

太阳病治宜发汗解表，由于医者误下伤及脾土，致邪气内陷太阴。又因感邪轻重及病者体质强弱之差异，而证有偏虚偏实之不同。若腹满痛，时作时止，时轻时重，或挛急疼痛，但腹部按之柔软，且喜温喜按，为邪陷太阴，气滞络瘀，时通时不通，治用桂枝加芍药汤通阳益脾，和营通络，缓急止痛。

若腹满痛较为剧烈，持续不减，疼痛拒按，或伴大便不通，为邪陷太阴，腐秽不去，气滞络瘀，实邪壅结，治用桂枝加大黄汤通阳益脾，和营通络，泻壅导滞。柯韵伯《伤寒来苏集》云："太阴则腹满不实，阴道虚也；阳明则大实而痛，阳道实也。满而时痛，下利之兆；大实而痛，是燥屎之征。桂枝加芍药，即建中之方，桂枝加大黄，即调胃之剂。"

【原文】

太阴为病，脉弱，其人续自便利。设当行大黄、芍药者，宜减之。以其人胃气弱，易动[1]故也。（280）

注释：

[1] 易动：易出现下利。

太阴病阳气虚弱，寒湿内盛是其基本病机。本证脉弱，为太阴脾阳虚弱，鼓动无力；其人断续下利，为脾阳虚运化吸收障碍。此时即是太阴脾虚兼气滞络瘀或里实证时，亦应注意减少芍药、大黄用量，因脾胃虚弱之人，易引起下利。

【用方思路】

桂枝加芍药汤、桂枝加大黄汤反映了对太阴虚寒气滞络瘀或兼胃肠实邪阻滞者，临证应用可加重芍药用量，以养血活络，缓急止痛，或再加少量大黄攻逐实邪；同时反映对药物用量也要严格控制，需要加量则加，需要减量则减，总以固护胃气或不损胃气为原则，因芍药性阴柔，大黄善攻伐，故当酌情应用。

桂枝加芍药汤临床用于治疗慢性胃炎、胃溃疡、慢性结肠炎、溃疡性结肠炎、肠易激综合征、慢性肝炎、慢性胆囊炎、慢性胰腺炎等。桂枝加大黄汤临床用于治疗感冒腹痛、慢性肠炎、顽固性便秘、粘连性肠梗阻、胃肠型荨麻疹等疾病。

【医案举例】

（1）刘渡舟医案：王某，男，46岁。1994年4月18日初诊。大便下利达1年之久，先后用多种抗生素，收效不大。每日腹泻3～6次，呈水样便，并夹有少量脓血，伴有里急后重，腹部有压痛，以左下腹为甚，畏寒，发热（体温：37.5℃左右），舌红，苔白，脉沉弦。粪便镜检有红细胞、白细胞及少量吞噬细胞。西医诊为慢性细菌性痢疾。辨证：脾脏气血凝滞，木郁土中所致。治法：调脾家阴阳，疏通气血，并于土中伐木。方药：桂枝10g，白芍30g，炙甘草10g，生姜10g，大枣12枚。服汤2剂，下利次数显著减少，腹中颇觉轻松。3剂后则大便基本成形，少腹里急消失，服至4剂则诸症豁然而瘳。[陈明,刘燕华,李芳.刘渡舟临证验案精选.北京:学苑出版社,1996:105.]

（2）曹颖甫医案：庆孙，7月27日。起病由于暴感风寒，大便不行，头顶痛，此为太阳阳明同病，自服救命丹，大便行，而头痛稍愈。今表证未尽，里证亦未尽，脉浮缓，身常有汗，宜桂枝加大黄汤。

川桂枝三钱，生白芍三钱，生草一钱，生川大黄三钱，生姜三片，红枣三枚。

按：治病当先解其表，后攻其里，此常法也，前固言之稔也。余以临床所得，常有表解之后，其里自通，初不须假药力之助者。缘先表束之时，病者元气只顾应付表证，不暇及里，及表解之后，则元气自能反旆对里。夫元气之进退往返，谁能目之者，然而事实如此，勿可诬也。故余逢表束里张之证，若便闭未越三日者，恒置通里于不问，非不问也，将待其自得耳。

若本方之合解表通里药为一方者，又是一法。然其间解表者占七分，通里者占三分，不无宾主之分。以其已用里药，故通里为宾；以其未用表药，故解表为主。双管齐下，病去而元气乃无忧。［曹颖甫.经方实验录.上海：上海科学技术出版社，1979：46.］

甘草干姜汤

【原文】

伤寒脉浮，自汗出，小便数，心烦，微恶寒，脚挛急，反与桂枝[1]欲攻其表，此误也。得之便厥，咽中干，烦躁，吐逆者，作甘草干姜汤与之，以复其阳。若厥愈足温者，更作芍药甘草汤[2]与之，其脚即伸；若胃气不和，谵语者，少与调胃承气汤[3]；若重发汗，复加烧针者，四逆汤主之。（29）

甘草干姜汤方

甘草四两（炙）　干姜二两

上二味，以水三升，煮取一升五合，去滓，分温再服。

注释：

［1］桂枝：指桂枝汤类发汗解表剂。《金匮玉函经》及《注解伤寒论》在桂枝下有一"汤"字。

［2］芍药甘草汤：见经方补益剂。

［3］调胃承气汤：见经方泻下剂。

【功效配伍】

甘草干姜汤温阳复气。方中重用炙甘草补中益气，取干姜辛热，温中阳散寒气，二味相配，又可辛甘化阳，以温振中焦阳气。本方取理中汤一半，且炙甘草用量倍重于干姜，意在益气为主，温阳为辅，亦能防温复太过。《金匮要略》此方干姜，要求炮制，炮后则由辛温变为苦温，以增强温阳守中。

上二味药，水煮，去滓，温服，一日二次。

【方证论治辨析】

甘草干姜汤治伤寒兼里虚误汗证。症见伤寒脉浮，自汗出，复恶寒，小便数，心烦，脚挛急。误治后又出现手足逆冷，咽中干，烦躁，吐逆等症。

伤寒脉浮，自汗出，微恶寒，为太阳中风之表证；小便数，心烦，脚挛急，则属里证。此小便数，为里阳虚，温摄失司；心烦，脚挛急，为阴液亏虚，是阴液上不能濡养心神，下不能濡润筋肉。此为阴阳两虚兼太阳中风，若忽视里虚，贸然用桂枝汤，则犯虚虚之戒，必重伤阴阳，是为误治，汗出则阴阳更虚，变证丛生。因阳气本虚，误用桂枝汤则阳气更虚，故手足逆冷；汗出阴液益亏，故咽中干；阴亏液耗，心神失养，故由心烦转为心烦而躁动；里阳亏虚，胃失和降，故吐逆。此阴阳两虚，证候错综复杂，治当分轻重缓急。

本证阳虚厥逆重于阴虚，应先复阳气，故用甘草干姜汤以温阳复气；若阳气已复，再投以芍药甘草汤益阴缓急；若阳复太过，或过用热药，出现谵语，不大便等症，为胃肠有燥热，可少与调胃承气汤泄热和胃；对此阴阳两虚变证，若不加详辨，一汗再汗，或烧针劫汗，则阳随汗亡，病及少阴，出现四肢厥逆，畏寒蜷卧，脉沉微细等症，当急用四逆汤回阳救逆。

【用方思路】

本条原文所论，体现了仲景"观其脉证，知犯何逆，随证治之"的救治误治后变证的灵活性，也体现了辨证论治精神与治疗重视机体阳气的思想。甘草干姜汤是《伤寒论》一首温复中焦阳气的基础方；《金匮要略》用于治疗虚寒性肺痿。本方临证可加党参、白术健运脾土，补中益气；加附子即四逆汤，用于回阳救逆。

甘草干姜汤临床用于治疗慢性胃炎、消化性溃疡、慢性结肠炎、慢性气管炎、支气管哮喘等疾病。

【医案举例】

（1）赵明锐医案：李某，女，65岁。患者形体肥胖，平素即不喜欢饮水，面部及下肢间有水肿，食稍有不适时即肠鸣腹泻。由此，脾胃阳虚可知。一个月以来，无明显诱因忽唾液特多，唾出量一日一夜一碗多，脉象沉迟。舌淡而胖，并有齿印。曾给服吴茱萸汤及五苓散数剂，病情不但不减，还续有增加。后宗《伤寒论》之意，诊为肺胃虚寒，津液不能温布，故频频吐出。遂改用甘草干姜汤治之。处方：炙甘草15g，干姜15g。水煎服，日一剂，连服五剂痊愈。［赵明锐.经方发挥.太原：山西人民出版社，1982：151.］

（2）岳美中医案：阎某，男，21岁，唐山市人，汽车司机。素患鼻衄，初未介意，因长途外出，车生故障，三天始归家，当晚6时许开始衄血，势如涌泉，历5个多小时不止，家属惶急无策，深夜叩诊，往视之，见患者头倾枕侧，鼻血仍滴沥不止，炕下承以铜盆，血盈其半。患者面如白纸，近之则冷气袭人，抚之不温，问之不语，脉若有若无，神志已失，急疏甘草干姜汤：甘草9g，炮干姜9g，即煎令服。2小时后手足转温，神智渐清，脉渐起，能出语，衄亦遂止，翌晨更与阿胶12g，水煎日服2次，后追访，未复发。

患者素有鼻衄，阳络已伤，今因事不如意，肝气大升，遂至血出如涌。《灵枢·寒热》所谓"暴瘅内逆，肝肺相搏，血溢鼻口"即其病因病机。然此例出血过多，阴液骤失，阳无所附，又值夜半，阴血旺于阳时，阳气暴亡之象毕现，如执补血、止血之法，阴或可挽而阳终难复，变生顷刻，此际，惟冀速回其阳，待厥愈足温，脉续出，神志清醒之后，方可缓图徐治，甘草干姜汤之施，意即在此，然此方非止血之剂，而血竟得止，是因为"阳者，卫外而为固也"（《素问·生气通天论》），阳固则阴自安于内守，即堤防既固，水流则无泛滥之虞。［中国中医研究院.岳美中医案集.北京：人民卫生出版社，2005：152.］

吴茱萸汤

【原文】

食谷欲呕，属阳明也，吴茱萸汤主之；得汤反剧者，属上焦也。（243）

吴茱萸汤方

吴茱萸一升（洗）　人参三两　生姜六两（切）　大枣十二枚（擘）

上四味，以水七升，煮取二升，去滓，温服七合，日三服。

【功效配伍】

吴茱萸汤温中和胃，降逆止呕。方中以吴茱萸辛苦热为君，既能降肝胃寒逆以祛散浊阴，又能疏肝解郁以调达气机，《素问·至真要大论》云"寒淫于内，治以甘热，佐以苦辛"；生姜重用六两助吴茱萸温胃散寒，化饮降逆止呕；人参、大枣甘平补益胃气。诸药合用，温胃散寒，降逆止呕，但以降肝胃寒逆见长。

上四味药，水煮，去滓，温服，一日三次。

【方证论治辨析】

吴茱萸汤治阳明胃寒证。症见食谷欲呕。

食谷欲呕，病位有中焦、上焦之异，病性亦有寒热之别。据《伤寒论》第190条："阳明病，不能食者，名中寒。"本证当属阳明寒呕。大凡中焦有寒，或中焦有寒饮，皆可出现食谷欲呕，或不能食。因中焦有寒，脾不能运化水饮，胃不能纳谷以降，浊阴反而上逆。治用吴茱萸汤温中和胃，降逆止呕。

若服吴茱萸汤后，呕吐反加剧者，为上焦有热，胃失和降，则治宜清热和胃，降逆止呕，当另择方药；假若上焦有热，服用吴茱萸汤，是以热治热，胃拒而不纳，反使呕逆加剧。

【原文】

少阴病，吐利，手足逆冷，烦躁欲死者，吴茱萸汤主之。（309）

吴茱萸汤治少阴病寒邪犯胃证。症见呕吐，下利，手足逆冷，烦躁欲死。

本条以少阴病冠文首者，因吐利、手足逆冷诸症，类似少阴阳衰阴盛证，治用吴茱萸汤而不用四逆汤，因病属寒邪犯胃的阳明中寒证。阳明中寒，胃虚纳谷不降而上逆，故呕吐；脾虚清气不升而下陷，故下利；胃虚寒郁，阳气不达四肢，故手足逆冷。本证阴邪虽盛，但阳气未衰，阳气尚能与阴邪抗争，病见心烦躁动，难以忍受，故曰"烦躁欲死"。因病属阳明中寒升降逆乱，故治用吴茱萸汤温中散寒降逆。少阴病的烦躁欲死，是手足躁动，不能自主，甚至意识不清，为阴盛残阳扰动的将死之候。

【原文】

干呕，吐涎沫，头痛者，吴茱萸汤主之。（378）

吴茱萸汤治厥阴寒邪犯胃证。症见干呕，吐涎沫，头痛。

足厥阴肝经夹胃属肝，上贯膈，布胁肋，上入颃颡，连目系，上出与督脉交于颠顶。厥阴肝经寒邪犯胃，浊阴不降而上逆，故干呕而无物，或见泛泛欲吐；胃阳虚寒，饮停于中而上泛，故口吐涎沫；肝经寒邪及浊阴循经上逆清窍，故头痛，且以厥阴颠顶痛为著。治用吴茱萸汤暖肝温胃散寒，泻浊和胃降逆。

【用方思路】

吴茱萸汤是治疗厥阴头痛、肝胃寒逆呕吐的要方，其关键是吴茱萸能入厥阴肝经与阳明胃经，擅长降肝胃寒逆。临证若逆满呕吐甚，加半夏、橘皮等；若肝胃寒逆甚，加旋覆花、砂仁等；头痛甚者，加藁本、细辛、白芷、川芎等。

吴茱萸汤临床用于治疗急慢性胃炎、消化性溃疡、幽门痉挛、慢性肠炎、十二指肠壅积症、慢性胆囊炎、神经性呕吐、神经性头痛、偏头痛、梅尼埃病、胃肠神经官能症、高血压病、青光眼、闪辉性暗点、视疲劳症等疾病。

【医案举例】

（1）温载之医案：钟表匠某姓患头痛，常以帕缠头，发时气火上冲，痛而欲死。外敷凉药，内服清火顺气之品，可以暂安。旋愈旋发，绵延数年。因与友人修理钟表，病发，托其转求诊治。见其痛楚难堪，头面发红，但六脉沉细，左关伏而不见。乃厥阴肝经真阳不足，虚火上泛。用清热顺气，只可暂救燃眉，不能治其根本，是以时发时愈。遂用吴茱萸汤以补肝阳，两剂而愈。迄今数年，并未再发。假寒假热，实难分辨，但治病必求其本，乃可根除耳。［鲁兆麟.二续名医类案.沈阳：辽宁科学技术出版社，1996：2364.］

（2）赵守真医案：刘翁镜人，年古稀，体臞铄，有颅痛癖，时吐清涎，每届天候转变，遂发头痛，而以颠顶为烈，服温药则愈。近因家务烦劳，头痛较增，咳剧涎多，不热不渴，畏寒特甚，杂服诸药罔效。昨来迎诊，切脉细滑，舌润无苔，口淡乏味，证同上述。若从其头痛吐涎畏寒等象观测，由于阳气不振，浊阴引动肝气上逆之所致。正如《伤寒论》所谓："干呕，吐涎沫，头痛者，吴茱萸汤主之。"且其年高体胖，嗜酒增湿，胃寒失化，水泛成痰，外表虽健，而内则虚寒痰凝也。治以吴茱萸汤温中补虚，降逆行痰，颇与证情适合。党参24g，吴茱萸6g，生姜15g，大枣5枚。连进三剂，头痛、吐涎渐减，而小便清长，较昔为多，此缘阴寒下降，阳气上升，中焦得运，决渎复常耳。药既见效，原方再进四剂，诸症尽失。改用六君子汤加干姜、砂仁温脾益气，善后调理。
［赵守真.治验回忆录.北京：人民卫生出版社，2008：17.］

第三节 温肾阳剂

干姜附子汤

【原文】

下之后，复发汗，昼日烦躁不得眠，夜而安静，不呕，不渴，无表证，脉沉微，身无大热者，干姜附子汤主之。(61)

干姜附子汤方

干姜一两 附子一枚（生用，去皮，切八片）

上二味，以水三升，煮取一升，去滓，顿服。

【功效配伍】

干姜附子汤急救回阳。本方即四逆汤去炙甘草组成。方中生附子、干姜皆为大辛大热纯阳之品，温里散寒，回阳救逆，以复脾肾阳气。附子生用破阴回阳之力更强，加之煎煮顿服，则药力集中，回阳效果更为迅速。去甘草者，是去缓就急，以挽残阳，以防暴脱。此即所谓"有形之血不可速生，无形之气急当先固"。

上二味药，水煮，去滓，顿服。

【方证论治辨析】

干姜附子汤治肾阳虚烦躁证。症见下之后，复发汗，白昼烦躁不得眠，夜晚安静，不呕不渴，无表证，脉沉微，身无大热。

太阳病先行下之，则伤里阳；继而发汗则阳气随汗而外泄。如此汗下失序，反而重伤少阴之阳气，使阳衰而阴盛，结果虚阳躁动，阴气阻遏，阴阳相争，故烦躁不安。白昼烦躁不得眠，夜晚安静者，因白昼属阳，阳气旺盛，虚衰之阳得到阳气资助，奋起与阴邪抗争，故烦躁不得眠加重；夜暮属阴，阴气旺盛，虚阳无助，无力与阴邪抗争，故

145

夜晚安静。不呕、不渴、无表证，即排除了三阳证。若不呕，则病不在少阳；不渴，则非阳明；无表证，则邪已不在太阳。病由太阳病误用汗下之法，邪已入少阴之里。脉沉微是少阴阳虚阴盛之主脉，也是肾阳衰之征。身无大热，当指身有微热，为阳虚阴盛，虚阳外越。为防止阳气暴脱，故治用干姜附子汤急救回阳。

【用方思路】

干姜附子汤是两味阳刚之品合用，故温阳作用强于四逆汤。

干姜附子汤临床用于治疗各种心功能不全、休克、肾炎、低血压、病态窦房结综合征等疾病。

【医案举例】

（1）许叔微医案：一妇人得伤寒数日，咽干，烦渴，脉弦细。医者汗之，其始衄血，继而脐中出血，医者惊骇而遁。余曰：少阴强汗之所致也。盖少阴不当发汗，仲景云："少阴强发汗，必动其血，未知从何道而出，或从口鼻，或从耳目，是为下厥上竭，此为难治。"仲景云无治法，无药方。余投以姜附汤，数服血止，后得微汗愈。

论曰：本少阴证，而误汗之，故血妄行自脐中出。若服以止血药，可见其标，而不见其本。余以治少阴之本而用姜附汤，故血止而病除。［许叔微.许叔微伤寒论著三种·伤寒九十论.北京：人民卫生出版社，1993：154.］

（2）李东垣医案：李东垣治一人，目赤，烦渴引饮，脉七八至，按之则散，此无根之脉，用姜附加人参服之，愈。［江瓘.名医类案.北京：中国中医药出版社，1996：111.］

四逆汤

【原文】

少阴病，脉沉者，急温之，宜四逆汤。(323)

四逆汤方

甘草二两（炙）　干姜一两半　附子一枚（生用，去皮，破八片）

上三味，以水三升，煮取一升二合，去滓，分温再服。强人可大附子一枚、干姜三两。

【功效配伍】

四逆汤回阳救逆。方中附子大辛大热，纯阳燥烈，力量雄宏，能上行温通心阳，下行补肾阳益命火，并能通达十二经脉，畅达阳气，祛逐寒湿，生用回阳救逆作用更强，是为君药；干姜辛热温中散寒，并助附子温心肾之阳，是为臣药，所谓"附子无干姜不热"；炙甘草甘温，补中益气，并缓干姜、附子辛烈之性，为佐为使。三药相合，共奏回阳救逆固脱之效。李中梓《伤寒括要》曰："四肢者，诸阳之本，阳气不能充布，故四肢逆冷。是方专主是症，故名四逆也。"方后指出：身体强壮者可用大附子一枚、干姜三两，已与通脉四逆汤用量相同，此为视其病情轻重缓急、身体强弱而变化药量。

上三味药，水煮，去滓，温服，一日二服。

【方证论治辨析】

四逆汤治少阴病，阳虚寒化证。症见少阴病，脉沉者。

少阴包括心、肾两脏，心属火，主血脉与神明，为君主之官，是五脏六腑之大主；肾藏精主水，寓真阴真阳，为先天之本。少阴病脉沉，指脉沉而微细，乃少阴心肾阳气大衰，阴寒极盛之象，治宜急救回温，方用四逆汤。

【原文】

少阴之为病，脉微细，但欲寐[1]也。（281）

注释：

[1] 但欲寐：指精神萎靡不振，体疲乏力，呈似睡非睡的状态。

少阴阳虚寒化证基本脉症。少阴之为病，脉微细，但欲寐。

邪入少阴，心肾阳气衰微，无力鼓动血行，则脉微；精亏血少，脉道不充，则脉细。《素问·生气通天论》云："阳气者，精则养神。"但欲寐为阳气亏虚，不能养神，故见精神萎靡不振，神志恍惚，呈似睡非睡状。其治宜急救回温，其方宜四逆汤。

【原文】

少阴病，欲吐不吐[1]，心烦，但欲寐。五六日自利而渴者，属少阴也，虚故引水自救，若小便色白者，少阴病形悉具，小便白者，以下焦虚有寒[2]，不能制水，故令色白也。（282）

注释：

[1] 欲吐不吐：即欲吐而无物可吐。

[2] 下焦虚有寒：指肾虚有寒。

少阴寒化证的辨证要点。症见少阴病，欲吐不吐，心烦，但欲寐，五六日自利而渴，引水自救，小便色白。

少阴病欲吐不吐，为下焦肾阳虚衰，浊阴上逆，胃失和降，故欲吐，但因胃腑空虚，故无物可吐；阴寒盛于下，虚阳上扰，故心烦；心肾阳气衰微，神疲乏力，故但欲寐。此证若不急治，至五六日，邪气深入，心肾阳虚愈甚，火不暖土，脾失温运，水谷不化，必自利；阳虚火衰，不能蒸化津液，津液不能上承，加之下利，故自利而渴；口中津亏，则引水自救；小便色白者，为下焦肾阳虚衰，失之气化。治宜四逆汤温脾肾之阳。

本条指出"自利而渴者，属少阴"。《伤寒论》第 277 条："自利不渴者，属太阴。"少阴自利而渴，缘于下焦阳虚，不能气化蒸腾，津不上行，是津亏致渴；太阴自利不渴，病因中焦脾阳虚弱，寒湿内盛。

【原文】

少阴病，饮食入口则吐，心中温温欲吐[1]，复不能吐。始得之，手足寒，脉弦迟者，此胸中实[2]，不可下也，当吐之。若膈上有寒饮，干呕者，不可吐也，当温之，宜四逆汤。（324）

注释：

[1] 温（yùn，音运）温欲吐：自觉心中蕴结不适，恶心泛泛欲吐。温，同愠，《说文》曰："愠，怒也。"愠或作蕴。

[2] 胸中实：指胸膈有痰浊阻塞的实证。

四逆汤治少阴肾阳虚衰，寒饮上逆胸膈。少阴阳虚寒饮上逆与胸中痰实上逆，均可出现饮食入口则吐，心中蕴结，泛泛欲吐，复不能吐等症。

若病初，胸中有痰实，症见手足冷，脉弦迟，是痰浊阻遏胸中之实证。由于邪阻胸膈，下及脾胃，胃失和降，胃气上逆，故饮食入口则吐，不进食时，亦觉胸中蕴结而泛泛欲吐，但又因痰食阻遏难行，故虽欲吐而复不能吐。胸中痰浊阻遏，阳气被郁，不得布达于四末，故手足寒；邪结阳郁，气血运行迟滞，故脉来弦迟。因痰食阻遏胸中，病位偏上，有上越之势，故不可攻下，治应根据"其高者，因而越之"，采用因势利导法，方用瓜蒂散催吐痰食。

若病久，膈上有寒饮，症见饮食入口则吐，心中蕴结，泛泛欲吐，复不能吐，脉微细，为少阴肾阳虚衰，气化失职，寒饮不化，上逆停留膈上。本证为阳虚停饮，故不可用吐法，当用四逆汤温阳化饮，补益脾肾。

【原文】

脉浮而迟，表热里寒，下利清谷[1]者，四逆汤主之。（225）

注释：

[1] 下利清谷：下利完谷不化，并有清冷感。

四逆汤治少阴阳虚下利证。症见脉浮而迟，表热里寒，下利清谷。

表热，指阳明（本条见于阳明病篇）经热未尽，故仍有发热，脉浮。里寒，指少阴阳虚里寒，故下利清谷，脉迟。此虽表热里寒，但以少阴阳虚里寒为急，故用四逆汤急温其里。

【原文】

大汗出，热不去，内拘急[1]，四肢疼，又下利厥逆而恶寒者，四逆汤主之。（353）

注释：

[1] 内拘急：腹中拘急不舒或拘急疼痛。

四逆汤治阳虚阴盛之寒厥证。症见大汗出，热不去，腹中拘急，四肢疼痛，下利清谷，四肢厥逆而恶寒。

本证既有少阴阳虚阴盛，又兼有太阳表邪。由于汗法使用不当，致卫气不固而大汗出，反致少阴阳气更伤。肌表邪热不去则发热，是表证未罢；内见腹中拘急，外见四肢疼痛，为少阴阳气虚损，经脉失之煦养；下利清谷，为脾肾阳虚不能腐熟水谷；四肢厥逆而恶寒，为少阴阳衰阴盛，表里俱寒。此虽表里同病，但里证为急为重，故急当用四逆汤救里，待里阳恢复后，再行治表。

【原文】

大汗，若大下利，而厥冷者，四逆汤主之。（354）

四逆汤治汗下后厥冷证。病由大汗出，或大下利，重伤阴液，阴损及阳，致阳气衰微，阴寒内盛，四肢厥冷者，方用四逆汤急救回阳。

【原文】

吐利汗出，发热恶寒，四肢拘急[1]，手足厥冷者，四逆汤主之。（388）

注释：

[1] 拘急：指筋脉拘急，这里俗称抽筋。

四逆汤治霍乱，亡阳重证。症见呕吐，汗出，发热恶寒，四肢拘急，手足厥冷等。

霍乱吐利交作，又见汗出，为阳亡液脱之危重证候。发热恶寒，为里真寒外假热；四肢拘急，为津液骤脱，筋肉失之濡养；手足厥冷，为阳气亡失，手足失之煦养。治宜急救回阳固脱，方用四逆汤。

【原文】

既吐且利，小便复利，而大汗出，下利清谷，内寒外热，脉微欲绝者，四逆汤主之。（389）

四逆汤治霍乱亡阳，真寒假热证。症见呕吐，下利，小便复利，大汗出，下利清谷，内寒外热，脉微欲绝。

霍乱既吐且利，津液必伤，反见小便复利，大汗出，实为阳气暴亡，肾阳大亏，固摄与气化衰竭。肾阳衰，则小便清利；卫阳衰，则大汗出；脾肾阳衰，则下利清谷；阴寒盛于里，格虚阳于外，则里寒而外热；阴阳俱衰，则脉沉微欲绝。治宜速用四逆汤破阴散寒，回阳救逆。

【用方思路】

四逆汤是治疗少阴心肾阳衰，阴寒内盛的主方，具有回阳救逆，破阴散寒功用。凡各种原因导致的亡阳厥逆证，均可用此方加味治疗，如通脉四逆汤、四逆加人参汤等方即是。临证若气阴两虚者合生脉饮；心阳虚水肿者加桂枝、黄芪、防己、葶苈子等；心血瘀阻者加丹参、赤芍、川芎等。

四逆汤临床用于抢救心源性休克、感染性休克、脱液性休克、急性心肌梗死、心力衰竭等急危重症；也用于病窦综合征、风湿性心脏病、慢性肠炎、慢性肾炎等。

【医案举例】

（1）李东垣医案：治冯氏子，年十六。病伤寒，目赤而烦渴（似热），脉七八至。

医欲以承气下之,已煮药,而李适从外来,冯告之故,李切脉,大骇曰:几杀此儿!《内经》有言,在脉诸数为热,诸迟为寒。今脉八九至,是热极也。殊不知《至真要大论》曰:病有脉从而病反者,何也?岐伯曰:脉至而从,按之不鼓,诸阳皆然。王注云:言病热而脉数,按之不动,乃寒盛格阳而致之,非热也。此传而为阴证矣。今持姜附来,吾当以热因寒用之法治之。药未就,而病者爪甲已青,顿服八两,汗渐出而愈。[江瓘.名医类案.北京:中国中医药出版社,1996:13.]

（2）俞长荣医案:苏某,三十余岁。月经期中不甚冲水,夜间忽发寒战,继即沉沉而睡,人事不省。脉微细欲绝,手足厥逆。当即针人中及十宣穴出血,血色紫黯难以挤出。针时能呼痛,并一度苏醒,但不久仍呼呼入睡。此因阴寒太盛,阳气大衰,气血凝滞之故。急当温经散寒,挽扶阳气。拟大剂四逆汤一方。

处方:炮附24g,北干姜12g,炙甘草12g。水煎,嘱分四次温服,每半小时灌服一次。

病者家属问:此证如此严重,为何将药分作四次,而不一次服下使其速愈?我说:正因其症状严重,才取"重剂缓服"办法,其目的为使药力相继,缓缓振奋其阳气而驱散阴寒,譬如春临大地,冰雪自然溶解;如果一剂顿服,恐有"脉暴出"之变,譬如突然烈日当空,冰雪骤解,反致弥漫成灾。家属信服。服全剂未完,果然四肢转温,脉回,清醒如初。[俞长荣.伤寒论汇要分析.福州:福建人民出版社,1964:141.]

通脉四逆汤

【原文】

少阴病,下利清谷,里寒外热,手足厥逆,脉微欲绝,身反不恶寒,其人面色赤,或腹痛,或干呕,或咽痛,或利止脉不出者,通脉四逆汤主之。(317)

通脉四逆汤方

甘草二两（炙）　附子大者一枚（生用,去皮,破八片）　干姜三两（强人可四两）

上三味,以水三升,煮取一升二合,去滓,分温再服,其脉即出者愈。面色赤者,加葱九茎;腹中痛者,去葱,加芍药二两;呕者,加生姜二两;咽痛者,去芍药,加桔梗一两;利止脉不出者,去桔梗,加人参二两。病皆与方相应者,乃服之。

【功效配伍】

通脉四逆汤破阴回阳,通达内外。本方与四逆汤药味组成相同,只是附子、干姜用量有所增加而异，即选生大附子一枚，干姜由一两半加至三两。生附子、干姜大辛大热，加大其量则破阴散寒，回阳救逆之力更峻，并能破除阴阳格拒之势，而挽回欲脱之阳气。本方能使阳气恢复，阴气消散，阴阳相接，脉气通行，故名通脉四逆汤。

上三味药，水煮，去滓，分二次温服。

【方证论治辨析】

通脉四逆汤治少阴病，阴盛格阳证。症见里寒外热，下利清谷，手足厥逆，脉沉微欲绝，身反不恶寒，其人面色赤。或伴腹痛，或干呕，或咽痛，或利止脉不出。

少阴病里寒外热，即里真寒外假热，此为病机和病证特点的概括。下利清谷，手足厥逆，脉沉微欲绝，是阳气衰微，阴寒内盛之真寒；身反不恶寒，其人面色赤，则为虚阳浮越于外之假热。本病病势危笃，症状多变，故有诸多或然症。若脾肾阳虚，气血凝滞，则伴腹痛；阴寒气逆犯胃，胃失和降，则伴干呕；虚阳上浮，郁于咽喉，则伴咽痛；阳气大伤，阴液内竭，则利止脉不出。此阴盛格阳，里有真寒，外有假热，阴阳有离决之势，较单纯的阳衰阴盛之四逆汤证重急，故用通脉四逆汤破阴回阳，通达内外以治之。

通脉四逆汤治阴盛格阳，临证可随症加减。若面色赤者，为阴盛虚阳上浮之戴阳，宜加葱白宣通上下之阳气，破除阴阳格拒；若腹中痛者加芍药，以通利血脉，缓急止痛；干呕者加生姜，以和胃降逆；咽痛者加桔梗，以利咽开结；若利止脉不出者，加人参大补元气，益气生津，固脱复脉。方后指出"病皆与方相应者，乃服之"，意在示人处方用药时，必须据病随机辨证用方，乃能取效。

【用方思路】

通脉四逆汤和四逆汤两方的药物组成相同、功效相似，皆为少阴阳衰阴盛，或为脾肾阳虚，或为心肾阳虚而设。但两方的用药量不同，功效强弱有差异，故所治证候有轻重之别。通脉四逆汤适用于少阴阳衰阴盛，格阳于外，表现为里真寒而外假热，较四逆汤方证为重为急，临证可随机增加药量，以回阳救逆。

通脉四逆汤临床应用参照四逆汤。

【医案举例】

范中林医案：车某，男，74岁，成都市居民。1975年4月初，感受风寒，全身不适。自以为年迈体衰，营卫不固，加之经济困难，略知医药，遂自拟温补汤剂服之。拖延 10 余日，病未减轻，勉强外出散步，受风而病情加剧，头昏体痛，面赤高热，神志恍惚。邻友见之急送医院。查体温 39℃，诊为感冒高热，注射庆大霉素，并服西药，高热仍不退，病势危重，遂邀范老至家中急诊。初诊患者阵阵昏迷不醒，脉微欲绝。已高热 3 日，虽身热异常，但重被覆盖，仍觉心中寒冷。饮食未进，二便闭塞，双颧潮红，舌淡润滑，苔厚腻而黑。患者年逾七旬，阴寒过盛，恐有立亡之危。虽兼太阳表证，应先救其里，急投通脉四逆汤抢救之。处方：生甘草 30g，干姜 60g，制附片 60g（久煎），葱白 60g。

辨证：患者高热，神昏，面赤，苔黑，二便不通，似阳热之象。虽高热，反欲重被覆身；身热面赤，而四肢厥冷。二便不通，却腹无所苦。苔黑厚腻，但舌润有津。高热神昏，无谵妄狂乱之象，而脉现沉微。参之年已古稀，体弱气衰，实一派少阴孤阳飞越之候，生气欲离，亡在顷刻。故应投通脉四逆汤加葱，直追其散失欲绝之阳。

二诊：服上方 2 剂，热退，黑苔显著减少。阳回而阴霾之气初消，阴阳格拒之象已解。但头痛，身痛，表证仍在；肾阳虚衰，不能化气，故仍二便不利。以麻黄附子甘草汤祛其寒而固其阳，加葱生少阳生发之气。处方：麻黄 10g，制附片 60g（久煎），生甘草 20g，葱白 120g，4 剂。

三诊：上方服 4 剂，头不觉昏，二便通利，黑苔退尽，惟身痛未除。虽阳回表解，但仍舌淡，肢冷。阴寒内盛，呈阳虚身痛之象，宜温升元阳而祛寒邪，以四逆汤加辽细辛主之。处方：炙甘草 20g，干姜 30g，制附片 60g（久煎），辽细辛 6g，2 剂。

四诊：服 2 剂，余症悉除，其大病瘥后，真阳虚衰，以理中汤加味调理之。处方：潞党参 15g，炒白术 10g，炙甘草 10g，干姜片 15g，制附片 30g，茯苓 12g。1979 年 7 月 18 日追访，患者已 79 岁高龄。自病愈后，几年来身体一直很好。[范学文.范中林六经辨证医案选.北京:学苑出版社,2007;107－108.]

通脉四逆加猪胆汁汤

【原文】

吐已下断[1]，汗出而厥，四肢拘急[2]不解，脉微欲绝者，通脉四逆加猪胆汁汤主之。(390)

通脉四逆加猪胆汁汤方

甘草二两（炙）　　干姜三两（强人可四两）　　附子大者一枚（生，去皮，破八片）
猪胆汁半合

上四味，以水三升，煮取一升二合，去滓，内猪胆汁，分温再服，其脉即来。无猪
胆，以羊胆代之。

注释：

[1] 吐已下断：呕吐下利皆停止。已，停止；断，绝也。《备急千金要方》作"吐
下已断"，亦通。

[2] 四肢拘急：四肢肌肉拘挛紧急。

【功效配伍】

通脉四逆加猪胆汁汤回阳救逆，益阴和阳。本方即通脉四逆汤加猪胆汁组成。方用
通脉四逆汤能速破内在之阴寒，急回欲脱之残阳；加猪胆汁苦寒质润，既益阴滋液，补
已竭之阴，又润燥相济，防止干姜、附子辛燥劫阴之弊，其苦寒反佐之用，可引阳药入
阴分，以破除阴阳格拒之势。方后云"无猪胆，以羊胆代之"，羊胆汁与猪胆汁性味相
似，故可代替。

上四味药，水煮，去滓，加入猪胆汁，分二次温服。

【方证论治辨析】

通脉四逆加猪胆汁汤治霍乱，阳亡阴竭证。症见吐利之后，汗出，厥冷，四肢拘急
不解，脉微欲绝。

霍乱呕吐下利停止后，若阳回向愈者，当见手足转温，脉象和缓。今吐利虽止，却
见汗出，厥冷，四肢拘急不解，脉微欲绝，为吐利过度，阴阳俱竭之征。因阴液耗竭，
以至于无物可吐，无物可下；阳气衰亡，故汗出而厥逆；阳气与阴液耗竭，不能煦养濡
润筋肉，则四肢拘急不解；阳衰则脉鼓动无力，阴竭则脉不充盈，故脉来沉微欲绝。此
阳亡阴竭，阴阳离决之势已现，故非大剂辛热之品不足以破阴回阳，然又恐辛温燥动浮
阳，更劫其阴，故须急用通脉四逆汤破阴回阳救逆，加猪胆汁益阴反佐和阳。

【用方思路】

通脉四逆加猪胆汁汤方证与四逆加人参汤方证皆属霍乱吐利而致阳亡阴竭之危候，

但四逆加人参汤所治病情稍轻，其脉虽微，但未欲绝，尚未形成阴阳格拒。通脉四逆加猪胆汁汤所治之病病势重笃，阳气已亡，阴液已竭，且有阴阳格拒，将欲离决之势，尤其在大辛大热方药中，加一味苦寒的猪胆汁作为反佐，引阳药以入阴分，以破除阴阳格拒之势，发人深思。

通脉四逆加猪胆汁汤临床用于治疗心力衰竭、心肌梗死、休克等疾病。

【医案举例】

许小逊医案：周某，年届弱冠。大吐大泻之后，汗出如珠，厥冷转筋，干呕频频，面色如土，肌肉削弱，眼眶凹陷，气息奄奄，脉象将绝。此败象毕露，许为不治矣！而病家苦苦哀求，始尽最后手段。着其即觅大猪胆两个，处方用炮附子三两，干姜五两，炙甘草九钱。一边煎药，一边灌猪胆汁，幸胆汁纳入不久，干呕渐止。药水频投，徐徐入胃矣。是晚再诊，手足略温，汗止，惟险证尚在。再处方：炮附子二两，川干姜一两五钱，炙甘草六钱，高丽参三钱，急煎继续投服。翌日巳时过后，其家人来说："昨晚服药后呻吟辗转，渴饮，请先生为之清热。"观其意嫌昨日用干姜、附子太多也。吾见病人虽有烦躁，但能诉出所苦，神志渐佳，诊其脉亦渐显露。凡此皆阳气复振机转，其人口渴、心烦不耐、腓肠肌硬痛等症出现，原系大吐大泻之后，阴液耗伤过甚，无以濡养脏腑肌肉所致。阴病见阳证者生，且云今早有小便一次，俱佳兆也。照上方加茯苓五钱，并以好酒用力擦其硬痛处。如是二剂而烦躁去，诸症悉减。再两剂而神清气爽，能起床矣。后用健运脾胃，阴阳两补法，佐以食物调养，数日复原。［许大彭.许小逊先生医案.广东医学·祖国医学版,1963(2):35.］

白通汤

白通加猪胆汁汤

【原文】

少阴病，下利，白通汤主之。(314)

白通汤方

葱白四茎　干姜一两　附子一枚（生，去皮，破八片）

上三味，以水三升，煮取一升，去滓，分温再服。

少阴病，下利，脉微者，与白通汤。利不止，厥逆无脉，干呕烦者，白通加猪胆汁汤主之。服汤，脉暴出[1]者死，微续[2]者生。(315)

白通加猪胆汁汤方

葱白四茎　干姜一两　附子一枚（生，去皮，破八片）　　人尿五合　猪胆汁一合

上五味，以水三升，煮取一升，去滓，内胆汁、人尿，和令相得，分温再服。若无胆，亦可用。

注释：

[1] 脉暴出：脉搏陡然浮出，躁动无根。

[2] 微续：脉搏逐渐显现接续。

【功效配伍】

白通汤破阴回阳，宣通上下。本方是由四逆汤去甘草、减少干姜用量加葱白组成。方中去甘草甘缓之性，以防掣肘干姜、附子回阳之力，加葱白辛温上走，通被格上之阳下潜于肾；附子温发下焦之阳上承于心；干姜温中土之阳以通上下。三味相合，破阴散寒，回阳救逆，宣通上下，交通阴阳。方名"白通"二字，白，指葱白；通，指通阳。

上三味药，水煮，去滓温服，一日二次。

白通加猪胆汁汤即白通汤加入猪胆汁、人尿组成。白通汤破阴回阳，宣通上下，加猪胆汁苦寒、人尿咸寒，意在反佐，引阳药入阴，使热药不被阴寒邪气所格拒，以利于白通汤发挥破阴回阳救逆之功。此外，猪胆汁、人尿属血肉有情之品，于此下利阴伤之时，尚有补津血、增阴液之效。

上五味药，水煮，去滓，温服，一日二次。人尿可用童便；"若无胆，亦可用"，盖指病情危笃，猪胆汁尚难寻觅者，亦可迅速加入人尿服之以救急。

【方证论治辨析】

白通汤治少阴病，阴盛格阳于上的戴阳证。症见下利，脉微，面色赤。或下利不止，四肢厥逆，无脉，干呕，心烦。

少阴病下利，脉微，即少阴虚寒下利，其特征为下利清谷。通脉四逆汤方后指出"面色赤者，加葱九茎"，据此测知，本证方中有葱，亦当有面色赤，乃阴寒格拒虚阳浮越于上，出现两颊嫩红，游移不定。本证属少阴阳衰阴盛，虚阳被格拒于上的戴阳证，

故治以白通汤破阴回阳，宣通上下。

若服白通汤后，不但下利未止，面赤不除，反见四肢厥逆加重，无脉，又出现干呕、心烦。其因有二：一是病重药轻，药不胜病；二是因少阴阳气大衰，阴寒内盛，脉气不通，故四肢厥逆加重，无脉；阴寒不仅格拒虚阳上浮，对热药亦拒而不受，以致出现干呕、心烦。此并非药不对证，仍可用白通汤破阴回阳，宣通上下，但须加入猪胆汁、人尿引阳入阴，以避免格拒再次发生。

服白通加猪胆汁汤后，若由无脉而突然出现浮大躁动之象，乃阴液枯竭，孤阳无依，浮越于外的危象，其预后不良；若脉由沉伏不至而缓缓出现，渐趋明显，且均匀和缓，乃阳气渐复，阴液未竭，阴寒渐退之象，其预后较好。

【用方思路】

白通加猪胆汁汤治少阴阴盛格阳证，通脉四逆加猪胆汁汤治疗霍乱阳亡阴竭证，此二方均为急救回阳之方，但均加入苦寒的猪胆汁，尤引人注目。对此用药除苦寒反佐，消除阴阳格拒的认识外，不能排除"孤阴不生，独阳不长"，阴阳互根之理，盖用温阳刚燥之剂，佐以苦寒阴柔之品，在于调和、平衡、交通阴阳尔。这种用法非同寻常，别具一格，值得进一步深研。

白通加猪胆汁汤临床用于治疗休克、雷诺综合征、咽峡炎、皮肤结节性红斑等疾病。

【医案举例】

（1）吴佩衡医案：杨某，男，31岁。1923年3月，病已20日，始因微感风寒，身热头痛，连进某医方药10余剂，每剂皆以苦寒凉下并重加犀角、羚羊角、黄连等，愈进愈剧，犹不自反，殆至危在旦夕，始延吴诊视。斯时病者目赤，唇肿而焦，赤足露身，烦躁不眠，神昏谵语，身热似火，渴喜滚烫水饮，小便短赤，大便数日未解，食物不进，脉浮虚欲散。此乃风寒误治之变证，外虽呈一派热象，是为假热，内则寒冷已极，是为真寒。设若确系阳证，内热熏蒸，应见大渴饮冷，岂有尚喜滚饮乎？况脉来虚浮欲散，是为元阳有将脱之兆。苦寒凉下不可再服，唯有大剂回阳收纳，或可挽回生机。病象如此，甚为危笃，急宜破阴回阳，收敛浮越，拟白通汤加上肉桂主之。处方：附子60g（开水先煮透），干姜60g，上肉桂10g（研末，泡水兑入），葱茎白4茎。

拟方之后，病家畏惧姜、附，是晚无人主持，未敢煎服。次晨又急来延诊，吴仍执前方不变，并告以先用肉桂泡水试服之，若能耐受，则照方煎服，舍此别无良法。病家乃以上肉桂水与服之，服后旋即呕吐涎痰碗许，人事稍清，自云心内爽快，遂进上方。服1剂，病情有减，即出现恶寒肢冷之象。午后再诊，身热退一二，已不作烦躁谵语之状，且得入寐片刻，乃以四逆汤加上肉桂主之。处方：附片100g（开水先煮透），干姜36g，甘草12g，上肉桂10g（研末，泡水兑入）。服后身热退去四五，脉象稍有神，小便色赤而长，能略进稀粥。再剂则热退七八，大便始通，色黑而硬。惟咳嗽多痰，痰中带有血色。病家另延数医诊视，皆云热证，出方总不离苦寒凉下之法。由于先前所误之鉴，又未敢轻试。其后因病者吃梨1个，当晚忽然发狂打人，身热大作，如有前状，又急邀吴诊治，始言吃梨之事。视之，舌白苔滑，仍喜滚饮。此阳神尚虚，阴寒未净，急需扶阳犹恐不及，反与滋阴清凉之水果，又增里寒，病遂加重。即告以禁食生酸水果冷物及清凉苦寒之药为幸。仍主以大剂回阳祛寒之剂治之。照第2方加倍分量，并加茯苓30g、半夏16g、北细辛4g，早晚各服1剂，共连服6剂。3日后再诊，身热已不作，咳嗽已止，饮食增加，小便淡黄而长，大便转黄而溏。又照方去半夏、细辛，加砂仁、白术、黄芪，每日1剂，连进10余剂，诸病俱愈，其后体健胜于前。[黄文东.著名中医学家的学术经验.长沙:湖南科学技术出版社,1981:31.]

（2）谢映庐医案：傅德生，喜饮，衣食弗给，时值暑月，吐泻交作，大汗如洗，口渴饮水，四肢厥冷，尚能匍匐来寓求治。余见而骇之，忙与附桂理中丸一两，更与附桂理中汤一剂，俱呕不纳。又托人求诊，见其吐泻汗厥恶症未减，余益骇之。尤可畏者，六脉全无，四肢冰冷，扪之寒彻指骨，顷刻间肌肉大夺，指掌尤甚。急以回阳火焠之，诸逆幸挽，始获斟酌处方，以大剂附子理中汤加益智，又呕而不纳。因思胃者，肾之关也，寒邪直入，舍此大热之药，将安求乎？复悟肾胃之关，一脏一腑，寒邪斩关直入，与少阴肾寒之气，滔天莫制，大热之药，势必拒格。夫理中者，理太阴也，与少阴各别。原仲景治少阴病下利厥逆无脉之症，格药不入者，有反佐通阳之法。用白通加人尿猪胆汁汤，按法煎进，下咽乃受。渐喜脉微续出，阴浊潜消，阳光复辟，九死一生之症，赖以生全。[谢映庐.谢映庐医案.上海:上海科学技术出版社,2010:103.]

四逆加人参汤

【原文】

恶寒，脉微而复利[1]，利止，亡血[2]也，四逆加人参汤主之。(385)

四逆加人参汤方

甘草二两（炙）　　附子一枚（生，去皮，破八片）　　干姜一两半　人参一两

上四味，以水三升，煮取一升二合，去滓，分温再服。

注释：

[1] 复利：指仍继续下利。复，繁复、重复之意。

[2] 亡血：这里作津液亡失解。亡，亡失、损伤。

【功效配伍】

四逆加人参汤回阳救逆，益气养阴。本方由四逆汤加人参组成。方用附子、干姜、炙甘草温补脾肾，回阳救逆；加人参大补元气，益气养阴，生津固脱。诸药合用，阳气生还，阴液得固，阴阳协调，则病痊愈。

上四味药，水煮，去滓，温服，一日二次。

【方证论治辨析】

四逆加人参汤治霍乱，亡阳脱液证。症见暴吐暴利，恶寒，脉微。

霍乱呕吐下利是其主症。本证霍乱吐利，气随液泄，阳气衰亡，故脉微弱无力。阳衰而外不能温煦周身，故恶寒肢厥；内不能温化腐熟水谷，摄敛津液，故下利不止。若下利自止，仍见恶寒，脉微，为阳亡液脱，津液内竭，已无物可下。津血同源，津脱血亦亡，正如《金匮玉函经》所云"水竭则无血"。此证属霍乱之危候，故须急用四逆加人参汤回阳救逆，益气养阴而固脱。若下利停止，伴手足温暖，烦热欲去衣被者，为阳气来复，疾病向愈的佳兆。

【用方思路】

四逆加人参汤治心脾阳虚，兼气阴亏虚的呕吐泄泻，临证可加黄芪、山药、白术、

麦冬、五味子、赤石脂等；若心脾阳虚兼水湿者加生姜、半夏、茯苓等。

四逆加人参汤临床用于治疗大出血、创伤性休克、心力衰竭、心动过缓、冠心病心绞痛、崩漏下血等疾病。

【医案举例】

（1）喻嘉言医案：喻嘉言治徐国珍，伤寒六七日，身热目赤，索水到前，复置不饮，异常大躁，门牖洞启，身卧地上，辗转不快，更求入井，一医急治承气将服。喻诊其脉，洪大无伦，重按无力，乃曰：是为阳虚欲脱，外显假热，内有真寒，观其得水不欲咽，而尚可咽大黄、芒硝乎？！天气燠热，必有大雨，此证顷刻一身大汗，不可救矣。即以附子、干姜各五钱，人参三钱，甘草二钱，煎成冷服。服后寒战戛齿有声，以重绵和头覆之，缩手不肯与诊，阳微之状始著。再与前药一剂，微汗，热退而安。[喻震.古今医案按.北京：中国中医药出版社，1998：35.]

（2）庞东升医案：吾父七旬，习医数十载，值去年秋令，遣人来唤，告父病危，盼儿速归，余即乘车返家，未入室，已见亲友黯然神伤，语言悲戚，感其患绝非小恙之疾。急扑榻前问安，且视前药皆苓、术、砂、蔻之类，父以太阴脾虚为治无疑。遂诊其脉，六脉寻筋依稀可见，四肢厥冷，下利清谷，昼夜难以数计，呕恶频频，渴不欲饮，舌黑，溲白，嗜卧不语。吾以阴寒证括之，属少阴，宜《伤寒论》四逆汤合独参汤应之。处方：干姜12g，制附片12g，炙甘草15g。另以人参30g，煎水频频饮服，救逆回阳。1剂，阳回，六脉皆见；2剂而阴寒尽消；3剂即能下榻饮粥。继后拟六君子汤调理而愈。[李心机.伤寒论通释.北京：人民卫生出版社，2003：401.]

茯苓四逆汤

【原文】

发汗，若下之，病仍不解，烦躁者，茯苓四逆汤主之。（69）

茯苓四逆汤方

茯苓四两　人参一两　附子一枚（生用，去皮，破八片）　甘草二两（炙）　干姜一两半

上五味，以水五升，煮取三升，去滓，温服七合，日二服。

【功效配伍】

茯苓四逆汤回阳益阴。本方由四逆汤加人参、茯苓组成。方中四逆汤回阳救逆；人参益气固脱，养阴生津，安精神，定魂魄，既助干姜、附子回阳救逆，又能养心阴、安心神；重用茯苓宁心安神。诸药合用，回阳之中能益阴，益阴之中能助阳。陈恭溥《伤寒论章句》云："方用人参、茯苓，资在上之心气，以解阳烦；四逆汤，启水中之生阳，以消阴躁。"

上五味药，水煮，去滓，温服，一日二次。

【方证论治辨析】

茯苓四逆汤治太阳病汗下后，阴阳两虚烦躁证。症见发汗，或下之后，病仍不解，烦躁者。

太阳病发汗不当则伤阳，误下则损阴，造成阴阳两虚。汗下之后，病仍不解者，是汗下后疾病已发生变化。太阳与少阴相表里，太阳病治疗不当，易伤及少阴，结果形成少阴阴阳俱虚的变证。因汗下后阴阳俱损，阳损则神气浮越，阴损则不敛神，故神不守舍则烦躁。治用茯苓四逆汤回阳益阴，安神宁心。

【用方思路】

茯苓四逆汤较四逆加人参汤多出茯苓一味，故除治阴阳两虚烦躁证外，亦可用于治疗心肾阳虚的水肿，临证可加防己、葶苈子、白术、猪苓、泽泻等。

茯苓四逆汤临床用于治疗急慢性心力衰竭、阵发性心动过缓、肺心病、急慢性胃肠炎、慢性结肠炎、慢性肾炎、雷诺综合征等。

【医案举例】

周连三医案：段某，素体衰弱，形体消瘦，患病年余，久治不愈。症见两目欲脱，烦躁欲死，以头冲墙，高声呼烦。家属诉：初起微烦头疼，屡经诊治，因其烦躁，均用寒凉清热之剂，多剂无效，病反增剧。面色青黑，精神极惫，气喘不足以息，急汗如油而凉，四肢厥逆，脉沉细欲绝。拟方如下：茯苓30g，高丽参30g，炮附子30g，炮干姜30g，甘草30g。急煎服之。服后，烦躁自止，后减其量，继服10余剂而愈。[周连三.茯苓四逆汤临床应用.中医杂志,1965(1):28.]

第四节　温阳通脉剂

当归四逆汤

当归四逆加吴茱萸生姜汤

【原文】

手足厥寒，脉细欲绝者，当归四逆汤主之。（351）

当归四逆汤方

当归三两　桂枝三两（去皮）　芍药三两　细辛三两　甘草二两（炙）　通草二两 大枣二十五枚（擘）（一法十二枚）

上七味，以水八升，煮取三升，去滓，温服一升，日三服。

若其人内有久寒者，宜当归四逆加吴茱萸生姜汤。（352）

当归四逆加吴茱萸生姜汤方

当归三两　芍药三两　甘草二两（炙）　通草二两　桂枝三两（去皮）　细辛三两 生姜半斤（切）　吴茱萸二升　大枣二十五枚（擘）

上九味，以水六升，清酒六升和，煮取五升，去滓，温分五服。一方水酒各四升。

【功效配伍】

当归四逆汤养血散寒，温通经脉。本方即桂枝汤去生姜、倍大枣，加当归、细辛、通草组成。《景岳全书·本草正》记载："当归，其味甘而重，故专能补血；其气轻而辛，故又能行血。补中有动，行中有补，诚血中之气药，亦血中之圣药。"本方用当归补血行血为主药，配芍药味酸，入肝养血和营，助当归养血；桂枝温经通阳为辅，配细辛温经散寒，除陈寒痼冷，助桂枝通阳；通草通利血脉；炙甘草、大枣补益中气，和养营血，又能调和诸药。七味药合用，既能养血通脉，又能散厥阴寒凝，故名当归四逆汤。

上七味药，水煮，去滓，温服，一日三次。

当归四逆加吴茱萸生姜汤养血通脉，温阳祛寒。本方即当归四逆汤加吴茱萸、生姜，以增强温阳散寒，用清酒与水煮药以增强活血通脉。

上九味药，用水与清酒各半煎煮，去滓，分五次温服。

【方证论治辨析】

当归四逆汤治血虚寒凝证。症见手足厥寒，脉细欲绝。

本证并非阳虚阴盛之厥逆，乃厥阴肝血不足，寒凝经脉，阴阳之气不相顺接。血虚寒凝，经脉不利，阳气痹阻不通，四末失于温养，故手足厥寒；血虚寒凝，阳气不通，血脉运行不利，故脉细欲绝。治宜养血散寒，温通经脉，方用当归四逆汤。

当归四逆加吴茱萸生姜汤治内有久寒的血虚寒厥证。内有久寒，指久患陈寒痼冷，其病位或在四末，或在脏腑，在四末者，手足厥冷独盛；在脏腑者，多涉及肝、脾、肾，故常见脘腹或绕脐冷痛等症；或手足厥冷与脘腹冷痛等症并见。治用当归四逆加吴茱萸生姜汤以增强温阳散寒通脉，经脏共治。

李中梓《伤寒括要》云："症虽同上，但久寒之人，阳气益弱，非生姜、茱萸不能充温于四末。然不用四逆汤，何也？为手足厥寒，邪犹浅也。按仲景凡言四逆者，乃四肢逆冷之省文也。四肢者，自指至肘，自足至膝之谓也，其邪为深。凡言手足者，乃自指至腕，自足至踝之谓也，其邪为浅。仲景下字不苟，须合而玩之，则轻重浅深，一览了然矣。"

【用方思路】

厥逆病，血虚寒凝于肢体关节间，则见肢节痛，身痛，腰痛；寒凝清窍则见头痛；寒凝腹中，则脘腹疼痛或绕脐痛；在妇人血虚寒凝胞宫，则致痛经、闭经、不孕症、癥瘕等。临证若寒凝重者，加重吴茱萸、细辛之量；血虚甚者，加白芍；气虚甚者，加黄芪、人参；血瘀重者，加川芎、红花、桃仁；肝肾亏虚，腰腿痛者，加焦杜仲、川续断、桑寄生等。

当归四逆汤临床用于治疗雷诺综合征、肢端动脉痉挛症、血栓闭塞性脉管炎、无脉症、末梢神经炎、多发性周围神经炎、神经性挛缩症、血管性头痛、腰椎间盘突出症、坐骨神经痛、风湿性关节炎、类风湿关节炎、肩周炎、系统性硬化症、多形红斑、荨麻疹、冻疮、精索静脉曲张、闭经、慢性盆腔炎等多种疾病。

【医案举例】

(1) 吴佩衡医案：马某，男，27岁。患者右侧睾丸肿痛2个多月，治疗后肿痛逐渐消退。某日夜间，右侧睾丸突然收引回缩至少腹，少腹拘挛疼痛不已，牵引腰部，痛不能伸，剧痛之时，连及脐腹，直至四肢挛急难以屈伸，颜面发青，冷汗淋漓。其亲友略知医理，认为此证系肾精亏损所致，拟滋阴补肾之剂，服后未见缓解，遂送中医学院附设门诊部就诊。刻诊患者面色发青，腰痛呻吟，愁容不展，两目无神，白睛发蓝，唇、舌、指甲均含青色，手足冰冷，舌苔白腻，脉来沉细弦紧。已两日水米未进。此系肝肾阳虚，厥阴阴寒太盛，阳不足以温煦经脉。《灵枢·经脉》云："肝足厥阴之脉……循股阴，入毛中，过阴器，抵少腹。"经脉失养，故拘挛收引，致使睾丸回缩而痛，即所谓"寒则收引"之意。法当温扶肝肾之阳，温经散寒，经脉之挛急自能舒缓。方用当归四逆汤加味。当归15g，桂枝12g，杭白芍9g，细辛6g，通草6g，大枣5枚，干姜12g，吴茱萸6g，川椒（炒黄）5g，乌梅4枚，附片60g。

上方服1剂后，疼痛缓解。再剂，则阴囊松缓，睾丸回缩及面目、唇舌青色俱退，手足回温，诸痛皆愈。惟阳神尚虚，照原方去川椒，加砂仁9g，连服2剂，精神、饮食均恢复正常。〔吴佩衡.吴佩衡医案.昆明:云南人民出版社,1979:74.〕

(2) 岳美中医案：钱某，男，38岁，1961年12月20日就诊。自诉1960年冬发病，就诊时面部青紫斑斑，鼻尖、耳轮几乎呈青黑色，两手青紫及腕际，指尖更甚，有麻冷感，拇指亦紫，遇火烤则转红。体温35℃，脉象细微。束臂试验阴性。血小板计数正常。诊断为早期雷诺综合征。处方：桂枝9g，当归9g，赤芍6g，北细辛2.4g，木通6g，吴茱萸6g，艾叶4.5g，桃仁9g，红花3g，炙甘草2.4g，红枣5枚，生姜3片。服30剂而愈。至1963年未复发。〔陈明,张印生.伤寒名医验案精选.北京:学苑出版社,1998:501.〕

(3) 赵守真医案：刘妇，年四旬余，邮亭圩北村人。体素虚弱，某日农作过劳，傍晚归途遇雨，衣履尽湿，归仅更衣，不甚介意。晚间又经房事，而风雨之夜，寒气砭骨，夜半时起如厕，未久，睡感寒甚，数被不温，少腹拘急绞痛，次第加剧，待至天将明时，阴户遽现紧缩，自觉向腹中牵引，冷汗阵出，手足厥冷，头晕神困，不能起立，服药鲜效。其夫来迎治，脉象细微，舌润不渴，乃一阴寒证也。其夫且曰："内子阴户收缩，成一杯大空洞形，时流清液，令人见而生畏。"吾曰："病虽奇，治尚易，近村魏妇病与之相若，曾一方即愈，毋用惊惧。"乃书与当归四逆加吴茱萸生姜汤，嘱一日服完二大剂，并用艾灸气海、关元十余炷，又锡壶盛开水时熨脐下。次日往视，已笑逐颜开，操作厨下，惟身觉略倦而已。［赵守真. 治验回忆录. 北京：人民卫生出版社，2008：102.］

（4）张灿玾医案：张某，男，老年。患者年事已高（80 余岁），阳气已衰，时值寒冬，保暖条件不足，两下肢厥冷，左大趾端冷尤甚，色紫暗，水肿，尖端破溃，有一小脓头，脓液极少，身体衰老，脉沉迟。此因年老，阳气已衰，又值冬季，寒气凝聚，气血阻滞不行，故化为脓疡。当予温经通阳之法，少佐以解毒之药以治之。处方：当归15g，白芍9g，通草6g，桂枝9g，细辛3g，金银花15g，炙甘草6g，生姜3 片，大枣（去核）3 枚。水煎温服，每日 1 剂。

二诊：服上方2 剂后，两腿稍温，大趾肿疡亦见消，可继服前方。

三诊：继服上方3 剂后，两腿温暖，脓头亦已收口，嘱以保暖护理，遂愈。

按语：本案原非感染热毒所致，唯因年老阳衰，寒结阴凝，气血运行不畅，经脉不通，不可用大剂攻毒破瘀之药，故仿仲景先生当归四逆汤方义，温经通阳，外加金银花以解毒。金银花性平和，虽为解毒之药，无碍于温经通阳。［张灿玾. 张灿玾医论医案纂要. 北京：科学出版社，2009：324.］

第八章　经方寒热并用剂

经方寒热并用剂，是指方中既用苦寒药又用辛温药，以治疗寒热错杂，抑或寒热虚实错杂的疾病，以半夏泻心汤为代表方。寒热并用剂将《内经》"寒者热之""热者清之""虚者补之""实者泻之"等法融于一方，是八法组合应用的典范，也是平衡机体阴阳的典范，更是治疗复杂及疑难疾病的典范。

半夏泻心汤

【原文】

伤寒五六日，呕而发热者，柴胡汤证具，而以他药下之，柴胡证仍在者，复与柴胡汤。此虽已下之，不为逆，必蒸蒸而振[1]，却发热汗出而解。若心下满而硬痛者，此为结胸也，大陷胸汤[2]主之。但满而不痛者，此为痞，柴胡不中与之[3]，宜半夏泻心汤。（149）

半夏泻心汤方

半夏半升（洗）　黄芩　干姜　人参　甘草（炙）各三两　黄连一两　大枣十二枚（擘）

上七味，以水一斗，煮取六升，去滓，再煎取三升。温服一升，日三服。

注释：

[1] 蒸蒸而振：即战汗。蒸蒸，形容发热较甚，热势由里向外蒸腾；振，周身振栗颤抖。

[2] 大陷胸汤：见经方泻下剂。

[3] 柴胡不中与之：指不宜再用柴胡汤。柴胡，指小柴胡汤或柴胡汤类方；不中，河南方言，即不宜、不对之意。

【功效配伍】

半夏泻心汤和中降逆，消痞散结。方中半夏辛温而燥，燥湿化痰，消痞散结，和胃降逆止呕为主药，配干姜辛温，温中阳散寒湿；黄芩、黄连苦寒降泻，清热化湿和胃；人参、大枣、炙甘草甘温益气和中，补脾胃助运化，以复其升降之职，汪昂《医方集解》云"欲通上下交阴阳者，必和其中"，炙甘草又可调和诸药。七味药相合，辛开苦降甘补，寒温并用，补消兼施，和胃消痞，可使寒热得除，升降有序，脾胃调和，痞满呕利自愈。本方将辛热、苦寒、甘温融于一方，要求"去滓再煎"，可促使药性合和，有利于调和中焦，协调阴阳，消除痞满。

上七味药，水煮，去滓后，再煎煮，分三次温服。

【方证论治辨析】

半夏泻心汤治心下痞，寒热错杂证。症见伤寒五六日，心下痞满，按之柔软，不硬不痛。

伤寒，病本在表，发病五六日，失于汗解，邪气有内传之机，若见呕而发热，是邪传少阳，柴胡汤证已具备。此宜用柴胡汤和解少阳，由于医者失察，误用泻下药，于是病情发生三种不同的转归。

一是虽经误下，因其人正气尚盛，邪未内陷，病情未变，柴胡证仍在，可复予小柴胡汤和解少阳，扶正达邪。服药后，正气得药力之助，奋起抗邪，正邪交争剧烈，蒸蒸而振，汗出病解。

二是若误下后，出现心下满痛，按之石硬，是误下后少阳邪热内陷入里，与水饮有形实邪结聚胸膈，形成大结胸证，治用大陷胸汤泄热逐水开结。

三是若误下后，出现心下痞满而不痛，是误下损伤脾胃之气，少阳邪热乘虚内陷，寒热错杂于中焦脾胃，致升降紊乱，气机壅塞，形成痞证，所谓"但气痞耳"是也。心下痞满，按之柔软，不硬不痛是痞证的典型症状。此虽形成于少阳病误下后，但病已发生变化，也非柴胡汤所宜，故用半夏泻心汤和中降逆，消痞散结。

【用方思路】

本条指出太阳伤寒，邪气内传少阳者，宜用柴胡汤和解少阳，反误下成痞。《伤寒论》151 条指出了太阳伤寒误下形成痞证及其特征，如云："脉浮而紧，而复下之，紧反入里，则作痞，按之自濡，但气痞耳。"此二者所论痞证虽发病有所不同，但治疗相同。

半夏泻心汤方证是既有寒又有热，既有虚又有实，实则为寒热虚实错杂证，此机理从用药方面尤为突出，如半夏、干姜辛温以散寒湿；黄芩、黄连苦寒以清湿热；人参、大枣、炙甘草甘温以补气虚。本方亦凸显了辛开苦降，补虚泻实之功。心下痞指患者自觉心下胃脘痞塞不通，如物梗塞，但按之自濡；心下痞的病机关键在中焦脾胃，因脾为湿土，胃为燥土，故易形成寒热虚实错杂。其证从舌象辨，当见舌体胖大红润，舌边有齿痕，苔黄白相兼；从脉象辨，当有脉濡缓，或濡弱略数。若不考虑这些症状表现，则很难判断为寒热虚实错杂之痞。

半夏泻心汤是治寒热错杂之痞证的基础方。临证应用可据其证候寒热虚实之多寡，以调整方中药物用量，热甚或湿热甚者，重用黄连、黄芩；寒甚者，重用干姜、半夏；

气虚甚者，重用人参、炙甘草、大枣。若气滞者，加木香、砂仁等；若血瘀者，加丹参、赤芍、桃仁等；若纳差者，加焦山楂、炒麦芽；若泛酸者，加海螵蛸、瓦楞子等；若有胃溃疡、胃糜烂者，加白及、蒲公英等；若有口腔溃疡者，加板蓝根、大青叶等。

半夏泻心汤临床用于治急慢性胃炎、浅表性胃炎、胃窦炎、贲门痉挛、胃黏膜脱垂症、胆汁反流性胃炎、消化性溃疡、急慢性肠炎、肠易激综合征、慢性胆囊炎、口腔溃疡、慢性复发性口腔溃疡、口腔黏膜苔藓、剥脱性唇炎、白塞综合征等疾病。

【医案举例】

徐大椿医案：嘉兴朱亭立，曾任广信太守，向病呕吐，时发时愈，是时吐不止，粒米不下者三日。医以膈证回绝，其友人来邀诊。余曰：此翻胃证，非膈证也。膈乃胃腑干枯，翻胃乃痰火上逆，轻重悬殊。以半夏泻心汤加减治之，渐能进食，寻复旧，从此遂成知己。每因饮食无节，时时小发，且不善饭，如是数年，非余方不服，甚相安也。

后余便道过其家，谓余曰：我遇武林名医，谓我体虚，非参附不可。今服其方，觉强旺加餐。余谓此乃助火以腐食，元气必耗，将有热毒之害。亭立笑而腹非之，似有恨不早遇此医之意。不两月，遣人连夜来迎，即登舟，抵暮入其寝室。见床前血汗满地。骇问故，亭立已不能言，惟垂泪引过，作泣别之态而已。盖血涌斗余，无药可施矣，天明而逝。十年幸活，殒于一朝。天下之服热剂而隐受其害者，何可胜数也。［徐大椿.洄溪医案.北京：人民军医出版社，2011：30.］

生姜泻心汤

【原文】

伤寒汗出，解之后，胃中不和，心下痞硬，干噫食臭[1]，胁下有水气，腹中雷鸣[2]，下利者，生姜泻心汤主之。（157）

生姜泻心汤方

生姜四两（切）　甘草三两（炙）　人参三两　干姜一两　黄芩三两　半夏半升（洗）　黄连一两　大枣十二枚（擘）

上八味，以水一斗，煮取六升，去滓，再煎取三升，温服一升，日三服。

注释：

[1] 干噫（yī，音依）食臭（xiù，音嗅）：嗳气中有伤食气味。噫同嗳；臭，指气味。

[2] 腹中雷鸣：形容腹中有辘辘作响的声音。

【功效配伍】

生姜泻心汤和中降逆，散水消痞。本方即半夏泻心汤减干姜二两，另加生姜四两组成。方中重用生姜为主药，取其辛温气薄，和胃降逆，开结散水；半夏辛温，与生姜相配，可增强降逆和胃，开结宣散水气之力；黄芩、黄连苦寒，清热化湿消痞；干姜辛热气厚，守而不走，温中阳散寒化饮；人参、大枣、炙甘草甘温补脾益胃，以运中土。本方与半夏泻心汤功效基本相同，仍属辛开苦降，寒热并用，和中消痞之法，但其散水降逆之功尤著。

上八味药，水煮，去滓后，再煎煮，分三次温服。

【方证论治辨析】

生姜泻心汤治心下痞，寒热错杂兼水气食滞证。症见伤寒汗出，解之后，胃中不和，心下痞而硬，干噫食臭，腹中雷鸣，下利。

伤寒汗出，表证当解，其病当愈。今汗后表证虽解，但脾胃虚弱，或素日脾胃虚弱，外邪乘机内陷，致脾胃不和，升降紊乱，气机壅塞，形成寒热错杂之痞证。心下痞而硬，指心下痞满而按之有硬感，但按之不痛，故与结胸证有别，此为寒热错杂，是有形水气及饮食浊气结滞，气机痞塞；干噫食臭，为脾虚胃弱，不能消磨水谷；腹中雷鸣、下利，为脾虚胃弱，运化失职，水气流注胁下，走于肠间。治用生姜泻心汤和中降逆，散水消痞。

【用方思路】

参见半夏泻心汤。

【医案举例】

（1）岳美中医案：胡某，男性。患慢性胃炎，自觉心下有膨闷感，经年累月当饱食后嗳生食气，所谓"干噫食臭"；腹中常有走注之雷鸣声。体形瘦削，面少光泽。岳老认为是胃功能衰弱，食物停滞，腐败成气，增大容积，所谓"心下痞硬"；胃中停水不去，有时下走肠间，所谓"腹中雷鸣"。以上种种见症，都符合仲景生姜泻心汤证，因疏方予之。生姜12g，炙甘草9g，党参9g，干姜3g，黄芩9g，黄连3g（忌用大量），半夏9g，大枣4枚（擘）。以水8盅，煎至4盅，去滓再煎，取2盅，分两次温服。服1周后，所有症状基本消失，惟食欲不振，投以加味六君子汤，胃纳见佳。［中国中医研究院.岳美中医案集.北京：人民卫生出版社，2005：44.］

（2）刘渡舟医案：潘某，女，49岁，湖北潜江人。主诉心下痞满，嗳气频作，呕吐酸苦，小便少而大便稀溏，每日三四次，肠鸣辘辘，饮食少思。望其人体质肥胖，面部浮肿，色青黄而不泽。视其心下隆起一包，按之不痛，抬手即起。舌苔带水，脉滑无力。辨为脾胃之气不和，以致升降失序，中夹水饮，而成水气之痞。气聚不散则心下隆起，然按之柔软无物，但气痞耳。遵仲景之法为疏生姜泻心汤加茯苓：生姜12g，干姜3g，黄连6g，黄芩6g，党参9g，半夏10g，炙甘草6g，大枣12枚，茯苓20g。连服8剂，则痞消大便成形而愈。［陈明，刘燕华，李芳.刘渡舟临证验案精选.北京：学苑出版社，1996：97.］

（3）萧伯章医案：潘某，初患头痛，往来寒热，余以小柴胡汤愈之，已逾旬矣。后复得疾，诸药杂治，益剧。延诊时云：胸中痞满，欲呕不呕，大便溏泻，腹中水奔作响，脉之紧而数。正疏生姜泻心汤，旁有少年谓：黄连、黄芩凉药，干姜、生姜热药，人参补药，何一方混杂乃尔？余曰：方出《伤寒论》，仲景明言"胃中不和，心下痞硬，干噫食臭，腹中雷鸣，下利者，生姜泻心汤主之"。吾乃照录原方，毫无加减，既患寒热混杂之证，必用寒热错杂之药。其人语塞而退。已而一剂知，二剂愈。越日复延诊，其人从旁笑谢曰：日前轻慢乞恕，乃今知古方之不可思议也。余笑颔之而去。［萧伯章.遁园医案.北京：学苑出版社，2013：68.］

甘草泻心汤

【原文】

伤寒、中风，医反下之，其人下利日数十行，谷不化[1]，腹中雷鸣，心下痞硬而满，干呕，心烦不得安。医见心下痞，谓病不尽，复下之，其痞益甚。此非结热[2]，但以胃中虚，客气上逆，故使硬也。甘草泻心汤主之。（158）

甘草泻心汤方

甘草四两（炙）　黄芩三两　干姜三两　半夏半升（洗）　大枣十二枚（擘）
黄连一两

上六味，以水一斗，煮取六升，去滓，再煎取三升，温服一升，日三服。

臣亿等谨按：上生姜泻心汤法，本云理中人参黄芩汤。今详泻心以疗痞，痞气因发阴而生，是半夏、生姜、甘草泻心三方，皆本于理中也。其方必各有人参，今甘草泻心中无者，脱落之也。又按《千金》并《外台秘要》治伤寒䘌食，用此方皆有人参，知脱落无疑。

注释：

[1] 谷不化：食物不消化。指下利物中有未消化的食物残渣。

[2] 结热：实热内结。

【功效配伍】

甘草泻心汤和胃补中，消痞止利。本方即半夏泻心汤将炙甘草由三两加至四两组成。炙甘草甘平，甘缓补中，健脾益胃为主药；人参、大枣甘温，助炙甘草补益脾胃，甘缓急迫；干姜、半夏温中散寒，降逆止呕，开结消痞；黄芩、黄连苦寒清泻中焦热壅。诸药相合，仍属寒热并用，消补兼施，辛开苦降之剂，但以甘缓补中为主。

上七味药，水煮，去滓后，再煎煮，分三次温服。

《伤寒论》原书所载甘草泻心汤无人参，《金匮要略》所载之甘草泻心汤有"人参三两"，《备急千金要方》《外台秘要》载此方亦有人参。故本方无人参当属脱漏。

【方证论治辨析】

甘草泻心汤治心下痞，寒热错杂兼下利证。症见伤寒、中风，医反下之，下利日数十行，腹中雷鸣，谷不化，心下痞硬而满，干呕，心烦不安。

伤寒或中风皆属太阳表证，法当汗解，而反下之，损伤脾胃，使外邪乘虚内陷，致寒热错杂于中焦。因误下脾胃重伤，腐熟运化失职，气机壅塞，则下利日数十行，腹中雷鸣，水谷不化；脾胃不和，升降紊乱，气机壅塞，则心下痞硬而满；胃虚气逆不降，则干呕；邪热内扰，则心烦不安。此寒热错杂之痞证已经形成，若医者仍不能明察，误以为心下痞硬而满，为实邪未尽，而再用攻下，一误再误，脾胃正气大伤，寒热错杂，气机壅滞更甚，则痞硬证进一步加重。此心下痞硬满，并非胃肠实热阻结，而是脾胃大虚，寒热错杂，浊气壅塞上逆。治用甘草泻心汤和胃补中，消痞止利。

【用方思路】

甘草泻心汤与生姜泻心汤皆为半夏泻心汤的加减变化方。三方证皆以心下痞为主症，其发病皆因外感病失治、误治，损伤脾胃，致邪气内陷，寒热错杂于中焦脾胃；三方皆以寒热并调，辛开苦降，消补兼施，和中消痞为法；三方用药基本相同，不同处在于个别药物或用量的差异，便凸现出各方的证治差异。半夏泻心汤方证，为少阳病误下，呕利较突出，故方以半夏为主药；生姜泻心汤证，为表证发汗不当，水气食滞内停较突出，故方以生姜为主药；甘草泻心汤证，为反复误下，重伤脾胃，痞利俱甚，故方以炙甘草为主药。甘草炙用与生用，功效有别。《伤寒论》甘草泻心汤用炙甘草四两为主药，重在益气和中。《金匮要略》甘草泻心汤用生甘草四两为主药，重在清热解毒和中，治疗狐惑病湿热错杂证。

甘草泻心汤临证应用参半夏泻心汤。

【医案举例】

张建荣医案：张某，男，59岁，2021年6月10日初诊。患胃溃疡病10余年，2013年病检有肠化生。现胃隐痛，不胀、不反酸、不灼热，饮食正常，喜热饮食，怕冷，大便稀，一日2~3次，平时口苦，口腔溃疡常间断发作，睡眠差。有糖尿病、高血压、强直性脊椎炎病史。舌淡质暗边有齿痕、苔薄白，脉沉细弱。血压114/80mmHg。证属脾胃虚寒证，处方黄芪建中汤加味，10剂，水煎服。

2021年6月20日二诊。胃已不痛，大便成形，1日1次。近日口腔溃疡又犯，有轻度痛感。检查：舌体有两处溃疡面较明显，眼白睛稍见赤色。舌淡胖苔薄白，脉沉缓。改用甘草泻心汤加减，从脾胃虚实错杂论治。处方：炙甘草15g，党参15g，干姜10g，姜半夏10g，黄连8g，黄芩10g，薏苡仁15g，茯神15g，丹参15g，炒麦芽30g，蒲公英15g，大枣4枚。10剂，水煎服。

2021年6月30日三诊。服药疗效满意，胃无不适，口腔溃疡好转。舌淡苔薄，脉沉缓。继用上方10剂，巩固疗效。

2021年7月10日四诊。口腔溃疡痊愈，胃痛未犯。现偶觉胃凉，大便1日2次，睡眠质量差。再处以黄芪建中汤加减善后。

附子泻心汤

【原文】

心下痞，而复恶寒汗出者，附子泻心汤主之。（155）

附子泻心汤方

大黄二两　黄连一两　黄芩一两　附子一枚（炮，去皮，破，别煮取汁）

上四味，切三味，以麻沸汤二升渍之，须臾，绞去滓，内附子汁，分温再服。

【功效配伍】

附子泻心汤泄热消痞，扶阳固表。本方即大黄黄连泻心汤加附子一枚组成。方中大黄、黄连、黄芩苦寒泄热消痞；炮附子辛热，温经扶阳，固表止汗。本方药仅四味，寒热并投，补泄兼施，共奏泄热消痞，扶阳固表。吴崑《医方考》云："心下痞，故用三黄以泻痞；恶寒，汗出，故用附子以回阳。无三黄，则不能以祛痞热；无附子，恐三黄益损其阳。热有附子，寒有三黄，寒热并用，斯为有制之兵矣，张机氏谓医家之善将将者也。俗医用寒则不用热，用热则不用寒，何以异于胶柱而鼓瑟乎？"

上四味药，将大黄、黄连、黄芩用麻沸汤渍之，须臾，绞去滓，取其味薄气轻以清泻心下热壅；别煮附子，久煎取汁，取其药力醇厚以温经扶阳，并能降低其毒性。再将两种药汁混合，分二次温服。徐大椿《伤寒论类方》云："此法更精，附子用煎，三味用泡，扶阳欲其熟而性重，开痞欲其生而性轻。"尤在泾《伤寒贯珠集》云："方以麻沸汤渍寒药，别煮附子取汁，合和与服，则寒热异其气，生熟异其性，药虽同行，而功则各奏，乃先圣之妙用也。"

【方证论治辨析】

附子泻心汤治热痞兼表阳虚证。症见心下痞，复恶寒，汗出。

邪热痞气阻于心下胃脘，则自觉心下痞闷不通，如物梗塞，按之柔软，不硬不痛，可伴烦渴，尿赤，舌红。复恶寒，汗出，却无头痛、身疼等症，则知此非表证，而是卫阳亏虚，肌表失之温煦则恶寒，卫外不固则汗出。本证既有邪热内壅之热痞，又有表阳亏虚之寒象，乃寒热并见，虚实并存。故治宜泄热消痞，扶阳固表，方用附子泻心汤。

【用方思路】

附子泻心汤治疗热痞证，关键是邪热壅滞心下胃脘，故方中突出大黄、黄连、黄芩的应用；虽有肌表阳虚，乃次要现象，所以仅用少量附子以温阳。另外，本方以麻沸汤浸法较为特殊，临证处方可依法制作。

附子泻心汤化裁临床多用于治疗急慢性胃肠炎、胃溃疡、十二指肠溃疡、结肠炎、细菌性痢疾、复发性口疮等疾病。

【医案举例】

（1）萧伯章医案：宁乡学生某，肄业长郡中学，得外感数月，屡变不愈。延诊时，自云胸满，上身热而汗出，腰以下恶风，时夏历六月，以被围绕。取视前所服方，皆时俗清利搔不著痒之品。舌苔淡黄，脉弦。与附子泻心汤。旁有教员某骇问曰：附子与大黄同用，出自先生心裁，抑仍古方乎？余曰：此乃上热下寒症，时医不能知之，余遵张仲景古方治之，不必疑阻，保无他虞，如不信，试取《伤寒论》读之便知。旁又有人果取以来，请为指示，余即检出授阅，遂再三道歉而退。阅二日复诊，云药完二剂，疾如失。为疏善后方而归。[萧伯章.逖园医案.北京：学苑出版社，2013：57.]

（2）裘沛然医案：王某，男，46岁，工人。1994年4月23日诊。患者胃痛6年，1990年胃镜检查示：慢性浅表性胃炎、十二指肠球部溃疡。5天前用力过度后胃痛发作，泛酸，恶心，呕吐，心烦，口渴，畏寒，汗自出，大便色黑如柏油，每日2～3次，血压：105/75mmHg。大便潜血试验（＋＋＋＋）。舌淡红苔黄，脉沉细。此乃胃中蕴热，过劳诱发，胃络受损，阳气虚衰。治拟苦寒清胃，辛热扶阳。以附子泻心汤加味治疗。大黄6g，黄连6g，黄芩10g，制附子10g（先煎），白及3g，参三七粉3g（另冲），浙贝母10g，海螵蛸15g。3剂。水煎，每日1剂，分2次服。服药后胃痛减轻，大便潜血试验（＋＋）。继服3剂，胃痛已蠲，大便潜血试验（－）。

按语：一般运用寒、热、攻、补药无效时，采用反击逆从法往往能收到满意疗效。如在治疗热盛火炎病症的大剂寒凉剂中加入一些温通之品，在治寒盛阳微病症中的温热重剂中加入少量苦寒之药，在治气血阴阳虚衰的补益剂中略加消导药物，在治寒热气血壅实病症的攻泻剂中加入适当补益之品等，体现了相反相成的道理。它与反佐法不同点在于：一是不局限于寒热药的适用范围；二是不局限于疾病出现假象的范畴，广泛应用

于各种疑难病症。[章进.裘沛然教授治疗疑难病症八法应用举隅.江苏中医,2003,24 (10):6-8.]

黄连汤

【原文】

伤寒,胸中有热,胃中有邪气[1],腹中痛,欲呕吐者,黄连汤主之。(173)

黄连汤方

黄连三两　甘草三两（炙）　　干姜三两　桂枝三两（去皮）　　人参二两　半夏半升（洗）　　大枣十二枚（擘）

上七味,以水一斗,煮取六升,去滓,温服,昼三夜二。疑非仲景方[2]。

注释:

[1] 胃中有邪气:胃中,与胸中相对而言,部位偏下,包括脾、肠;邪气,指寒邪,即脾、肠有寒。

[2] 疑非仲景方:考《金匮玉函经》《备急千金要方》《注解伤寒论》皆无此句,恐为后世注文误入正文。

【功效配伍】

黄连汤清上温下,调和脾胃。本方即半夏泻心汤去黄芩加桂枝组成。方中黄连苦寒,清上焦胸膈之热,兼以降逆;干姜辛热,温中焦胃肠之寒,兼以止痛;桂枝辛温,既能通阳散寒,又能交通上下之阳气,以消除寒热格拒;半夏辛温开结,降逆止呕;人参、大枣、炙甘草甘温补益脾胃,以调和升降之机。本方寒温并用,辛开苦降,可收清上温下,调和脾胃之效。

上七味药,水煮,去滓,温服,昼日服三次,夜晚服二次。

【方证论治辨析】

黄连汤治上热下寒腹痛欲呕证。症见伤寒,胸中有热,胃中有邪气,腹中痛,欲呕吐。

伤寒泛指外邪,非指太阳伤寒。"胸中"与"胃中",指上下部位而言。本证在上焦胸中有热，指邪热聚于胸膈，涉及胃脘，故自觉胸胃有热感；在下胃中有邪气，包括脾胃肠道有寒邪，因胃失和降，胃气上逆，故泛泛欲呕；脾虚肠寒，寒凝气滞，故腹中痛。此为上热下寒格阻证，治用黄连汤清上温下，调和脾胃。

【用方思路】

黄连汤与半夏泻心汤虽仅一味之差，但主治证则有所不同。半夏泻心汤治寒热错杂于中焦之痞证，且以呕吐为主，故方中半夏、干姜与黄连、黄芩并用，取辛开苦降，以消除寒热错杂；黄连汤治疗寒热分踞于上下二焦，以胸中有热，胃中有寒为主症，故方中用黄连清上热，用干姜温中寒，因胃有寒邪故去黄芩，而加桂枝以交通协调上下阴阳之气。二方煎服法也有别：半夏泻心汤采用去滓再煎法，取其药性合和，每日三服，温服一升；黄连汤仅煎煮一次，取其各味药物的主治功能，昼三夜二温服，即少量多次频服，可避免寒热格拒及药量大引起呕吐的弊端。临证应用参考半夏泻心汤。

黄连汤临床用于治疗胆汁反流性胃炎、胆囊炎、急慢性胃炎、胃十二指肠球部溃疡、神经性呕吐、口疮、病毒性心肌炎等疾病。

【医案举例】

何任医案：陈某，男，38岁，1981年4月初诊。右胁及胃脘部疼痛，时发时瘥，已历多日，胸部闷滞，略有热灼感，泛泛欲呕，饮食减少，大便溏烂，舌苔腻，脉弦。经B超示胆囊增大，诊断为慢性胆囊炎。处方：黄连5g，党参9g，炙甘草6g，桂枝6g，姜半夏9g，干姜6g，大枣12枚。7剂，水煎服，日1剂。复诊：谓服药2剂后，胁脘痛减轻，大便较成形，服完7剂，饮食有增加。再服原方14剂。以后未闻复发。

按语：本案根据《伤寒论》用黄连汤之指征，首辨其上热下寒，腹痛与呕吐。因阳气内郁胸中，胃有邪气，致脾胃失于升降，胃不得降，则胸中有热而欲呕吐；脾不得升，则中焦有寒而腹中痛，邪气阻滞于中，寒热分踞上下，故投本方，以升降阴阳，效果显然。［何任.治胆囊炎之升降阴阳法.浙江中医学院学报,1988,12（6）:44.］

干姜黄芩黄连人参汤

【原文】

伤寒本自寒下，医复吐下之，寒格[1]，更逆吐下，若食入口即吐，干姜黄芩黄连人参汤主之。(359)

干姜黄芩黄连人参汤方

干姜　黄芩　黄连　人参各三两

上四味，以水六升，煮取二升，去滓，分温再服。

注释：

[1] 寒格：上热与下寒相格拒。

【功效配伍】

干姜黄芩黄连人参汤清上温下，辛开苦降，调和脾胃。方中黄芩、黄连苦寒泄降，以清上热；干姜辛温，直入中焦，守而不走，温阳开结以散下寒；人参甘温，补脾益气，扶助正气，并防黄芩、黄连苦寒伤胃。诸药相配，辛开苦降甘补，清上温下补中，调和脾胃，但偏重苦寒泄降。本方取黄芩、黄连之寒及干姜之热，寒热异气，分走上下，以达清上温下，是取气不取味，故水煮去滓，不必再煎煮。

上四味药，水煮，去滓，分二次温服。

【方证论治辨析】

干姜黄芩黄连人参汤治上热下寒格拒证。症见伤寒，本自寒下，医复吐下之，寒格，更逆吐下，下利，饮食入口即吐。

伤寒指感受外邪，本自寒下指素有虚寒下利，医者误用吐法或下法，致脾气更虚，下利更甚，外邪内陷，入里化热，邪热被下寒格拒，于是形成寒格于下，热格于上的寒格证。医者又不辨，再次施用涌吐、攻下诸法，更伤脾胃，引邪入内，邪热内陷于上，阳气重伤于下，以致上热下寒，使寒热格拒加重。中焦脾胃升降受阻，上热则胃气不降，浊热不去，故饮食入口即吐；下寒则脾气不升，清气下趋，故下利。证属上热下寒，寒热格拒，故治以干姜黄芩黄连人参汤寒温并用，清上温下，辛开苦降，调和脾胃。

【用方思路】

干姜黄芩黄连人参汤与黄连汤皆治上热下寒，但前者偏于清热，温阳补虚作用较弱，而后者偏于调和交通上下寒热之气。干姜黄芩黄连人参汤与半夏泻心汤，方中均有黄芩、黄连、干姜，但煎煮方法不同，前者去滓后不必再煎，是取气不取味，以分治上热下寒之气；后者去滓再煎，促使药之性味合和，专攻于中焦，以治寒热错杂之气。

干姜黄芩黄连人参汤临床用于治疗急慢性胃炎、胃肠炎、痢疾、消化性溃疡、胆囊炎、尿毒症等疾病。

【医案举例】

（1）汪石山医案：一人年逾六十余，色紫，平素过劳，好酒，病膈，食至膈不下，则就化为脓痰吐出，食肉过宿，吐出尚不化也。初卧则气壅不安，稍久则定。医用五膈宽中散，丁沉透膈汤，或用四物加寒凉之剂，或用二陈加耗散之剂，罔有效者。来就余治，脉皆浮洪弦虚。余曰：此大虚症也，医见此脉以为热症而用凉药，则欲助其阴，而伤其阳；若以为痰为气，而用二陈香燥之剂，则欲耗其气而伤其胃，是以病益甚也，况此病得之酒与劳也，酒性酷烈耗血耗气，莫此为甚，又加以劳伤其胃，且年逾六十，血气已衰，脉见浮洪弦虚，非吉兆也。宜以人参三钱，白术、当归身、麦冬各一钱，白芍八分，黄连三分，干姜四分，黄芩五分，陈皮七分，香附六分，煎服五剂，脉敛而膈颇宽，食亦进矣。［陈桷.钦定四库全书·医家类·石山医案.上海：上海人民出版社，2005.］

（2）俞长荣医案：白叶乡林某，50岁，患胃病已久。近来时常呕吐，胸膈痞闷，一见食物便产生恶心感，有时勉强进食少许，有时食下即呕，口微燥，大便溏泻，一日二三次，脉虚数。我与干姜黄芩黄连人参汤。处方：潞党参15g，北干姜9g，黄芩6g，黄连4.5g。水煎，煎后待稍和时，分4次服。

本证属上热下寒，如单用苦寒，必致下泻更甚；单用辛热，必致口燥、呕吐增剧。因此，只宜寒热、苦辛并用，调和其上下阴阳。又因素来胃虚，其脉虚弱，故以潞党参甘温为君，扶其中气。药液不冷不热分作四次服，是含"少少以和之"之意。因胸间痞闷热格，如果顿服，虑其药被拒不入。

服一剂后，呕恶、泄泻均愈。因病者中寒为本，上热为标；现标已愈，应扶其本。仍仿照《内经》"寒淫于内，治以甘热"之旨，嘱病者购生姜、红枣各一斤，切碎和捣，于每日三餐蒸饭时，量取一酒盏，置米上蒸熟，饭后服食。取生姜辛热散寒和胃气，大枣甘温健脾补中，置米上蒸熟，是取得谷气而养中土。

服一个疗程（即尽两斤姜枣）后，胃病几瘥大半，食欲大振。后病者又照法服用一个疗程，胃病因而获愈。[俞长荣.伤寒论汇要分析.福州:福建人民出版社,1964:173.]

麻黄升麻汤

【原文】

伤寒六七日，大下后，寸脉沉而迟，手足厥逆，下部脉[1]不至，喉咽不利[2]，唾脓血，泄利不止者，为难治，麻黄升麻汤主之。(357)

麻黄升麻汤方

麻黄二两半（去节）　升麻一两一分　当归一两一分　知母十八铢　黄芩十八铢　萎蕤[3]十八铢（一作菖蒲）　芍药六铢　天门冬六铢（去心）　桂枝六铢（去皮）　茯苓六铢　甘草六铢（炙）　石膏六铢（碎，绵裹）　白术六铢　干姜六铢

上十四味，以水一斗，先煮麻黄一两沸，去上沫，内诸药，煮取三升，去滓，分温三服。相去如炊三斗米顷，令尽。汗出愈。

注释：

[1] 下部脉：从寸口三部脉来说，指尺脉；从全身三部脉来说，指足部趺阳脉和太溪脉。

[2] 喉咽不利：咽喉肿胀疼痛，或吞咽不利，或语言不利。

[3] 萎蕤：即玉竹。

【功效配伍】

麻黄升麻汤发越郁阳，清上温下，滋阴和阳。麻黄升麻汤由十四味药组成，其药味之多居经方汤剂之首。方中麻黄辛温，开腠理散表邪，宣散肺中郁火；升麻辛凉，辛散透邪，可助麻黄之发散，并能清利咽喉，发越内陷之邪气，升举下陷之阳气；当归温润、芍药酸寒，养血和营，活血通脉；萎蕤、天冬凉润，滋阴生津，润肺清热，并能防麻黄、升麻发越升散太过之弊；石膏、知母、黄芩寒凉，清肺热而泻火解毒；干姜、桂枝温中通阳；白术、茯苓、炙甘草健脾补虚，炙甘草又能调和诸药。本方药味虽多而不

杂乱，配伍有序，组方严谨，主次分明，集发散、清泻、温补、滋阴于一方，具有清上温下，发越郁阳，祛邪扶正之作用，但以发散清上热为主，滋阴温下居其次。

上十四味药，先水煮麻黄一两沸，去上沫，再入其他药煎煮，去滓。分温三服。在大约做熟三斗米饭的时间内，分三次将一剂药服完，意在药力集中，药效持续，可迅速开泄腠理，使内郁之邪热随汗而发之。

【方证论治辨析】

麻黄升麻汤治肺热脾寒证。症见伤寒六七日，大下后，咽喉不利，唾脓血，下利不止，手足厥逆，寸脉沉而迟，尺部脉不至。

本证为肺热脾寒，正虚邪陷，阳郁不伸。伤寒六七日，邪气当传里，但表证未解者，则应先解其表，若见表邪入里化热，而尚未成实者，亦不可误用攻下之法。若医者失察，误用苦寒峻剂大下之后，不仅损伤中焦脾阳，而且伤及肺阴，引邪入内，于是脾虚肠寒而成下寒，邪陷阳郁于肺而成上热。邪热内陷，壅结咽喉，则咽喉不利，甚至红肿疼痛，严重时热毒灼伤络脉，蒸腐营血，则咳唾脓血；阳郁难伸，不达四末，则寸脉沉而迟，尺部脉不至；上热下寒，阴阳之气不相顺接，则手足厥逆；脾阳受损，中气虚陷，寒盛于下，则下利不止。此上热下寒，虚实并见，欲清泻肺中实热则碍脾阳，欲温补中阳则碍肺热，治疗较难。故用麻黄升麻汤寒热并用，清上温下，滋阴和阳，补泻兼施，发越郁阳以治之。

【用方思路】

麻黄升麻汤方证错综复杂，其证上有咽喉不利，唾脓血，下有下利不止，并见手足厥逆，尺脉不至。其方发散郁阳者有麻黄、升麻等；清上焦热者有石膏、知母、黄芩等；温中下焦阳气者有干姜、桂枝等，又有滋阴养血补益之品。仲景如此组方设法，用如此错杂之药，治如此错杂之证，真乃匠师独运，发人以深思，示人以典范。

麻黄升麻汤临床用于治疗猩红热、慢性支气管炎、慢性结肠炎、支气管扩张、肺脓疡、更年期综合征等疾病。

【医案举例】

陈逊斋医案：李梦如子，曾二次患喉痰，一次患溏泻，治之愈。今复患寒热病，历十余日不退。邀余诊，切脉未竟，已下利二次。头痛，腹痛，骨节痛，喉头尽白而腐，吐脓样痰夹血,六脉浮中两按皆无,重按亦微缓,不能辨其至数,口渴需水,小便少,两足少阴脉似有似无。诊毕无法立方,且不明其病理,连拟排脓汤、黄连阿胶汤、苦酒汤等,皆不惬意;复拟干姜黄连黄芩人参汤,终觉未妥。又改拟小柴胡汤加减,以求稳妥。继因雨阻,宿于李家。然沉思不得寐,复讯李父,病人曾出汗几次?曰:"始终无汗。"曾服下剂否?曰:"曾服泻盐三次,而致水泻频仍,脉忽变阴。"余曰:"得之矣,此麻黄升麻汤证也。"病人脉弱易动,素有喉痰,是下虚上热体质。新患太阳伤寒而误下之,表邪不退,外热内陷,触动喉痰旧疾,故喉间白腐,脓血交并。脾弱湿重之体,复因大下而成水泻,水走大肠,故小便不利。上焦热甚,故口渴。表邪未退,故寒热头痛、骨节痛各症仍在。热闭于内,故四肢厥冷。大下之后,气血奔集于里,故阳脉沉弱;水液趋于下部,故阴脉亦闭歇。本方组成,有桂枝汤加麻黄,所以解表发汗;用黄芩、知母、石膏以消炎清热,兼生津液;有黄芩、白术、干姜化水利小便,所以止利;用当归助其行血通脉;用升麻解咽喉之毒;用玉竹以祛脓血;用天冬以清利痰脓。明日,即可照服此方。李终疑脉有败征,恐不胜麻黄、桂枝之温,欲加高丽参。余曰:"脉沉弱肢冷,是阳郁,非阳虚也。加参转虑掣消炎解毒之肘,不如勿用,经方以不加减为贵也。"后果服之而愈。[熊寥笙.伤寒名案选新注.成都:四川人民出版社,1981:104.]

第九章 经方补益剂

经方补益剂，指能够补充机体气血阴阳的方药，用以治疗虚损性疾病。《素问·三部九候论》曰："虚者补之。"《素问·阴阳应象大论》曰："形不足者，温之以气，精不足者，补之以味。"仲景谓之"补不足"，此属"八法"中"补法"。补益剂中方药多为甘温、甘平、甘寒、甘凉之剂。人体阳虚者，多伴见寒湿；阴虚者，多伴见燥热；正气虚者又易感受外邪。故补益剂，或扶阳以散寒湿，或滋阴以制燥热，或扶正以祛邪气，当随证补之。对五脏气血阴阳俱虚者，仲景多用甘温之品，多从脾肾治疗，这是补益剂的用药特色。

第一节 扶阳剂

小建中汤

【原文】

伤寒二三日，心中悸而烦者，小建中汤主之。（102）

小建中汤方

桂枝三两（去皮） 甘草二两（炙） 大枣十二枚（擘） 芍药六两 生姜三两（切） 胶饴一升

上六味，以水七升，煮取三升，去滓，内饴，更上微火消解，温服一升，日三服。呕家不可用建中汤，以甜故也。

【功效配伍】

小建中汤甘温建中，扶阳益阴。本方即桂枝汤倍用芍药加胶饴组成。方用桂枝汤调和脾胃阴阳，倍用芍药以增强补益营血，缓解里急；加胶饴温养脾胃。方中桂枝与生姜、胶饴、大枣、炙甘草相配，辛甘化阳，以温脾阳，祛散寒气；芍药与胶饴、大枣、炙甘草相配，则酸甘化阴，以养胃阴，消除虚热。此方除芍药外，其他药物均为甘温之品，故本方侧重甘温建中，扶阳而益阴，使阴阳协调，气血调和。方名"建中"者，即建立中焦脾胃之阳气。脾胃居中焦，为营卫气血之化源，后天之本，中气建立，则气血生化充足，五脏皆得气血所养，故诸虚损疾病皆可得治。经方芍药尚未分白芍、赤芍，本方宜用白芍。

上六味药，水煮取汁，再入胶饴微火消解，一日三次，温服。呕家不可用建中，因方中有甘甜药，盖防其甘而壅滞故也。

【方证论治辨析】

小建中汤治伤寒心悸证。症见伤寒二三日，心中悸而烦。

本证为太阳伤寒之初，即见心动悸，烦乱不宁等症，是因平素心脾两虚，气血不足，心失所养，复加邪气扰于心间。治宜扶正祛邪，方用小建中汤内调中焦，补益气血，外和营卫，祛除邪气。

【用方思路】

小建中汤是调理脾胃阴阳的基础方，其组方特点是用辛甘药以扶阳，用酸甘药以养阴，所谓辛甘化阳，酸甘化阴，从阳引阴，从阴引阳之由来。但本方在调理阴阳方面，是突出甘温扶阳，而非酸甘养阴。所谓甘温扶阳，是指用甘温润养，温和而不呆滞之药，既非大辛大热又非甘腻滋润之品。甘温以扶脾阳，酸甘以滋胃阴，故调理脾胃、调理阴阳是其组方主旨。小建中汤也是后世四君子汤、补中益气汤的祖方，但后二者是补脾益气的代表方，非调理脾胃阴阳方，应注意区别应用。

临证若脾胃气虚者，加黄芪、党参、山药、白术等；脾胃阴虚者，加麦冬、沙参、石斛、百合等；腹痛甚者，加延胡索、五灵脂等；大便呈柏油样者，加白及、海螵蛸、三七粉等；兼瘀血者，加丹参、牡丹皮、当归尾等；兼气滞者，加砂仁、佛手、木香等；兼心下痞满者，加白术、枳实等；兼呕吐者，加橘皮、半夏等；泛酸者，加海螵蛸、瓦楞子等；厌食者，加焦山楂、焦神曲、炒麦芽等。

小建中汤临床用于治疗慢性胃炎、胃窦炎、胃下垂、贲门失弛缓症、胃溃疡、十二指肠球部溃疡、习惯性便秘、乙型肝炎、再生障碍性贫血、血小板减少性紫癜、痛经等疾病。

【医案举例】

张建荣医案：乔某，男，36岁，彬州市人。2013年10月25日初诊。胃痛10年余，加重4年，去年胃电镜示：糜烂性胃炎，今年以来不能干重体力活。现症：进食后胃胀痛，晚餐胃痛尤甚，平时恶心欲呕、打饱嗝、吐酸水、胃及食管灼热，对饮食寒热无明显反应。大便干燥，偶呈黑粒状，1～2天解便1次。舌红苔薄黄，脉沉缓。胃脘轻度触痛，面色少华，精神稍差。中医辨证：脾胃虚弱，运化呆滞。处方小建中汤加味：桂枝10g，炒白芍20g，黄芪15g，当归10g，炙甘草10g，白术10g，姜半夏6g，陈皮10g，炒枳实10g，炒枳壳10g，白及12g，瓦楞子15g（先煎），海螵蛸15g（先煎），丹参15g，蒲公英20g，炒麦芽20g，生姜3片，大枣6枚。10剂，水煎服。

服上药诸症减轻，饭量增加，舌苔薄黄象去，脉沉略滑。继用上方出入加减，服药50余剂，10年沉疴告愈。

理中丸

【原文】

霍乱[1]，头痛发热，身疼痛，热多欲饮水者，五苓散[2]主之；寒多不用水者，理中丸主之。(386)

理中丸方

人参　干姜　甘草（炙）　　白术各三两

上四味，捣筛，蜜和为丸，如鸡子黄许大。以沸汤数合，和一丸，研碎，温服之，日三四、夜二服。腹中未热，益至三四丸[3]，然不及汤。汤法：以四物依两数切，用水八升，煮取三升，去滓，温服一升，日三服。若脐上筑[4]者，肾气动也，去术，加桂四两；吐多者，去术，加生姜三两；下多者，还用术；悸者，加茯苓二两；渴欲得水者，加术，足前成四两半；腹中痛者，加人参，足前成四两半；寒者，加干姜，足前成四两半；腹满者，去术，加附子一枚。服汤后如食顷[5]，饮热粥一升许，微自温，勿发揭衣被。

注释：

[1] 霍乱：病证名，症见呕吐，下利，吐利交作。

[2] 五苓散：见经方利水剂。

[3] 益至三四丸：增加到3~4丸。益，增加。

[4] 脐上筑：脐上悸动不安，如有物捣捶状。筑者，捣也。

[5] 如食顷：大约吃一顿饭的时间。顷，短时间。

【功效配伍】

理中丸温中散寒，健脾除湿。方中人参味甘微苦温，补中健脾益气；白术苦甘温，健脾除湿；干姜大辛大热，专温中阳散寒气；炙甘草和中补虚。四味相合，中阳振奋，寒气云散，脾气健旺，湿气自除；中焦脾胃调和，升降有序，清阳得升，浊阴得降，吐利自止。方名"理中"，《伤寒论》第159条："理中者，理中焦。"此为治中焦脾胃阳虚，或太阴虚寒证的主方。

理中丸可一方两用，既可制成丸剂，亦可作汤煎服。丸剂制作与服法：将四味药捣碎过筛，蜜和为丸，如鸡子黄大。服用时将一丸药研碎，用沸汤合和，温服，昼日服三四次，夜晚服二次。服药后，腹中仍寒冷无热感者，可增大服药量，由每次一丸加至三四丸，或改服汤剂。汤剂制作：依原方用量，水煮去滓，温服，一日三次。服药后食热粥，并厚衣覆被，避风寒保暖，以助药力而温养中气。若病势缓而需久服者用丸剂，病势急重者可用汤剂。

【方证论治辨析】

理中丸治霍乱，中气虚寒证。症见上吐下泻，腹痛，寒多不欲饮水。

霍乱，发病急骤，吐利并作是其主症。《伤寒论》第382条："呕吐而利，此名霍乱。"霍乱若伴头痛发热，身疼痛等症，是表里同病。治宜据表里证候轻重而采取不同治法。若呕吐下利，兼见发热，渴欲饮水，头身疼痛，小便不利，脉浮等症，是病证偏于表，邪在阳分，因表邪不解而里气不和，气化障碍，升降失常，清浊不分，治用五苓散外疏内利，通阳化气，两解表里，使汗出，小便利，表里通达，则邪热散，吐利止。若呕吐下利，伴寒多，口淡，不欲饮水，是病证偏里，邪在阴分，因中焦脾胃阳虚，寒湿内盛，升降失常，清浊相干，治用理中丸温中散寒，健脾除湿。

理中丸的随症加减法：脐上悸动，是肾虚水寒之气上冲，故去白术之甘壅，加桂枝以温阳化气，平冲降逆；呕多者，是胃寒气逆较甚，故去白术之甘壅，加生姜以和胃降逆止呕；下利多者，是脾阳不升，水湿下注，故仍用白术健脾燥湿止利；心悸者，是脾虚饮停，水气凌心，故加茯苓淡渗利水，宁心定悸；渴欲得水者，是脾虚不运，津不上承，故重用白术健脾化湿，以助运化；腹中疼痛者，是脾气虚较甚，故重用人参补虚止痛；腹中冷痛者，是脾阳虚而寒气甚，故重用干姜以增强温中散寒；腹满者，是阳虚而寒凝气滞，故去白术之甘补，加附子以辛温通阳，散寒除满。

【原文】

大病差后，喜唾[1]，久不了了[2]，胸上有寒，当以丸药温之，宜理中丸。（396）

注释：

[1] 喜唾：即多唾，时时口中泛吐唾浊沫或痰涎。

[2] 久不了了：病情日久不愈。了，指病愈。

理中丸治大病瘥后，脾肺虚寒喜唾证。症见大病瘥后，喜唾，久不了了，胸上有寒。

大病瘥后，指伤寒大病已愈。大病瘥后，但喜唾，日久不愈，是"胸上有寒"之故。"胸上"包含胸脘，其实质是脾肺虚寒导致喜唾。因脾阳虚弱，运化无力，水湿聚于中焦而为痰饮；肺气虚寒，宣降失职，水津不布，则聚于上焦而为痰饮。本证喜唾，除时时口中泛吐唾浊沫，或痰涎外，必伴口淡不渴，畏寒怯冷，小便清长，舌淡胖苔白滑，脉缓弱等虚寒征象。治当温脾暖肺，散寒化饮，方用理中丸。

【用方思路】

理中丸是治中焦脾胃虚寒证的基础方，临证应用，若胃寒吐逆较甚者，加吴茱萸、砂仁、半夏等；若脾湿较甚者，加藿香、佩兰等；气滞腹胀满甚者，加木香、枳壳、陈皮等；寒湿阴黄者，加茵陈、茯苓、猪苓等；阳虚便血或崩漏者，以炮姜易干姜，加阿胶、艾叶炭等；痰饮咳嗽，加橘皮、半夏、茯苓等；阳虚重者，加附子或桂枝等；若伴心血瘀阻者，加丹参、川芎、红花等。

理中丸临床用于治疗慢性胃炎、消化性溃疡，胃扩张、慢性肠炎、慢性结肠炎、冠心病等疾病。

【医案举例】

（1）吴球医案：治一人，暑月远行，渴饮泉水，至晚以单席阴地上睡。顷间，寒热，吐泻不得，身痛如刀刮。医曰：此中暑也。进黄连香茹饮及六和汤，随服随厥。吴诊其脉细紧而伏，曰：此中寒也。众皆笑曰：六月中寒，有是事乎？吴曰：人肥白，素畏热，好服黄连及益元散等凉剂；况途中饮水既多，又单席卧地，寒邪深入。当以附子理中汤，大服乃济。用之果效。［俞震.古今医案按.北京:中国中医药出版社,1998:14.］

（2）俞长荣医案：黄某，女，35岁。患水肿病新瘥，面部仍有轻微浮肿，面色淡黄，唇色不荣。近日胃脘作痛，绵绵不休，口中干燥，大便三日未通，脉象沉涩，舌白而干。我拟理中汤一剂，方用：党参12g，白术9g，干姜6g，炙甘草9g。门人问：口燥便闭而用理中汤，岂不怕使燥结更甚吗？我说：此证乃脾虚中阳不振，运化失司，水津不布，津液不上输，故口燥舌干，不下行，故大便秘。此是太阴里虚寒，而非阳明里实热证，从患者以往病史及当前面色、脉象可知。其痛绵绵不休，腹无硬结，不拒按，是虚痛，故用理中汤温中健脾，使脾阳振奋，津液得行，所有症状即可解除。

次日复诊，大便已通，口舌转润，胃脘痛随之而减，遂与六君子汤以善其后。［俞

长荣.伤寒论汇要分析.福州:福建人民出版社,1964:128.]

（3）李培生医案：余幼年学医，不能忘怀者有二（此处仅录其二）：某年岁秋，余由县返乡，探视三叔之病，其人素嗜酒，其证有腹满时痛，不食而呕，大便溏泄，日行三五次，小便清白，脉缓弱，苔白厚，是太阴脏寒脾不健运，寒湿凝滞致病，当与温中之法，进理中汤二剂，无效。又加熟附子，服二剂，亦无显效。急归持方示父，父审视毕，谓余曰："方尚与证相合，惟宜加理气药一两味，必有大效矣。前人如朱丹溪用参芪补药，必佐以橘皮。张顽石于理中汤内加青陈二皮，方名治中汤，甚有巧思。盖气行则水行，气为血之帅，故治疗水血痰食诸病，苟能于对证方中，加入行气散结之品，殊有加强疗效作用。"余遵其说，遂于前方加砂仁、煨木香、川朴、炒建曲等药，又服二剂，果愈。[吕志杰.仲景方药古今应用.2版.北京:中国医药科技出版社,2016:703.]

第二节　养阴剂

芍药甘草汤

【原文】

伤寒脉浮，自汗出，小便数，心烦，微恶寒，脚挛急[1]，反与桂枝欲攻其表，此误也。得之便厥，咽中干，烦躁，吐逆者，作甘草干姜汤[2]与之，以复其阳。若厥愈足温者，更作芍药甘草汤与之，其脚即伸；若胃气不和，谵语者，少与调胃承气汤[3]；若重发汗，复加烧针者，四逆汤[4]主之。（29）

芍药甘草汤方

白芍药[5] 甘草（炙）各四两

上二味，以水三升，煮取一升五合，去滓。分温再服。

注释：

[1] 脚挛急：脚，《说文》谓"胫也"，指小腿。脚挛急，即小腿部筋肉拘挛疼痛，伸展不利。

[2] 甘草干姜汤：见经方温里剂。

[3] 调胃承气汤：见经方泻下剂。

[4] 四逆汤：见经方温里剂。

[5] 白芍药：《金匮玉函经》无"白"字。盖仲景时代芍药尚无赤、白之分，故"白"字系衍文。

【功效配伍】

芍药甘草汤滋阴养血。方中芍药酸苦微寒，滋阴养血，缓急止痛；炙甘草甘温，补中缓急。二味相配，有酸甘化阴，滋养营血，濡润筋脉，缓挛止痛之效。成无己《注解伤寒论》云："芍药，白补而赤泻，白收而赤散也。酸以收之，甘以缓之，酸甘相合，用补阴血。"

上二味药，水煮，去滓，分二次温服。

【方证论治辨析】

芍药甘草汤治误汗阴阳两虚。症见伤寒脉浮，自汗出，微恶寒，心烦，小便数，脚挛急。

伤寒脉浮，自汗出，微恶寒，为太阳中风；心烦，小便数，脚挛急，则属里证。此表里俱病，为阴阳俱虚兼有表证，治宜扶阳解表，若用桂枝汤，则犯虚虚之戒。本证因里阳亏虚，气化固摄失司，故小便频数；阴液亏虚，心神失养故心烦；阴液不能濡养筋脉，故脚挛急。治疗若以阳虚为急，先投甘草干姜汤辛甘化阳，以复其阳，待阳回厥愈足温之后，再与芍药甘草汤滋阴养血，舒缓筋脉，以解除挛急，其脚即伸。

若服甘草干姜汤阳复太过，阴伤化燥，病入阳明之腑，出现胃气不和，谵语者，可与调胃承气汤泄热和胃。若误认为表证未解，再次发汗，并加用温针强迫发汗，一误再误，致心肾阳虚，症见恶寒蜷卧，四肢厥逆，烦躁不安，脉沉微者，方用四逆汤回阳救逆。

【用方思路】

芍药甘草汤组方简洁，功效专一，有较好的润养、解痉、止痛作用。临证可以本方为基础方，随症加味治疗心腹、项背、肢体、筋肉、经脉挛急抽掣疼痛等病。

【医案举例】

赵玉海医案：藏某，男，52岁，炊事员。1980年8月21日就诊。患者平卧或跑步时单侧或双侧腓肠肌痉挛3年多，曾经理疗、针灸、西药治疗，虽能缓解一时，移时而发，现每晚发作2~3次，每次1~30分钟不等，发作时腓肠肌挛急、僵硬、疼痛，不得屈伸，遇热较舒，舌苔薄白，脉沉细。以芍药甘草汤加味，处方：白芍30g，甘草15g，桂枝15g，木瓜10g。3剂止。3个月后复发，又服3剂止，未再复发。［赵玉海.加味芍药甘草汤治疗腓肠肌痉挛85例.中医杂志,1985(6):50.］

芍药甘草附子汤

【原文】

发汗，病不解，反恶寒者，虚故也，芍药甘草附子汤主之。(68)

芍药甘草附子汤方

芍药　甘草（炙）各三两　附子一枚（炮，去皮，破八片）

上三味，以水五升，煮取一升五合，去滓，分温三服。疑非仲景方[1]。

注释：

［1］疑非仲景方：《金匮玉函经》无此五字，显系后世注文误入正文。

【功效配伍】

芍药甘草附子汤益阴扶阳。本方即芍药甘草汤加附子组成。芍药酸苦微寒，滋阴养血，缓筋脉挛急，与炙甘草配伍，酸甘化阴，以复阴津；炮附子辛热，仅用一枚，以温经复阳，与炙甘草相配，则辛热而不燥，辛甘合化，以助阳气。三药相合，共奏益阴扶阳，调理阴阳。方有执《伤寒论条辨》云：“然荣者阴也，阴气衰微，故用芍药之酸以收之；卫者阳也，阳气疏慢，故用附子之辛以固之；甘草甘平，合荣卫而和谐之，乃国老之所长也。”

上三味药，水煮，去滓，分三次温服。

【方证论治辨析】

芍药甘草附子汤治太阳病汗后阴阳两虚证。症见发汗后，病不解，反恶寒。

太阳病发汗后，恶寒等表证应该解除，此汗后恶寒反而加重，盖发汗不当，表证虽罢，却出现汗出阳虚阴损的虚证变故。反恶寒，即阳气亏虚，不能卫外，肌表失于温煦。本证除反恶寒外，当有脚挛急，脉微细等阴阳俱虚脉症。治用芍药甘草附子汤益阴扶阳，调理阴阳。

【用方思路】

芍药甘草附子汤阴阳双调，偏温阳止痛，是一首缓解疼痛的良方。临床可用于治疗四肢肌肉痉挛、关节强直、颈椎病、坐骨神经痛、风湿性关节炎、类风湿关节炎、腓肠肌痉挛症、十二指肠球部溃疡、胆囊炎等疾病。

【医案举例】

随志化医案：张某，男，40岁。1986年8月21日就诊。时值酷暑盛夏，而病者却厚衣加身，仍打寒战。自诉因天热贪凉，夜宿树下，晨起即感恶寒头痛，身痛，鼻塞流涕，自认为感冒，遂购阿司匹林3片服之，半小时后，大汗淋漓，良久方止。自此，觉气短懒言，倦态乏力，畏寒怕冷，蜷卧欲被，动则汗出，半月未愈。舌红苔白，脉沉迟无力。此乃大汗伤阳耗阴所致。治以扶阳益阴。方药：白芍12g，炙甘草10g，附子15g。服2剂，四肢转温，汗出停止，病愈体安。[李心机.伤寒论通释.北京：人民卫生出版社,2003:117.]

炙甘草汤

【原文】

伤寒，脉结代，心动悸，炙甘草汤主之。(177)

炙甘草汤方

甘草四两（炙）　生姜三两（切）　人参二两　生地黄一斤　桂枝三两（去皮）
阿胶二两　麦门冬半升（去心）　麻仁半升　大枣三十枚（擘）

上九味，以清酒七升，水八升，先煮八味，取三升，去滓，内胶烊消尽，温服一升，日三服。一名复脉汤。

【功效配伍】

炙甘草汤通阳复脉，滋阴养血。方中以炙甘草为主药，甘温补中益气，养心复脉；

配人参、大枣益气补养心脾，助炙甘草之用；配生地黄、麦冬、阿胶、麻仁滋心阴，养心血，以充血脉；桂枝、生姜辛行温通，温心阳，通血脉；桂枝与炙甘草相配，即桂枝甘草汤，以温心阳见长；加清酒煮药通阳以利血脉，又可兼制大剂地黄与麦冬、阿胶阴柔之性，以防凝滞。诸药相合，益气通阳，滋阴养血，阴阳双补，使心阳振作，心血得充，心脉复通，心悸自安。本方功在通阳复脉，故又名复脉汤。

上九味药，用清酒加水，先煮八味药，去滓，再入阿胶烊消，温服，一日三次。本方用"清酒七升，水八升"，煎煮后仅"取三升"药汁，说明该方需经较长时间煎煮。

【方证论治辨析】

炙甘草汤治心悸，阴阳两虚证。症见伤寒，脉结代，心动悸。

伤寒，泛指太阳病变；脉结代、心动悸为少阴病变。太阳与少阴互为表里，太阳为外卫，心主为宫城；太阳受邪，可内陷少阴；少阴心主气血阴阳素虚者易受太阳之邪。心为君主之官，主血脉而藏神。心之阳气亏虚，则心失温煦，血脉鼓动无力；心之阴血亏虚，则神失所养，脉道不充，血行涩滞，脉气难以接续，故脉来或结或代，脉律不齐，间有歇止，心中动悸。本病虽与太阳外感有关，但当前症状以心之阴阳两虚为主，故予炙甘草汤通阳复脉，滋阴养血。

【原文】

脉按之来缓，时一止复来者，名曰结；又脉来动[1]而中止，更来小数[2]，中有还者反动[3]，名曰结，阴也。脉来动而中止，不能自还，因而复动者，名曰代，阴也。得此脉者，必难治。(178)

注释：

[1] 动：即脉搏跳动。

[2] 小数：指脉动稍快。

[3] 反动：指又动。

本条辨结脉与代脉的脉象特点及预后。结脉与代脉均为脉缓而有歇止。结脉，指脉按之来缓，时有间歇，歇止之后，其脉复来；或脉来动而中止，更来小数，中有还者反动，为结脉。代脉，指脉来动而一止，不能自还，复动而不见小数者，为代脉。结脉与代脉皆为阴脉，多见于心之阴阳气血不足，脉动无力，脉气通行不畅，凡见此脉者，预后较差。治疗亦可用炙甘草汤。

【用方思路】

脉结代，心动悸的原因较多，如瘀血、痰浊、痰瘀、水饮、阳虚、阴虚、气血两虚等均可引起。

炙甘草汤阴阳双调，气血并补，用于气血阴阳俱虚的脉结代，心动悸。临证气虚甚者，加黄芪；阳虚甚者，加附子；阴虚甚者，加酸枣仁、柏子仁、五味子；伴心血瘀阻者，加丹参、川芎、赤芍、红花。此方麻仁之用发人深思，盖心与小肠相表里，心气虚或心阴虚，多有大便异常改变，用麻仁以保持肠道通畅，可间接改善心脏功能。

炙甘草汤临床用于治疗病毒性心肌炎、风心病、冠心病、心绞痛、病态窦房结综合征、扩张型心肌病、心脏早搏、心律不齐、低血压等疾病。

【医案举例】

（1）郭子光医案：汪某，女，48岁，家庭妇女。1993年10月27日初诊。病史：有长期吸烟史，1周前自觉心悸、心慌、心空，头晕，失眠，气短，乏力。随即去县医院诊治，心电图检查结果：频发室性期前收缩、下壁心肌缺血。服用普罗帕酮、丹参片等无效而来求治。现症：心悸、心慌、心空、胸闷塞，心烦，气短，乏力，时时太息，头晕，眠差，饮食尚可，二便正常，察其形体偏瘦，精神欠佳，舌质淡有瘀点，苔薄白少津，脉促细而无力。血压90/60mmHg。辨治：气虚血弱，心失滋养而夹瘀滞。用炙甘草汤加味：红参15g，炙甘草10g，麦冬30g，阿胶15g（烊服），生地黄20g，桂枝10g，生姜10g，酸枣仁15g，大枣15g，黄芪30g，丹参20g。

复诊：上方服4剂，诸症缓解，又自配原方再服2剂后，去原医院复查心电图，结果正常。诊其脉率80次/分，脉细而有力，脉律正常。以上方与服6剂善后。随访2年未复发。

按语：炙甘草汤为仲景治疗"伤寒，脉结代，心动悸"之证，现代研究认为，本方有减低异位起搏点自律性和恢复心脏传导的作用。临床体会，以酸枣仁易火麻仁更能养心安神；气虚甚者加黄芪，夹瘀者加丹参，对改善症状效果更好。［郭子光.心律失常的凭脉辨证.成都中医药大学学报,1996,19(1):11.］

（2）张建荣医案：岳某，女，60岁。2013年4月12日初诊。患心脏病10余年，劳累后加重。住某医院治疗2周，出院已20天，心电图示：有房性、室性早搏。近日心慌，有时心里一阵难受，约10分钟即过，并见头晕，纳差，咽喉似有痰阻，时有时无，夜间醒后自觉手足无力。检查：精神较差，体格消瘦，舌质稍暗苔薄腻，脉沉细弱。心脏听诊未闻及早搏，血压：120/70mmHg。证属心阳虚夹有痰浊。处方用枳实薤白桂枝汤去枳实，加黄芪、丹参等，连续用药14剂。

2013年4月26日复诊：心里一阵难受及喉中痰阻现象已消失。现心慌仍间断发生，失眠，大便干燥，舌淡略暗苔薄白，脉结代。更方炙甘草汤加减：炙甘草10g，桂枝10g，黄芪15g，党参10g，麦冬10g，五味子10g，远志10g，酸枣仁15g（捣碎），火麻仁15g（捣碎），丹参15g，焦山楂10g。7剂，水煎服。

2013年5月20日三诊：病情较前明显好转，饮食增加，大便通畅。劳累仍有轻度心慌，头晕，舌淡苔薄，脉细弱。心脏听诊未闻及早搏，血压：110/60mmHg。治宜续用2013年4月26日方，火麻仁减至10g，守方用药20剂。半年后回访病情稳定。［张建荣.经方观止.北京：中国中医药出版社，2016：440.］

文蛤散

【原文】

病在阳，应以汗解之，反以冷水潠[1]之，若灌[2]之，其热被劫[3]不得去，弥更益烦，肉上粟起，意欲饮水，反不渴者，服文蛤散，若不差者，与五苓散。（141上）

文蛤散方

文蛤五两

上一味，为散，以沸汤和一方寸匕服，汤用五合。

注释：

[1] 潠：外用冷水浇身。《刘渡舟伤寒论讲稿》曰："潠之，潠者是喷也。"

[2] 灌：内用冷水灌洗。《刘渡舟伤寒论讲稿》曰："灌之，是灌溉，是洗的意思。"

[3] 劫：劫持。

【功效配伍】

文蛤散清热生津止渴。文蛤咸寒入肺、胃经，清热生津，止渴润燥，导心热下行。

上一味药，杵研细末，取适量药，沸水冲服。

【方证论治辨析】

文蛤散治病在阳的误治变证。症见发热恶寒心烦，反用潠灌之法劫热，致心烦益甚，肌肤冷缩起粟粒样物，意欲饮水，反不渴。

病在阳，即病在肌表，应以发汗解表祛邪，而反用冷水喷洗其身以劫热，致使邪热被阻，不能发越，郁遏于里，故致心烦益甚，肌肤冷缩起粟粒样物，意欲饮水，但口不渴。可知本证当初为太阳风寒表证，却以寒治寒，误治使然。治用文蛤散生津止渴，清在里之郁热。

【用方思路】

柯韵伯认为本条文蛤散与《金匮要略》文蛤汤互错，文蛤汤即大青龙汤去桂枝加文蛤而成，具有解表清里之效。《刘渡舟伤寒论讲稿》曰："文蛤散能够清在表的阳郁之热，又能行皮下之水……倘若不差，与五苓散既能发汗，又能利小便，使太阳之邪得到解决。"

猪肤汤

【原文】

少阴病，下利，咽痛，胸满心烦，猪肤汤主之。(310)

猪肤汤方

猪肤[1]一斤

上一味，以水一斗，煮取五升，去滓，加白蜜一升，白粉[2]五合，熬香[3]，和令相得[4]，温分六服。

注释：

[1] 猪肤：即刮去内脂及外垢的猪皮。

[2] 白粉：即小麦制作的白面粉，或用白米粉。

[3] 熬香：熬，炒、焙之意，此指白粉的炮制方法。熬香，即炒出香味。

[4] 和令相得：即调和均匀。

【功效配伍】

猪肤汤滋阴润肺，清热利咽。方中猪肤甘润性凉，滋肾水，润肺燥，清降少阴浮游之虚火，尤在泾《伤寒贯珠集》云："猪，水畜，而肤甘寒，其气味先入少阴，益阴除客热，止咽痛，故以为君。"白蜜甘寒润肺补脾，清上炎之火而润咽喉。白米粉甘平补脾，调中而止利。诸药相合，滋肾润肺而清虚火，补脾和中而止下利。本方三味药皆为药食兼备之品，可作食疗方。

上猪肤一味，水煮，去滓，加白蜜、白粉适量，熬出香味，调和均匀，分六次温服。

【方证论治辨析】

猪肤汤治少阴病，阴虚咽痛证。症见下利，咽痛，胸满，心烦。

手足少阴经脉皆过咽喉，邪犯少阴，故多伴见咽喉病变。少阴病心肾俱亏，若下利日久，必阴虚液泄，阴津更伤，肾水更亏，邪从热化，虚火循少阴经脉上扰咽喉，故咽痛，但咽喉部红肿不显著，疼痛亦不剧烈；虚火上炎，热扰胸中，故胸满；虚火上扰心神，故心烦。治宜用猪肤汤滋肾润肺以降火，补脾益胃以止利。

【用方思路】

猪肤汤临证可用作阴虚火炎，咽喉疼痛的辅助治疗，或作为食疗方。

猪肤汤临床多用于化裁治疗慢性咽炎、慢性喉炎、慢性扁桃体炎等疾病。

【医案举例】

张意田医案：一人春间伤寒，七八日后烦躁咽痛胸闷泄泻，皆作湿热治不效。诊得脉来细急，乃少阴脉象也。夫少阴上火下水而主枢机，水火不交，则脉急胸闷而烦躁，火上咽痛，水下泄泻，此神机内郁，旋转不出，不得周遍于内外之证也。与少阴下利、咽痛、胸满、心烦之论吻合，宜用猪肤六两，刮取皮上白肤，煎汁一大碗，去滓及浮油，加白蜜五钱、谷芽一两，炒香研末，文火熬成半碗，温服之。症稍减，其脉细而短涩，此戊癸不合，以致阳明血液不生，经脉不通之候也。与炙甘草汤宣通经脉，会合阳明，遂脉缓而愈。[魏之琇. 续名医类案. 北京：人民卫生出版社，1957：25.]

第十章　经方固涩剂

经方固涩剂，指具有收敛、固涩、固摄作用的方药，以治疗遗精、滑泄、自汗、盗汗、泄泻等疾病。固涩者，是固其机体有用之物质，如气、血、精、津、液等，以防止继续外泄。《素问·至真要大论》的"散者收之"，是其组方立法依据，属"八法"中的"补法"，即补涩法。固涩方以治标为主，若论治本，尚需根据病情而定，或补脾，或补肾，或补气，皆可随证用方。固涩剂《经方观止·金匮篇》尚有桂枝加龙骨牡蛎汤、诃梨勒散，可参阅。

赤石脂禹余粮汤

【原文】

伤寒服汤药[1]，下利不止，心下痞硬，服泻心汤已，复以他药下之，利不止，医以理中[2]与之，利益甚。理中者，理中焦，此利在下焦，赤石脂禹余粮汤主之。复不止者，当利其小便。(159)

赤石脂禹余粮汤方

赤石脂一斤（碎）　　太一禹余粮一斤（碎）

上二味，以水六升，煮取二升，去滓，分温三服。

注释：

[1] 汤药：指峻猛泻下类汤剂。

[2] 理中：指理中丸。

【功效配伍】

赤石脂禹余粮汤涩肠固脱止利。方中赤石脂甘酸性温而涩，温中涩肠，固脱止利；禹余粮甘涩性平，涩肠止泻，收敛止血。成无己《注解伤寒论》曰："《本草》云：涩可去脱，石脂之涩以收敛之；重可去怯，余粮之重以镇固。"二味相合，共奏涩肠固脱之效。

上二味药，水煮，去滓，分三次温服。

【方证论治辨析】

赤石脂禹余粮汤治虚寒久利，滑脱不禁证。症见伤寒服汤药，下利不止，心下硬满。

伤寒病在表，治应汗解，反误服泻下类汤剂，致邪热内陷，伤及脾胃，升降出入紊乱，则见下利不止，心下痞硬，此为清阳不升，浊阴不降，属寒热错杂之痞利证者，治宜辛开苦降，和中消痞止利，宜用半夏泻心汤类方。服泻心汤后，痞利未除，盖病重药轻。然医者见服泻心汤不愈，又误以为实邪内结之痞利，遂用其他泻下方药，再次攻下，结果一误再误，导致里气更虚，而下利不止。医者又认为此属中焦虚寒下利，而用理中汤温中健脾，服药后下利反而更重。此下利为屡用苦寒攻下，不仅损伤中阳，亦伤及下焦肾阳，是脾虚不运，肾虚不固，脾肾阳气俱虚，故下利益甚，滑脱不禁。"理中者，理中焦，此利在下焦"，故治用赤石脂禹余粮汤涩肠固脱止利。若下利仍不止，并见小便不利，当属湿浊中阻，下焦膀胱气化不利，清浊不分，水湿偏渗于大肠，治宜"当利其小便"，可用五苓散分清别浊，利小便实大便。

【用方思路】

赤石脂禹余粮汤偏于涩肠固肾，治久泻久利，若脾肾阳虚甚者，加附子、干姜、山药；若中气下陷甚者，加升麻、柴胡、黄芪、人参、白术；若肾阳虚甚者，加补骨脂、菟丝子、淫羊藿等，或与肾气丸合方化裁。

赤石脂禹余粮汤临床用于治疗慢性肠炎、慢性结肠炎、慢性痢疾、脱肛、子宫脱垂、习惯性流产等疾病。

【医案举例】

丘寿松医案：陈某，男，56 岁，职员。1960 年 12 月 16 日初诊。患者于 10 年前，因便秘努责，导致脱肛，劳累即坠，甚至脱出寸余，非送不入。继之并发痔疮，经常出血，多方治疗不愈。按脉虚细，舌淡，形体羸瘦，肤色苍白，精神委顿，腰膝无力，纳食呆滞，大便溏泻。证属气虚下陷，脾肾阳微。以赤石脂禹余粮汤固肠涩脱为主，加温补脾胃、升提中气药。处方：赤石脂、禹余粮各 15g，菟丝子、炒白术各 9g，补骨脂 6g，炙甘草、升麻、炮干姜各 4.5g。

服 3 剂后，直肠脱出能自缩入，粪便略调。继服 3 剂，直肠脱未出肛门，大便正常，食欲增加。后随症略为损益，继服 6 剂，脱肛完全治愈。同时，如黑枣大的痔疮亦缩小为黄豆大。1 年后复诊，见其肤色润泽，精神饱满，询知脱肛未复发。［刘渡舟. 新编伤寒论类方. 太原:山西人民出版社,1984:178.］

桃花汤

【原文】

少阴病，下利，便脓血者，桃花汤主之。（306）

桃花汤方

赤石脂一斤（一半全用，一半筛末）　干姜一两　粳米一升上三味，以水七升，煮米令熟，去滓，温服七合，内赤石脂末方寸匕，日三服。若一服愈，余勿服。

【功效配伍】

桃花汤温中涩肠，固脱止利。方中赤石脂酸涩温，涩肠固脱止利为主药；辅以干姜辛热，温中阳散寒气；佐以粳米甘平，补益脾胃。三药相配，可增强温阳涩肠，固脱止利。赤石脂杵末过筛，一半用水煮，取其温涩之气；一半作冲服，直接留着于肠中，以增强收敛固涩止利止血，并能修复保护肠黏膜。本方因赤石脂色类桃花，又名桃花石，故命名为桃花汤。方后指出"若一服愈，余勿服"，对久利者恐一服难愈，盖本方重在固涩，若利止后，当以调补脾胃为主。

上三味药，水煮，以米熟汤成为度，去滓，再入赤石脂末方寸匕，一日服三次。此煮服法较为特殊，是将汤剂与散剂结合应用的范例。

【方证论治辨析】

桃花汤治少阴虚寒便脓血证。症见下利便脓血，或下利日久不愈。

少阴病为心肾病变，下利日久多为脾肾阳虚病变。肾内寄命门之火，可上暖脾土而主司二便。少阴肾阳亏虚，命门火衰，不能上温脾土助运化，则脾肾两虚，固摄运化失职，大肠滑脱，络脉不固，故下利不止，滑脱不禁，大便脓血。治宜温中涩肠固脱，方用桃花汤。

【原文】

少阴病，二三日至四五日，腹痛，小便不利，下利不止，便脓血者，桃花汤主之。（307）

桃花汤治少阴虚寒下利不止，便脓血证。少阴病，二三日至四五日，寒邪入里，脾肾阳虚，阴寒凝滞，故腹中疼痛；脾肾阳虚，滑脱失禁，统摄无权，故下利不止，便脓血；脾肾阳虚，气化不利，加之下利耗损阴液，故小便不利而少。治用桃花汤温阳涩肠，固脱止利。

【用方思路】

桃花汤偏于温中涩肠，以治久泻久利，方中赤石脂、干姜是治疗虚寒下利的常用对药，干姜亦可用焦姜或炮姜。临证若脾虚甚者，加人参、白术、山药；若中气下陷者，可与补中益气汤合方化裁；若久泻不止，加罂粟壳、诃子、煨肉豆蔻，或与四神丸合方化裁；若伴湿热下利者，加黄连、秦皮、生地榆等；若吐血、便血者，加白及、三七粉、海螵蛸等。

桃花汤临床用于治疗慢性肠炎、慢性非特异性溃疡性结肠炎、慢性菌痢、慢性阿米巴痢疾、肝脓疡、慢性胃炎、消化性溃疡、结肠癌、胃癌等疾病。

【医案举例】

（1）刘渡舟医案：程某，男，56岁。患肠伤寒住院治疗40余日，基本已愈。惟大便泻下脓血，血多而脓少，日行三四次，腹中时痛，屡治不效。其人面色素不泽，手足发凉，体疲食减，六脉弦缓，舌淡而胖大。此证为脾肾阳虚，寒伤血络，下焦失约，属少阴下利便脓血无疑，且因久利之后，不但大肠滑脱，而且气血虚衰亦在所难免。治当温涩固脱保元。赤石脂30g（一半煎汤，一半研末冲服），炮姜9g，粳米9g，人参9g，黄芪9g。服3剂而血止，又服3剂大便不泻而体力转佳。转方用归脾汤加减，巩固疗效而收工。[刘渡舟.新编伤寒论类方.太原:山西人民出版社,1984:180.]

（2）裘沛然医案：蒋某，男，25岁。1982年2月21日初诊。病延7日，发热未退，体温38.5℃，兼有恶寒，脉沉细数，痢下脓血，一日5~6次，腹痛，入晚神烦，不能安寐，舌苔黄腻、舌质红。此邪在少阴，寒热夹杂，阴分已亏，兼有积滞。拟桃花汤与黄连阿胶汤加减。干姜9g，赤石脂20g，黄连9g，黄芩9g，生白芍5g，阿胶6g（烊化），木香6g，焦山楂肉9g。2剂，每日1剂，水煎服。

1982年2月25日二诊：痢下脓血大减，腹痛略轻，发热已退，仍有恶寒，夜不安寐，再拟上方加减。干姜9g，赤石脂15g，黄连6g，黄芩6g，生白芍15g，阿胶6g（烊化），木香6g，枳壳6g。2剂，每日1剂，水煎服。

三诊：药后腹痛减，痢下愈。

按语：少阴虚寒见下利滑脱，邪伤气血而便脓血，用桃花汤温中固涩；同时又见阴虚热扰，心烦不得卧之证，合黄连阿胶汤益阴撤热，是阴阳兼顾，寒热并使之意。[王庆其.裘沛然辨治少阴病的经验.中国医学学报,1992,7(3):36.]

第十一章　经方调神剂

　　经方调神剂，指调节情志，治疗心悸、失眠、烦躁、惊狂等疾病的方药。

　　七情不遂，可致脏腑功能紊乱，气机失调；脏腑功能失调亦能引起七情失调，神志异常。经方调神剂治疗情志疾病，重在调节七情，调节脏腑气血阴阳，或祛除邪气，着重于治本，使阴阳平衡，脏腑谐和，情志调畅，神志安定，并非单纯用药物安神定志治其标。治标者，情志虽能暂安于一时，但病终难愈。调神剂《经方观止·金匮篇》有百合地黄汤、酸枣仁汤、甘麦大枣汤、半夏厚朴汤等方，皆为调神之要方，可参阅。

禹余粮丸

【原文】

汗家，重发汗，必恍惚心乱[1]，小便已阴疼[2]，与禹余粮丸。(88)

禹余粮丸（方阙）

注释：

[1] 恍惚心乱：神志昏惑，心中慌乱不安。

[2] 阴疼：前阴疼痛。

【功效配伍】

禹余粮丸方药组成已佚。张志聪《伤寒论宗印》云："禹余粮，血分之重剂，养阴而固涩者也。用之以镇心神之恍惚，固补其亡阴。全方失传，凉有配伍。"

【方证论治辨析】

禹余粮丸治汗家重发汗，阴阳两虚证。症见汗家，重发汗，恍惚心乱，小便后阴中疼痛。

汗家，指平素多汗之人。汗家多为阳气虚而卫外不固，阴液外泄。若汗家重发其汗，必致阴阳俱损。汗为心之液，汗出过多则心阴心阳俱伤，使心神失养，故神志恍惚不定，心中慌乱；阴津重伤，阴中失于濡润，故小便后阴中疼痛。方用禹余粮丸固阴止汗，重镇安神。

【用方思路】

禹余粮丸方虽缺，但治疗恍惚心乱，采用重镇安神之法，仍可效仿，如后世常用朱砂、磁石、龙骨、牡蛎等重镇安神药，治疗心悸惊狂等病。

桂枝去芍药加蜀漆牡蛎龙骨救逆汤

【原文】

伤寒，脉浮，医以火迫劫之[1]，亡阳[2]必惊狂，卧起不安者，桂枝去芍药加蜀漆牡

蛎龙骨救逆汤主之。（112）

桂枝去芍药加蜀漆牡蛎龙骨救逆汤方

桂枝三两（去皮）　甘草二两（炙）　生姜三两（切）　大枣十二枚（擘）　牡蛎五两（熬）　蜀漆[3]三两（洗去腥）　龙骨四两

上七味，以水一斗二升，先煮蜀漆，减二升，内诸药，煮取三升，去滓，温服一升。本云桂枝汤，今去芍药，加蜀漆、牡蛎、龙骨。

注释：

[1] 火迫劫之：用火疗强迫发汗，如烧针、艾灸、火熨之类。

[2] 亡阳：心阳耗损较重。

[3] 蜀漆：常山之幼苗。

【功效配伍】

桂枝去芍药加蜀漆牡蛎龙骨救逆汤温补心阳，涤痰镇惊，安神定志。本方即桂枝汤去芍药，加蜀漆、牡蛎、龙骨组成。桂枝汤去酸寒阴柔之芍药，则方性偏辛甘温，以利阳气恢复。桂枝与炙甘草相合，辛甘化阳，以温通补益心阳；生姜与大枣相合，辛甘温补益中焦阳气，以启化源，以助心阳；心阳虚损，易生痰浊，加蜀漆味辛苦性温，涤痰化浊，开窍定志；加龙骨、牡蛎重镇安神定惊，潜敛浮越之心神。诸药合用，以温心阳，祛痰浊，镇惊悸，安神志。本方为救治火逆而设，故名救逆汤。

上七味药，先水煮蜀漆，再入其他药同煮，去滓，温服。

【方证论治辨析】

桂枝去芍药加蜀漆牡蛎龙骨救逆汤治惊狂，心阳虚夹痰浊证。症见伤寒，脉浮，医以火迫劫之，亡阳必惊狂，卧起不安。

伤寒脉浮，主病在表，治宜汗解，可相机择用桂枝汤或麻黄汤，忌用火劫发汗。医者却误用烧针、火熨等火劫强行发汗，汗为心之液，汗出过多，心阳随汗而外泄，心阳亏损，则心神失于温养。心胸阳气不足，一则易生痰浊，阻塞心窍；二则中下焦痰饮水湿，往往呈虚上扰心神，影响神明鉴照，故见神怯易惊，惊恐不安，甚至狂躁，卧起不安。治宜温补心阳，涤痰镇惊，安神定志，方用桂枝去芍药加蜀漆牡蛎龙骨救逆汤。

【用方思路】

桂枝去芍药加蜀漆牡蛎龙骨救逆汤治疗惊狂病,不必具备有无误治之经历,只要有心阳虚夹痰浊的病机,便可应用。临证若心阳虚者,重用桂枝;痰浊甚者,除用蜀漆外,亦可加远志、石菖蒲、茯神,或用其替代蜀漆;惊狂甚者,重用牡蛎、龙骨,亦可加磁石。凡用贝壳矿石之类重镇安神药物,均可适当加神曲、山楂、麦芽以防碍胃。

桂枝去芍药加蜀漆牡蛎龙骨救逆汤临床用于治疗惊恐、精神分裂症、癔症、更年期综合征、癫痫、心律失常、遗精等疾病。

【医案举例】

刘渡舟医案:董某,男,28岁。因精神受刺激而成疾。自称睡眠不佳,心中烦躁,幻视、幻听、幻觉,有时胆小骇怕,有时悲泣欲哭,胸中烦闷,自不能已。视其舌苔白腻而厚,切其脉弦滑。辨为痰热内阻,上扰心宫,而肝气复抑所致。处方:蜀漆6g,黄连9g,大黄9g,生姜9g,桂枝6g,龙骨12g,牡蛎12g,竹茹10g,胆南星10g,菖蒲9g,郁金9g。

服2剂而大便作泻,心胸为之舒畅。后用涤痰汤与温胆汤交叉服用而获愈。[刘渡舟.新编伤寒论类方.太原:山西人民出版社,1984:26.]

桂枝甘草龙骨牡蛎汤

【原文】

火逆[1]下之,因烧针[2]烦躁者,桂枝甘草龙骨牡蛎汤主之。(118)

桂枝甘草龙骨牡蛎汤方

桂枝一两(去皮)　甘草二两(炙)　牡蛎二两(熬[3])　龙骨二两

上四味,以水五升,煮取二升半,去滓,温服八合,日三服。

注释:

[1] 火逆:因火而治逆,即误用火法而发生的变证。

[2] 烧针:又称温针。指针刺时烧灼针柄以加温的治疗方法,具有温通经脉,行气活血作用。

[3] 熬：烤干、煎干，引申为焙、炒。

【功效配伍】

桂枝甘草龙骨牡蛎汤温补心阳，镇潜安神。本方即桂枝甘草汤将桂枝四两减至一两，加龙骨、牡蛎组成。桂枝、炙甘草辛甘化阳，温补心阳，炙甘草用量大于桂枝，意在补土益气，缓补其阳；龙骨、牡蛎性涩质重，重镇摄纳，潜敛浮越之心神。四味药合用，温心阳以治本，镇潜摄纳以治标。

上四味药，水煮，去滓，温服，一日三服。

【方证论治辨析】

桂枝甘草龙骨牡蛎汤治心阳虚烦躁证。症见火逆并下之，又因烧针引起烦躁不安。

本证因火法而治逆，又行攻下之法，一误再误，重伤心阳。再加以烧针劫汗，汗大出者，心阳必随汗外泄，心神失于温养，不能内藏于心，则心神浮越，故烦躁不安。治宜温补心阳，镇潜安神，方用桂枝甘草龙骨牡蛎汤。

【用方思路】

桂枝甘草龙骨牡蛎汤与桂枝甘草汤同治心阳虚，桂枝甘草汤证以心阳亏虚为主，故桂枝用量倍于炙甘草，重在温心阳；桂枝甘草龙骨牡蛎汤证是心阳亏虚兼心神浮越，其用药宜甘缓而不宜辛散，故炙甘草用量倍于桂枝，并加牡蛎、龙骨重镇安神，潜敛浮越之心神。临证用桂枝甘草龙骨牡蛎汤，若阳气虚甚者，加黄芪、人参等，并少佐以炒麦芽、焦山楂，以防龙骨、牡蛎重镇碍胃。

桂枝甘草龙骨牡蛎汤临床用于治疗心律失常、阵发性心动过速、慢性心衰、神经衰弱、癔症、失眠、甲状腺功能亢进、更年期综合征等疾病。

【医案举例】

陈培城医案：凌某，男，12 岁，1968 年 1 月 28 日初诊。发热 10 余天，经服中西药治疗，已热退身凉。但从此多汗，延续数十天未止，始见倦怠乏力，继则躁扰不安，语无伦次，深夜狂呼出走，摩拳弄棒，不避亲疏，欲作伤人，屡投中西药，狂态不减，乃邀余往诊。见病孩盘膝而坐，喃喃自语无休止，面色苍白，舌质淡苔薄白，脉细不数。此过汗伤心，心阳浮越之征。盖汗为心液，过汗不仅伤津耗血，同时亦耗心中阳气，心阴伤损，心阳浮动，乃使如狂。止其汗，即敛其阴，阴气内守，阳气乃固，予通心固摄法，拟桂枝甘草龙骨牡蛎汤。处方：桂枝、炙甘草各 10g，龙骨、牡蛎各 20g。

1968 年 1 月 29 日二诊：服 1 剂后，入夜能入睡数小时，晨起已不复自语。惟默不作声，表情呆滞，偶尔一笑而已。药已中鹄，无庸更辙，嘱原方再进 3 剂。

1968 年 2 月 1 日三诊：四进桂枝甘草龙骨牡蛎汤后，语言举止如常，但夜寐心烦。病愈七八，惟心神未安，予滋心安神法，拟养心汤原方，调治 10 余天而愈，随访 15 年，未见复发。[李心机.伤寒论通释.北京：人民卫生出版社，2003：171.]

黄连阿胶汤

【原文】

少阴病，得之二三日以上，心中烦，不得卧，黄连阿胶汤主之。(303)

黄连阿胶汤方

黄连四两　黄芩二两　芍药二两　鸡子黄二枚　阿胶三两（一云三挺）

上五味，以水六升，先煮三物，取二升，去滓，内胶烊尽，小冷，内鸡子黄，搅令相得，温服七合，日三服。

【功效配伍】

黄连阿胶汤滋阴泻火，交通心肾。方中黄连苦寒入心经，清热泻火；阿胶甘平，入肾经，滋补肾阴。前二味一泻一补均为主药，共奏滋阴泻火之功。黄芩助黄连清热泻火；鸡子黄养心阴，芍药养血和营，共助阿胶滋阴血。后三味均为辅助药。本方五味药配伍，共成清泻心火，滋补肾水，交通心肾，扶正降邪之剂。

上五味药，先水煮黄芩、黄连、芍药三味，去滓，再将阿胶纳入药汁中烊化，待药液稍凉后，入生鸡子黄搅匀，温服，一日三次。

【方证论治辨析】

黄连阿胶汤治少阴病，阴虚火旺证。症见少阴病，得之二三日以上，心中烦，不得卧。

本证为少阴热化，阴虚火旺，心肾不交。少阴包括心肾两脏，手少阴心为火脏，足少阴肾为水脏。正常生理情况下，心火下交于肾水，以温肾阳，则肾水不寒，肾水上济于心，以滋心阴，则心火不亢。心肾交通，水火既济，保持机体"阴平阳秘"，阴阳平衡。邪气侵犯少阴，可因体质因素的差异，或邪气性质的不同而有寒化、热化之别。若素体阳虚阴盛，寒邪伤及少阴，多从阴化寒，形成少阴寒化证。若素体水亏火旺，寒邪伤及少阴，多从阳化热；或感受阳热邪气，灼伤真阴，形成少阴热化证。少阴病，得之二三日以上，心中烦，不得卧，为肾水下亏，水不济火，导致心火亢盛，神不安舍。临床尚可伴见咽干口燥，手足心烦热，舌红绛少苔或苔色略黄燥，脉沉细数等症。治宜滋肾阴，降心火，交通心肾，方用黄连阿胶汤。

【用方思路】

黄连阿胶汤滋阴泻火，治少阴热化证，临证若心火亢盛者，重用黄连、黄芩，加栀子、知母；肾阴虚甚者，重用阿胶、芍药、鸡子黄，加生地黄、沙参、麦冬；若失眠者，加酸枣仁、柏子仁、龙骨、牡蛎。

黄连阿胶汤临床用于治疗神经衰弱、心律失常、室性期前收缩、焦虑症、精神分裂症、甲状腺功能亢进、失眠症、慢性咽炎、舌体炎、口腔溃疡、更年期综合征等疾病。

【医案举例】

（1）吴佩衡医案：吴某，昆明人，住昆明市绣衣街。有长子年15岁，于1921年3月患病延余诊视。发热不退已11日，面红唇赤而焦，舌红苔黄而无津，虚烦不得卧。食物不进，渴喜冷饮，小便短赤，大便不解，脉来沉细而数。查其先前所服之方，始而九味羌活汤，继则服以黄连、栀子、连翘、黄芩、金银花、桑叶、薄荷等未效。此系春温病误以辛温发散，又复苦燥清热，耗伤真阴，邪热内蕴，转为少阴阴虚热化证。拟黄连阿胶鸡子黄汤治之。黄连10g，黄芩12g，杭白芍24g，阿胶10g（烊化兑入），鸡子黄2枚。先煎黄芩、黄连、杭白芍为汤，稍凉，兑入烊化之阿胶，再搅入生鸡子黄2枚和匀而服。

服1剂后即得安静熟寐，烦渴已止，唇舌转润，脉静身凉。继以生脉散加生地黄、玄参、黄连。米洋参10g，麦冬15g，甘草6g，黑玄参10g，生地黄12g，黄连5g。上方连进2剂而愈。［吴佩衡.吴佩衡医案.昆明：云南人民出版社，1979：19.］

（2）刘渡舟医案：李某，男，49岁。患失眠已两年，西医按神经衰弱治疗，曾服多种镇静安眠药物，收效不显，自诉：入夜则心烦神乱，辗转反侧，不能成寐。烦甚时必须立即跑到空旷无人之地大声呼叫，方觉舒畅。询问其病由，素喜深夜工作，疲劳至极时，为提神醒脑起见，常饮浓咖啡，习惯成自然，致入夜则精神兴奋不能成寐，昼则头目昏沉，萎靡不振。视其舌光红无苔，舌尖宛如草莓之状红艳，格外醒目，切其脉弦细而数。脉证合参，此乃火旺水亏，心肾不交所致。治法当以下滋肾水，上清心火，令其坎离交济，心肾交通。黄连 12g，黄芩 6g，阿胶 10g（烊化），白芍 12g，鸡子黄 2 枚。此方服至 3 剂，便能安然入睡，心神烦乱不发，继服 3 剂，不寐之疾从此而愈。[陈明，刘燕华,李芳.刘渡舟临证验案精选.北京:学苑出版社,1996:40.]

第十二章　经方理气剂

经方理气剂，指具有治疗气滞、气逆作用的方药。《素问·至真要大论》曰"抑者散之""结者散之""逸者行之""高者抑之"；《素问·六元正纪大论》曰"木郁达之"。此为经方理气剂组方立法的理论依据，属"八法"中的"消法"。

人体脏腑气机在运动过程中，由于七情不遂，或劳倦过度，或饮食失节，或寒温不适等因素，易出现脏腑失调，肝肺脾胃气机升降出入逆乱，或气滞不通，或气逆不降。治疗气滞者宜通，气逆者宜降，通降协调，气血调达，则五脏和平。

第一节 行气剂

厚朴生姜半夏甘草人参汤

【原文】

发汗后，腹胀满者，厚朴生姜半夏甘草人参汤主之。(66)

厚朴生姜半夏甘草人参汤方

厚朴半斤（炙，去皮）　生姜半斤（切）　半夏半升（洗）　甘草二两（炙）

人参一两

上五味，以水一斗，煮取三升，去滓，温服一升，日三服。

【功效配伍】

厚朴生姜半夏甘草人参汤健脾运湿，宽中除满。本方厚朴苦辛温，行气宽中，燥湿除满；生姜辛温，散饮和胃；半夏辛温，燥湿开结，和胃降逆；人参、炙甘草甘温，益气健脾助运化。诸药相配，补不呆滞，消不伤脾，为消补兼施，标本同治之剂。从药物用量看，方中重用厚朴、生姜、半夏，是突出温行消，重在治标；用人参、炙甘草之量较少，以兼顾脾虚。此反映了治标宜急，取速效；治本宜缓，须久图。

上五味药，水煮，去滓，温服，一日三次。

【方证论治辨析】

厚朴生姜半夏甘草人参汤治脾虚气滞证。症见发汗后，腹胀满。

不当发汗而发汗者，谓之误治；太阳病，发汗太过者，谓之治疗失当。发汗后出现腹胀满，是汗后伤及脾阳。脾居大腹，脾阳虚弱，则寒凝气滞，故腹胀满；或脾虚不运，则湿浊痰饮内生，气机壅滞，亦可见腹胀满。病由发汗后，导致脾虚气滞，证属虚中兼实。治当补消兼施，方用厚朴生姜半夏甘草人参汤健脾运湿，宽中除满。

【用方思路】

本证腹满为脾虚气滞，脾虚为本，气滞为标，是因虚而滞，因滞而满，但虽满而无燥屎或宿食结滞。对脾虚气滞，或单纯脾虚者，采用健脾行气，或健脾消导，亦即补消兼施，此可防止补而呆滞、补而壅滞。对厚朴生姜半夏甘草人参汤的功效，冉雪峰《冉注伤寒论》认为："重心仍是偏向于攻的方面，所以然者，出入废则神机化减，升降息则气立孤危，这个外因汗后的腹胀满，与内因劳损的单腹胀类似。纯补，假实以成，虚不受补，正气与邪气混为一家，反以增长其胀满恶势力。纯攻，虚者愈虚，是为虚虚，必涣散而不可收拾，胀满更加。惟攻中寓补，补中寓攻，随其所利，安其屈服。此方即攻中寓补的楷式，会通全面，门门洞彻。"

临证用厚朴生姜半夏甘草人参汤，若脾虚甚者，可重用人参、炙甘草；若气滞甚者，重用厚朴，加枳壳；若湿邪甚者，重用半夏，加白术、茯苓。

厚朴生姜半夏甘草人参汤临床用于治疗慢性胃炎、胃下垂、慢性胃肠炎、消化性溃疡、胃肠功能紊乱症、麻痹性肠梗阻、胆囊炎、慢性肝炎、糖尿病胃轻瘫等疾病。

【医案举例】

陈瑞春医案：叶某，男，39岁，1973年8月10日就诊。患者行"胃次全切术"后，恢复良好。惟出院后逐渐感觉胃腹痞满，嗳气频作，大便不畅，虽少食多餐以流质软食为主，亦感痞满不饥，且病情日见明显。症见脉象细弱，舌白润。病者虽属手术之后腹胀满，但与《伤寒论》"发汗后，腹胀满"对照，其病因虽不同，而病症却相同，故用厚朴生姜半夏甘草人参汤加味论治：党参15g，法半夏10g，枳壳6g，厚朴10g，炙甘草6g，佛手片10g，广木香6g，生姜3片。

5剂药后，自觉气往下行，腹胀嗳气大减。继服至20余剂，每隔1~2日服1剂，经2个多月，一切正常。1年后随访，腹胀未发作，消化良好，体略发胖。[陈瑞春.陈瑞春论伤寒.长沙:湖南科学技术出版社,2003:198.]

四逆散

【原文】

少阴病，四逆，其人或咳，或悸，或小便不利，或腹中痛，或泄利下重[1]者，四逆散主之。(318)

四逆散方

甘草（炙）　　枳实（破，水渍，炙干）　　柴胡　芍药

上四味，各十分，捣筛，白饮和服方寸匕，日三服。咳者，加五味子、干姜各五分，并主下利；悸者，加桂枝五分；小便不利者，加茯苓五分；腹中痛者，加附子一枚，炮令坼[2]；泄利下重者，先以水五升，煮薤白三升，煮取三升，去滓，以散三方寸匕内汤中，煮取一升半，分温再服。

注释：

[1] 泄利下重：下利重坠，滞下不爽。

[2] 坼（chè，音掣）：碎裂之意。

【功效配伍】

四逆散疏肝和胃，透达郁阳。方中柴胡苦辛微寒而性升，入肝胆经，和利枢机，疏肝解郁，透达郁阳；枳实苦泻辛散而性降，归脾胃经，行气破滞，以运中土，与柴胡相配，一升一散，疏肝调胃，则气机调畅；芍药养阴柔肝，入血分行血滞，与柴胡相配一散一收，疏肝而不伤阴，与枳实相配，行气和血；炙甘草甘缓和中，补益脾胃，与芍药相配则酸甘化阴，缓急止痛。四味合用，调肝胃（脾），和气血，通阳气，除厥逆。因其主治病以四肢厥逆为主症，剂型为散，故名四逆散。

上四味药，捣细末过筛，取方寸匕，用白饮和服，一日三次。或用水煮服。

【方证论治辨析】

四逆散治少阴病，阳郁厥逆证。症见少阴病，四肢厥逆。兼见症：或咳嗽，或心悸，或小便不利，或腹中痛，或泄利下重。

本证突出少阴病，四肢厥逆，其后皆属或然症。四肢厥逆，若属少阴寒化证者，乃阴盛阳衰，四肢失于温煦，应伴恶寒蜷卧，下利清谷，脉微欲绝等全身虚寒症状，治疗宜用四逆汤回阳救逆。本证虽言少阴病，四肢厥逆，但并非少阴寒化证，而是肝胃气滞，阳气内郁不能外达四肢，其四肢厥逆亦较轻浅。故治用四逆散疏肝和胃，透达郁阳。吴崑《医方考》曰："少阴病，四逆者，此方主之。此阳邪传至少阴，里有结热，则阳气不能交接于四末，故四逆而不温。"魏荔彤《伤寒论本义》曰："少阳之用柴胡使阳明之邪以少阳为出路也；少阴用柴胡使少阴之邪以厥阴为出路也。肝胆同木，属阴阳邪正之升降俱由于此，故三阳以少阳为初，而三阴以厥阴为尽，非由此而别无门户矣。

此仲师神明于阴阳升降之故也。"

肝主升，胃主降，肝胃升降失常，可影响其他脏腑气机升降出入，故见诸多或然症。若兼肺寒气逆咳嗽者，加干姜、五味子温肺敛气止咳，其温散酸敛之性，又可兼治下利；若兼心阳虚而心悸者，加桂枝温复心阳；若兼水气内停，小便不利者，加茯苓淡渗利水；若脾阳虚，腹中痛者，加炮附子温阳散寒止痛；若兼气郁泄利下重者，加薤白通阳行气。

【用方思路】

四逆散是中医调理肝胃、肝脾的祖方，如后世调和肝胃（脾）的柴胡疏肝散、逍遥散即导源于此方。四逆散临证应用，若肝郁甚者，加香附、郁金；肝郁化热者，加栀子、川楝子；胃阴虚者，加沙参、麦冬、石斛；脾虚者，加白术、茯苓。

四逆散临床用于治疗肝炎、肝硬化、脂肪肝、肝纤维化、胆囊炎、胆道蛔虫病、胆汁反流性胃炎、胰腺炎、慢性胃炎、胃溃疡、急性阑尾炎、输尿管结石、肋间神经痛、乳腺增生症、输卵管阻塞等疾病。

【医案举例】

（1）刘天鉴医案：颜某，男孩，1岁多。1956年9月间，突然高热、呕吐、泄泻，经县人民医院做急性胃肠炎治疗3日，呕泻均止，转而心烦扰乱，口渴索饮，四肢厥冷，其母抱往我院陈医处诊治，陈医以吐泻后，四肢逆冷，为阴寒内盛，拟桂附理中汤，因病势较急，就商于余。余视之，手足虽厥冷如冰，扪其胸部跳动急促，肤热灼手，触其腹部亦如炕。余曰：初病即手足逆冷，可辨证用桂附理中汤；此发病3日之后，虽手足逆冷，桂附理中汤不可轻试，况患儿舌深绛，溲短赤涩，大便不滑泻，粪成黑黄色，又带有窘迫，时索冷饮，烦扰不宁，是为阳邪厥逆也，宜四逆散。陈医惑其手足冰冷，疑四逆散不能胜任，适彭医至，复邀参看此证，彭医亦赞同四逆散，非急服不可，遂投以此药。服尽1剂，夜半手足阳回，心亦不烦，尚能安睡，继以原药2剂而得病愈。[湖南中医药研究所.湖南省老中医医案选·第一辑.长沙:湖南科学技术出版社，1980:28.]

（2）刘渡舟医案：曾治病人全某，男，32岁。患者手足厥冷而痛麻不堪，手足汗出随厥之深浅而有多少不同，厥深则手足汗出亦多，厥微则手足汗出亦少。曾服附子、干姜等回阳救逆之药无效。视其人身材高大，面颊丰腴，不像寒厥体征，然握其手却冷如冰铁。其脉弦而任按，舌红而苔白。细思此证既非阳虚之寒厥，又非阳盛之热厥，从其脉弦以辨证，可知属阳郁无疑。阳郁于里，不达四肢故为厥，迫阴外渗则汗出，阳郁愈甚则手足厥逆愈深而汗出亦就愈多，反之，手足汗出亦必然相应减少。为疏四逆散原方，服之以观其效。服药后，患者自觉气往下行至脐下，随之则微微跳动，周身顿感轻爽，而手足转温，汗亦不出。患者甚喜，奔走而告，以为病将从此而愈。不料，两剂服完，手足又厥，汗出依旧。余仍以上方，另加桂枝、牡蛎，意使桂枝配芍药以和营卫，牡蛎得芍药敛汗以固阴。服两剂，厥见温而汗出少，但续服则仍无效，病又反复。

手翻医书见王太仆名言"益火之源以消阴翳，壮水之主以制阳光"，而恍然有悟：此证每方皆效，而不能巩固到底，关键在于只知疏达阳郁，不知滋阴以敌阳。阴不足，无以制阳则反逼阴以为汗；阳无偶则自郁而为厥。厥阳之气宜疏，而弱阴岂可不救？于是，本肝肾同治，理气与滋阴并行之法，为疏四逆散与六味地黄汤合方。服六剂，厥回手温而汗止。后追访得知，其病终未复发。[刘渡舟.伤寒论通俗讲话.上海:上海科学技术出版社,1980:128.]

第二节　降气剂

茯苓桂枝甘草大枣汤

【原文】

发汗后，其人脐下悸者，欲作奔豚，茯苓桂枝甘草大枣汤主之。(65)

茯苓桂枝甘草大枣汤方

茯苓半斤　桂枝四两（去皮）　甘草二两（炙）　大枣十五枚（擘）

上四味，以甘澜水一斗，先煮茯苓，减二升，内诸药，煮取三升，去滓，温服一升，日三服。作甘澜水法：取水二斗，置大盆内，以杓扬之，水上有珠子五六千颗相逐，取用之。

【功效配伍】

茯苓桂枝甘草大枣汤温通心阳，化气利水。方中重用茯苓为主药，淡渗利水，引水下行，并能宁心定悸；桂枝散寒降逆，通阳化气利水；大枣、炙甘草与茯苓相配，健脾益气，培土制水，与桂枝相配，辛甘合化，温通心阳，防水饮上逆。四味合用，共奏温通心阳，化气利水，降饮止逆，交通心肾。甘澜水的制作法是将水扬数遍，以祛其水寒阴凝之性，用之煮药则不助阴而有益于阳。钱潢《伤寒溯源集》云："用甘澜水者，动则其性属阳，扬则其性下走故也。"

上四味药，用甘澜水，先煮茯苓，再入其他药同煮，去滓，一日分三次温服。

【方证论治辨析】

茯苓桂枝甘草大枣汤治欲作奔豚，阳虚饮逆证。症见自觉脐下小腹部动悸不宁，似有向上冲逆之感。

太阳病发汗后，脐下动悸，欲作奔豚，乃发汗太过，表邪虽去，但心阳却随汗而外泄，故生变证。心阳虚损，不能温暖镇摄制约下焦水饮，则水饮欲动上逆，有欲作奔豚之兆。治用茯苓桂枝甘草大枣汤温通心阳，化气利水，防止奔豚发作。

【用方思路】

茯苓桂枝甘草大枣汤方证为心阳虚，下焦水饮欲动上逆；桂枝加桂汤方证为心阳虚，肾中寒气上逆。临证用茯苓桂枝甘草大枣汤治疗欲作奔豚，或奔豚已发作，若心阳虚甚者，亦可重用桂枝；水饮甚者重用茯苓，再加白术、泽泻、猪苓。

茯苓桂枝甘草大枣汤临床用于治疗神经官能症、神经性心悸、假性癫痫、慢性胃炎、慢性肾炎等疾病。

【医案举例】

刘渡舟医案：张某，男，54岁。主诉脐下跳动不安，小便困难，有气从少腹上冲，至胸则心慌气闷，呼吸不利而精神恐怖。每日发作四五次，上午轻而下午重。切其脉沉弦略滑，舌质淡，苔白而水滑。辨证：此证气从少腹上冲于胸，名曰奔豚。乃系心阳上虚，坐镇无权，而下焦水邪得以上犯。仲景治此证有二方，若气冲而小便利者，用桂枝加桂汤；气冲而小便不利者，则用茯苓桂枝甘草大枣汤。今脐下悸而又小便困难，乃水停下焦之苓桂枣甘汤证。疏方：茯苓30g，桂枝10g，上肉桂6g，炙甘草6g，大枣15枚。用甘澜水煮药。仅服3剂，则小便畅通而病愈。[刘渡舟.新编伤寒论类方.太原:山西人民出版社,1984:115.]

桂枝加桂汤

【原文】

烧针令其汗，针处被寒，核起而赤者，必发奔豚。气从少腹上冲心者，灸其核上各一壮[1]，与桂枝加桂汤，更加桂二两也。（117）

桂枝加桂汤方

桂枝五两（去皮）　芍药三两　生姜三两（切）　甘草二两（炙）　大枣十二枚（擘）

上五味，以水七升，煮取三升，去滓，温服一升。本云桂枝汤，今加桂满五两。所以加桂者，以能泄奔豚气也。

注释：

[1] 灸其核上各一壮：核，即前文"核起而赤者"，指烧针部位出现的红肿硬核。一壮，灸法的计量单位，把艾绒做成艾炷，灸完一个艾炷为一壮。

【功效配伍】

桂枝加桂汤温通心阳，平冲降逆。桂枝加桂汤是桂枝汤重用桂枝至五两组成。方中重用桂枝，配以甘草、大枣、生姜辛甘化阳，温心阳，降寒气，平冲逆；芍药酸寒，与甘草相配，酸甘化阴，敛阴和营，缓解急迫。诸药合用，共奏温通心阳，平冲降逆之功。

上五味药，用微火水煮，去滓，温服。

本方之"加桂"是加桂枝还是加肉桂，历代医家看法不一。仲景之方仅有桂枝之名。桂枝辛甘温，有温通阳气、散寒化饮、平冲降逆、通调血脉作用，与肉桂相比较，桂枝偏于走表走上，发汗解表，温通心胸阳气，并能降逆气；肉桂辛甘大热，偏于走里走下，温里散寒，助肾阳而补命门之火。冉雪峰《冉注伤寒论》云："加桂或云加肉桂，矜矜于桂枝肉桂之辨，不知《神农本草》原系一桂字。桂枝温和，氤氲鼓荡，可内可外，可上可下。张锡纯《衷中参西录》疗肝胆气逆，兼天气下陷阴证，用一味桂枝救愈。升陷降逆，一物两擅其功，一方两收其效，得此而本方加桂之义，益以证明。"

【方证论治辨析】

桂枝加桂汤治奔豚气病，阳虚寒逆证。症见发汗后，烧针令其汗，针处被寒，核起而赤，自觉有气从少腹上冲心胸，如豚之奔撞。

太阳病发汗后，医者又以烧针迫汗，结果导致两种病变：一是寒邪乘虚由针孔袭入，导致寒闭阳郁而营血凝涩于局部，出现红肿硬核；二是一汗再汗，汗出太过，损伤心阳，导致下焦寒气上冲，发生奔豚。心居上焦，属阳主火，肾居下焦，属至阴之脏，主水；心肾相交，水火既济，人体上下阴阳平衡，则无病。今上焦心阳亏虚，不能下温及制约下焦寒气，则阴寒之气乘虚向上冲逆，故见气从少腹上冲心胸，如豚之奔撞，并伴见腹痛，心悸气短，胸闷气促，恐怖欲死，甚则冷汗淋漓等。本病治疗，外在红肿硬核用艾炷灸治，以温经散寒，通阳散结；奔豚气病服桂枝加桂汤温通心阳，平冲降逆。

【用方思路】

桂枝加桂汤治心阳虚，下焦寒气上冲之奔豚气病，实乃机体脏腑阴阳平衡失调所致，方用桂枝汤调理脏腑阴阳，加重桂枝之量以温通心阳，平冲降逆，发散寒气。本方临证应用，若心阳虚者用桂枝；若肾阳虚者用肉桂。

桂枝加桂汤临床用于治疗神经官能症、癔症、心脏神经官能症、阵发性心动过速、膈肌痉挛、脑外伤综合征、血管神经性头痛、顽固性呕吐等疾病。

【医案举例】

余无言医案：赵姓，女。产后体虚受寒，时有白带，及至产后三日，劳作于菜圃中，疲极坐地，因之感寒腹痛，气由少腹上冲，时聚时散，医以恶露未净治之，不效。发则气上冲心，粗如小臂，咬牙闭目，肢厥如冰，旋又自行消散，先试以桂枝汤加桂枝（即桂枝汤原方加重桂枝用量），不效；再以桂枝汤加肉桂，一剂知，二剂已，三剂全平。所加肉桂须选取上品，即顶上肉桂五分，嘱令将肉桂另行炖冲与服。此案一服后痛大减，而脘腹之积气四散，时时嗳气，或行浊气；继服两剂，其病若失。余以实际经验证明，桂枝加桂汤当为加肉桂。盖桂枝气味较薄，表散力大；肉桂则气味俱厚，温里之力为大，此属经验之谈。［山东中医学院学报编辑室,周凤梧. 名老中医之路·第三集(余无言经验).济南:山东科学技术出版社,1985;310. ］

旋覆代赭汤

【原文】

伤寒发汗，若吐、若下，解后，心下痞硬，噫气[1]不除者，旋覆代赭汤主之。(161)

旋覆代赭汤方

旋覆花三两　人参二两　生姜五两　代赭一两　甘草三两（炙）　半夏半升（洗）
大枣十二枚（擘）

上七味，以水一斗，煮取六升，去滓，再煎取三升，温服一升，日三服。

注释：

[1] 噫气：即嗳气，指气从胃中上逆，冒出有声，其声沉长，不似呃逆声急短促。
《景岳全书·杂证谟》曰："噫气者，饱食之息，即嗳气也。"

【功效配伍】

旋覆代赭汤降逆化痰，益气和胃。方中旋覆花苦辛咸，微温，可疏解肝之郁气，降
胃之逆气，消痰散结除噫气；代赭石苦寒重镇降逆止噫止呕止哕；生姜、半夏辛温化痰
散饮，降逆和胃消痞；人参、大枣、炙甘草甘温，补益脾胃之虚。七味合用，解郁降逆
化痰和胃而除噫消痞，益气健脾补虚而扶正顾本，但其降逆之功尤著。

上七味药，水煮，去药滓后，再煎煮，使药性合和，温服，一日三次。

【方证论治辨析】

旋覆代赭汤治心下痞，痰阻气逆证。症见伤寒发汗，若吐、若下，解后，心下痞
硬，噫气不除。

太阳伤寒发汗为正治之法，或吐或下，是为误治。解后，指表证虽解，但脾胃正气
已伤，运化腐熟功能失常，痰饮内生，停留心下，气机受阻，故心下痞硬；痰气中阻，
胃虚失于和降而气逆，故噫气不除。胃虚宜补，痰浊宜化，气逆宜降，故治以旋覆代赭
汤降逆化痰，益气和胃。

【用方思路】

旋覆代赭汤补虚、理气、降逆，以治心下痞硬，噫气不除。钱潢《伤寒溯源集》

云："此方较之五泻心汤，为和平之正治，无用出奇，不须霸术，所谓无党无偏，王道平平者乎。"聂惠民《聂氏伤寒学》云："诸花其质皆轻，性皆升，有上升作用，独有旋覆花味咸而能下降。"本方临证应用，若脾胃虚弱者，重用人参、炙甘草，轻用代赭石；若呕逆较甚者，重用代赭石、半夏；若肝胃寒逆者，加吴茱萸、干姜；若脾虚痰湿甚者，加橘皮、苍术；若脾虚兼胃热者，加竹茹，或用少量黄连。

旋覆代赭汤临床用于治疗急慢性胃炎、膈肌痉挛、贲门痉挛、幽门不全梗阻、神经性呕吐、消化性溃疡、胆汁反流性胃炎、梅尼埃病、恶性肿瘤化疗后呕吐等疾病。

【医案举例】

刘渡舟医案：魏生诊治一妇女，噫气频作而心下痞闷，脉来弦溃，按之无力。辨为脾虚肝逆、痰气上攻之证。为疏旋覆花9g，党参9g，半夏9g，生姜3片，代赭石30g，炙甘草9g，大枣3枚。令服3剂，然效果不显，乃请余会诊。诊毕，视方辨证无误，乃将生姜剂量增至15g、代赭石则减至6g，嘱再服3剂，而病竟大减。魏生不解其故。余曰：仲景此方的剂量原来如此。因饮与气搏于心下，非重用生姜不能开散。代赭石能镇肝逆，使气下降，但用至30g则直驱下焦，反掣生姜、半夏之肘，而于中焦之痞则无功，故减其剂量则获效。可见经方之药量亦不可不讲求也。魏生称谢。[陈明，张印生. 伤寒名医验案精选. 北京:学苑出版社，1998:246.]

第十三章　经方理血剂

经方理血剂，指治疗出血、瘀血、癥积的方药。血是营养人体的重要物质，血行脉中，环周不休，充盈五脏六腑，灌溉四肢百骸。若血行发生异常，便可见出血、瘀血、癥积等病证。治疗则宜分别采用止血、活血、逐瘀、消癥之法。此除止血法外，其他均属"八法"中"消法"。

值得提出的是仲景所用止血方，并非皆用止血之药，而是究其因，以治其本，并非见血止血。另外，仲景治疗癥积病，多从消癥、逐瘀论治，或从痰瘀论治，中医学认为癥积是瘀血的进一步发展，或为痰瘀互结之结果。

经方理血剂本章所述不多，仅有桃核承气汤、抵当汤、抵当丸三首活血逐瘀方，而《经方观止·金匮篇》分别有止血、活血、逐瘀、消癥方，如柏叶汤、温经汤、红蓝花酒、桂枝茯苓丸、大黄䗪虫丸、大黄甘遂汤等，对理血剂论述全面而广泛。

桃核承气汤

【原文】

太阳病不解，热结膀胱[1]，其人如狂[2]，血自下，下者愈。其外不解者，尚未可攻，当先解其外；外解已，但少腹急结[3]者，乃可攻之，宜桃核承气汤。（106）

桃核承气汤方

桃仁五十个（去皮尖）　大黄四两　桂枝二两（去皮）　甘草二两（炙）　芒硝二两

上五味，以水七升，煮取二升半，去滓，内芒硝，更上火，微沸下火。先食温服五合，日三服，当微利。

注释：

[1] 热结膀胱：即邪热与瘀血结聚在下焦。膀胱，此处泛指下焦部位，非专指膀胱之腑。

[2] 如狂：指神志异常，似狂非狂，较发狂为轻。

[3] 少腹急结：自觉下腹部如物结聚，急迫不舒，而按之亦有轻度结硬之感。

【功效配伍】

桃核承气汤活血化瘀，通下瘀热。本方即调胃承气汤减芒硝之量，加桃仁、桂枝组成。方中桃仁苦甘平，活血逐瘀润下；大黄苦寒泄热荡实，活血逐瘀通腑；芒硝咸寒，软坚散结，助大黄导瘀热下行；桂枝辛温，通阳气，活血脉，散血结；炙甘草护胃顾正，调和诸药。五味配伍，共奏泄热逐瘀之功。

上五味药，水煮，去滓，用药液微煮沸烊化芒硝，进食前空腹温服，一日服三次，服后有轻微下利，是服药效验之征。

【方证论治辨析】

桃核承气汤治太阳蓄血轻证。症见太阳病不解，热结膀胱，其人如狂，少腹急结。

太阳病不解，外邪化热随经入腑，与血相结于下焦，形成太阳蓄血的表里同病。由于血蓄下焦，气血瘀滞，则小腹急结硬满；血脉之瘀热上扰心神，故其人如狂。本证血热初结，血结不坚，瘀血能自下，邪热亦可随瘀血而去，其人虽如狂，但非狂之甚，是蓄血轻浅之证，故知病有可愈机转，尚不需用药攻下。若发热恶寒的表证未解者，当先解表，表证解后，少腹急结的蓄血证仍在者，再用桃核承气汤攻下瘀热。此先后之治法，即《素问·至真要大论》所谓："从外之内而盛于内者，先治其外而后调其内。"

【用方思路】

桃核承气汤是将通腑泄热药与活血逐瘀药并用于一方，故有较好的泄热逐瘀功用，适用于既有郁热，又有血结者。临证若热甚，重用大黄、芒硝；若血瘀甚者，重用酒大黄、桃仁；若伴气滞者，加木香、枳实等；若腹痛甚者，加延胡索、白芍等。

桃核承气汤临床用于治疗盆腔淤血症、腹部血肿、精神分裂症、经期先后精神紊乱、泌尿系统结石、流行性出血热、小儿过敏性紫癜、多发性脑梗死、外伤性头痛、糖尿病、痤疮等疾病。

【医案举例】

（1）曹颖甫医案：住毛家弄鸿兴里门人沈石顽之妹，年未二十，体颇羸弱。一日出外市物，骤受惊吓，归即发狂，逢人乱殴，力大无穷。石顽亦被击伤腰部，因不能起。数日后，乃邀余诊。病已七八日矣，狂仍如故。石顽扶伤出见。问之，方知病者经事二日未行。遂乘睡入室诊察，脉沉紧，少腹似胀。因出谓石顽曰，此蓄血证也，下之可愈。遂疏桃核承气汤与之。桃仁一两，生大黄五钱，芒硝二钱，炙甘草二钱，桂枝二钱，枳实三钱。翌日问之，知服后下黑血甚多，狂止，体亦不疲，且能啜粥，见人羞避不出。乃书一善后之方与之，不复再诊。［曹颖甫.经方实验录.上海：上海科学技术出版社，1979：78.］

（2）萧伯章医案：李某，年二十余，先患外感，诸医杂治，证屡变，医者却走，其父不远数十里锤门求诊。审视面色微黄，少腹满胀，身无寒热，坐片刻，即怒目注人，手拳紧握伸张，如欲击人状，有顷即止，嗣复如初。脉沉涩，舌苔黄暗，底面露鲜红色。诊毕，主人促疏方，并询问病因。答曰：病已入血分，前医但知用气分药，宜其不效。《内经》云："血在上善忘，血在下如狂。"此症即《伤寒论》热结膀胱，其人如狂也。当用桃核承气汤。即疏方授之，一剂知，二剂已。嗣以逍遥散加牡丹皮、栀子、生地黄调理而安。［萧伯章.遯园医案.北京：学苑出版社，2013：34.］

（3）张琪医案：崔某，59 岁。1973 年 11 月 29 日初诊。有慢性肾炎病史，经治疗症状缓解，但尿中仍有持续性微量蛋白。于本月 26 日过劳后出现腰酸乏力、小腹痛、尿血色紫有块、尿道时有阻塞感（未发现结石），伴左下腹隐痛拒按，手足心热、口干、食少纳呆，舌质紫、无苔少津，脉沉滑有力。辨证属血瘀夹热，内结伤络。治宜泄热逐瘀，凉血止血。桃仁 20g，大黄 10g，桂枝 15g，赤芍 20g，甘草 10g，生地黄 30g，白茅根 50g，小蓟 30g，侧柏叶 20g。水煎，日 1 剂。

1973 年 12 月 3 日二诊：服上方 3 剂，肉眼血尿消失，尿道已无阻塞感。大便日行 2 次而不溏，手心热，左侧小腹微痛，舌质紫稍润，脉沉滑。尿检红细胞 50 个以上/高倍镜、蛋白（＋＋＋），前方去赤芍，大黄改为 7.5g，加蒲黄炭 15g。

1973 年 12 月 7 日三诊：服上方 3 剂，诸症全消，舌质红苔薄，脉沉稍滑。尿检红细胞 15～20 个/高倍镜、蛋白（＋＋）。此为下焦瘀热已减，病人年老久病，阴津已亏，继以前方去桂枝，加枸杞 20g，以滋补肾阴。

服上药 9 剂，尿检尿蛋白（＋），自觉症状良好，嘱停药观察。1 年后随访未复发。

按语：《伤寒论》桃核承气汤为治瘀热互结下焦蓄血发狂证而设，伤寒膀胱蓄血发狂与尿血虽有相异之处，然皆为瘀热互结下焦所致。故张老用泄热逐瘀，凉血止血之桃核承气汤加减，待药中病机，瘀热得除，又加滋肾养阴之品，以善其后。［古凤江.张琪医案 4 则.中医杂志,1997,38(3):149.］

抵当汤

【原文】

太阳病六七日，表证仍在，脉微而沉，反不结胸[1]，其人发狂者，以热在下焦，少腹当硬满，小便自利者，下血乃愈。所以然者，以太阳随经，瘀热在里[2]故也。抵当汤主之。(124)

抵当汤方

水蛭（熬）　虻虫（去翅足，熬）各三十个　桃仁二十个（去皮尖）　大黄三两（酒洗）

上四味，以水五升，煮取三升，去滓，温服一升，不下，更服。

注释：

[1] 结胸：病证名，是痰水实邪结滞胸膈胃脘，以疼痛为主症。

[2] 太阳随经，瘀热在里：指太阳邪热循经脉陷入下焦，与瘀血结滞于里。

【功效配伍】

抵当汤破血逐瘀，泄热祛实。方中水蛭、虻虫相配，直入血络，破恶血，逐瘀血；桃仁活血祛瘀，兼润肠通便；大黄泄热凉血，逐瘀通经。药仅四味，但破血逐瘀之力甚为峻猛，可直抵病所荡涤瘀血从下而解，使瘀血去而新血生。李中梓《伤寒括要》曰："气不行者易散，血不行者难通，血蓄于下，非大毒驱剂，不能抵挡其邪，故名抵当汤。"

上四味药，水煮去滓，温服。若药后未得泻下者，可再服药，得下后停止服药。

【方证论治辨析】

抵当汤治太阳蓄血重证。症见太阳病六七日，表证仍在，脉微而沉，其人发狂，少腹硬满，小便自利。

太阳病六七日，表证仍在，但其脉反见微而沉，是太阳表证未解，而邪热循经内陷入里，与血相结，瘀热蓄结于下焦，形成太阳蓄血证。太阳病脉微而沉是血结于里，气血受阻，故脉沉滞不起；其人发狂，少腹硬满是瘀热蓄结下焦，上扰心神；小便自利，为膀胱气化正常，水道通调，也是无蓄水的佐证。若太阳表证未解，邪热内陷，与痰水相结者，则可形成结胸，症见胸膈及心下硬满而痛。本病为血蓄下焦，与结胸病机、症状迥然有别。太阳蓄血证虽表里同病，但里证急重，据"急者先治""血实者宜决之""在下者，引而竭之"的治疗原则，故用抵当汤破血逐瘀，攻下蓄血。

【原文】

太阳病身黄，脉沉结，少腹硬，小便不利者，为无血[1]也。小便自利，其人如狂者，血证谛[2]也，抵当汤主之。（125）

注释：

[1] 无血：无蓄血证候。

[2] 血证谛（dì，音帝）：瘀血内结的指征明确。谛，确实的意思。

太阳蓄血证除少腹硬满，小便自利，其人如狂或发狂，脉沉结外，也可见身黄。蓄血证身黄，病在血分，是血脉瘀阻，营血不能敷布，其身黄多为皮肤暗黄，但双目、小便不黄，治用抵当汤破血逐瘀，泄热祛实。若太阳病身黄，脉沉结，少腹硬，小便不利者，则非瘀血所为，是因表邪不解，热不得外泄，与太阴之湿相合，形成湿热黄疸，其身黄，必有目黄、小便黄，病在气分，治疗当从湿热论治，非抵当汤所宜。

【用方思路】

抵当汤属攻逐瘀血之峻剂，其攻逐力强于抵当丸、桃核承气汤，尤其方中水蛭、虻虫攻逐之力甚为宏猛，是峻逐瘀血之常用对药，如《金匮要略》大黄䗪虫丸亦用此二味；而方中桃仁与大黄也是活血逐瘀之常用对药，但力量较为和缓，在经方活血逐瘀方中出现率较高，如桃核承气汤、《金匮要略》下瘀血汤与大黄牡丹皮汤均有此二味药。据《神农本草经》记载"大黄味苦寒，主下瘀血，血闭，寒热，破癥瘕积聚，留饮，宿食，荡涤胃肠，推陈致新，通利水谷，调中化食，安和五脏"；"桃仁味苦平，主瘀血，血闭，瘕邪，杀小虫"。

抵当汤临床用于治疗缺血性中风、中风后遗症、脑外伤后遗症、血管性痴呆、精神分裂症、痛经、闭经、子宫肌瘤、前列腺炎等疾病。

【医案举例】

唐祖宣医案：丁某，男，49 岁。1977 年 6 月 13 日诊治。现病史：患者半年前患传染性黄疸型肝炎。黄疸消退后，形瘦面黄，身黄如熏，查黄疸指数在正常范围，服补益气血药多剂无效。症见：两目暗黑，肌肤微热，五心烦热，失眠多怒，腹满食少，大便不畅，小便自利，时黄时清，脉沉涩，舌瘦有瘀斑。

辨证：瘀热于内。治则：化瘀泄热。处方：水蛭 90g，桃仁 90g，大黄 90g，虻虫 30g。共为细末，蜂蜜为丸，每服 3g，日 3 次。初服泻下黑便，饮食增加，心烦止。继服夜能入眠，身黄渐去，药尽病愈。

体会：若病重势急，则用大剂抵当之；若病轻热缓，可改汤为丸，以图缓攻；若瘀血在上，则加桂枝、大黄（酒制），促其上行；在下，重用水蛭以破下焦污积之血，同时酌增桃仁以滑利污淖，加牛膝以引药下行；热重瘀甚，增大黄之量；兼湿热者加黄柏；脉沉兼有寒热错杂之证加附子以通阳散结，又有泻下止痛之功。总之，须观其脉证，辨其瘀积，随证治之。

周连三在临床中水蛭用量常为 10～30g，他说："抵当汤药物性味峻猛，医家用时多望而生畏，而仲景方中处水蛭 30 枚，其大者过钱，小者亦有数分，其用量在 1 至 2 两之间，并嘱大剂频服。"唐祖宣承此说，曾诊治一脑血栓形成而致肢体瘫痪，久治无效的段姓患者，在益气化瘀的方剂中重用水蛭24g，收到较好效果。又，近治一王姓患者，系深静脉血栓形成，属血瘀重症，用水蛭30g后收到满意疗效，未见有不良反应和中毒现象。[郑卫平,冀文鹏.唐祖宣金匮要略解读.北京:科学出版社,2016:262.]

抵当丸

【原文】

伤寒有热，少腹满，应小便不利，今反利者，为有血也，当下之，不可余药[1]，宜抵当丸。（126）

抵当丸方

水蛭二十个（熬）　　虻虫二十个（去翅足，熬）　　桃仁二十五个（去皮尖）　　大黄三两

上四味，捣分四丸，以水一升，煮一丸，取七合服之，晬时[2]当下血，若不下者，更服。

注释：

[1] 不可余药：不可用其他药剂。从抵当丸服法看，亦可释为不可剩余药渣，即连汤带渣一并服下。

[2] 晬（zuì，音醉）时：即周时，也就是二十四小时。

【功效配伍】

抵当丸泄热逐瘀，峻药缓攻。本方药物与抵当汤相同，但药量有增减，即将水蛭、虻虫减量，桃仁增量，并改汤为丸，以求力缓而持久，乃取峻药缓攻之义。

上四味药，捣研细末，分作四丸，用水煮一丸，取药汁及药渣一并服下。时经一昼夜，当有下血，若不下血者，再继续服药。

【方证论治辨析】

抵当丸治太阳蓄血证。症见伤寒有热，小腹胀满，小便自利。

伤寒发热，并见小腹胀满，多为表邪循经入里形成太阳蓄水证，或太阳蓄血证。若

为蓄水证，是外邪入里与水相结于下焦，致膀胱气化不利，其证除少腹胀满外，必有小便不利。今虽少腹胀满急结，但小便自利，乃膀胱气化未受影响，为病在血分，是太阳蓄血证无疑。本证虽为太阳蓄血证，但尚未见少腹急结、硬痛、如狂或发狂现象，可知瘀热较轻，病势亦较平缓，故宜用抵当丸泄热逐瘀，采用峻药丸服以缓攻。

【用方思路】

太阳蓄血证，瘀热内结的病情有轻重缓急，其治法与用药亦有所不同。太阳蓄血轻证，其人如狂状，方用桃核承气汤活血化瘀，通下瘀热；太阳蓄血重证其人发狂，少腹硬满，病势急迫者，方用抵当汤破血逐瘀，泄热祛实；若太阳蓄血证，而病势较轻缓者，方用抵当丸泄热逐瘀，峻药缓攻。

临床应用参见抵当汤。

【医案举例】

陈葆厚医案：常熟鹿苑钱钦伯之妻，经停九月，腹中有块攻痛，自知非孕。医予三棱、莪术多剂，未应。当延陈葆厚先生诊。先生曰：三棱、莪术仅能治血结之初起者，及其已结，则力不胜矣。吾有药能治之。顾药有反响，受者幸勿骂我也。主人诺。当予抵当丸三钱，开水送下。入夜，病者在床上反复爬行，腹痛不堪，果大骂医者不已。天将旦，随大便，下污物甚多，其色黄白红夹杂不一，痛乃大除。次日复诊，陈先生诘曰：昨夜骂我否？主人不能隐，具以情告。乃与加味四物汤，调理而瘥。[曹颖甫.经方实验录.上海：上海科学技术出版社,1979:84.]

第十四章　经方祛痰化饮剂

经方祛痰化饮剂，指能祛痰、化痰、化饮、利饮的方药。痰饮属有形的病理产物，治疗以祛除化解为要，故属"八法"中的"消法"。痰饮的形成多为机体阳虚阴盛所致，如脾肾阳虚所致者最为多见，故祛痰化饮所用药物大多为温热之品，即温而消之，如《金匮要略》所谓："病痰饮者当以温药和之。"除此，尚有部分清热化痰化饮剂，即清而消之。若痰饮积聚甚者，祛痰化饮方力不胜任，当采用逐痰泻饮方，以荡涤之，此类方见经方泻下剂。祛痰化饮剂《经方观止·金匮篇》论之甚为系统全面，可参阅。

第一节　祛痰剂

小陷胸汤

【原文】

小结胸病，正在心下，按之则痛，脉浮滑者，小陷胸汤主之。(138)

小陷胸汤方

黄连一两　半夏半升（洗）　栝楼实大者一枚

上三味，以水六升，先煮栝楼，取三升，去滓，内诸药，煮取二升，去滓，分温三服。

【功效配伍】

小陷胸汤清热化痰开结。方中黄连苦寒，清泄心下热结；栝楼实甘苦微寒而滑润，清热化痰，宽胸散结，导痰下行；半夏辛温，化痰浊，降逆气，消痞散结。三药相配，共奏苦降辛开、清热化痰、散结宽胸之功。喻嘉言《尚论篇》曰："黄连、半夏、栝楼实药味虽平，而泄热散结亦是突围而入，所以名小陷胸汤也。"

上三味药，先水煮栝楼，去滓，再加入黄连、半夏煎煮，去滓，分三次温服。

【方证论治辨析】

小陷胸汤治小结胸，痰热互结证。症见心下硬满，按之痛，脉浮滑。

小结胸病多由表证失治、误治，邪热内陷，与心下之痰浊相结而成。小结胸与大结胸，同为热实结胸，但小结胸邪结轻浅，病位局限，病势较缓，属热实结胸之轻证，而大结胸"从心下至少腹硬满而痛，不可近"，属热实结胸之重证。小结胸"正在心下"，其硬满之症，仅局限于心下胃脘部；按之则痛，不按则不痛，为邪浅热轻；脉浮滑并见，浮为邪热，滑为痰浊，是痰热互结心下。治宜清热化痰开结，方用小陷胸汤。

【用方思路】

小陷胸汤与大陷胸汤均由三味药组成，均治热实结胸，但其用药有差异，功效亦不同。小陷胸汤用黄连重在清心下中焦之热，大陷胸汤用大黄意在荡涤实热以导下；小陷胸汤用半夏辛开降逆化痰浊，大陷胸汤用甘遂峻逐水饮破积聚；小陷胸汤用栝楼实甘寒滑润，清热化痰开结，大陷胸汤用芒硝咸寒软坚，泻下破结。小陷胸汤药性缓而剂轻，与峻猛重剂大陷胸汤有别，故取名小陷胸汤。

小陷胸汤临床用于治疗急慢性支气管炎、支气管扩张、哮喘、肺心病、冠心病、结核性胸膜炎、食管炎、急慢性胃炎、幽门梗阻、胆囊炎、乳腺炎、乳腺增生等疾病。

【医案举例】

何世英医案：患者，男，50 岁。先发热 10 天，退热后 20 天不饮，不食，不语，仰卧，昏睡而不闭目，有时长出气，半月无大便，舌苔白腻遍布，两手俱无脉。中西医均拒绝治疗，已备好衾椁，等待气绝。余按邪热内陷，痰热郁结，阻滞中脘，气机痞塞论治，而予小陷胸汤原方。服后 2 小时，患者即能闭目深睡，减少了长出气。翌晨突然坐起，诉饥饿，索食物，家人反而惊惧，以为"回光返照"。疑惧稍定，姑与之食，见其食后又安睡，知其已有生望，于是由惧转喜，而邀复诊。继续以小陷胸汤加玄明粉予之，翌日得畅便。由此神态自如，其病若失。［周凤梧.名老中医之路·第二辑（何世英经验).济南:山东科学技术出版社,1984:137.］

苦酒汤

【原文】

少阴病，咽中伤[1]，生疮[2]，不能语言，声不出者，苦酒汤主之。(312)

苦酒汤方

半夏十四枚（洗，破如枣核）　鸡子一枚（去黄，内上苦酒，着鸡子壳中[3]）

上二味，内半夏著苦酒中，以鸡子壳置刀环中[4]，安火上，令三沸，去滓。少少含咽之，不差，更作三剂。

注释：

［1］咽中伤：咽中受创伤，或咽中溃烂。

［2］生疮：咽喉发生疮肿溃烂。

［3］内上苦酒，着鸡子壳中：将鸡蛋一端敲孔，去掉蛋黄后，把醋灌入鸡蛋壳中。

内，同纳；苦酒，即米醋。

　　[4] 刀环中：即刀柄端的圆环，便于放置蛋壳。

【功效配伍】

　　苦酒汤清热涤痰，敛疮消肿。方中苦酒味酸苦，取其酸敛苦泄之性，以敛疮解毒，消肿止痛；半夏辛燥涤痰，散结消肿，与苦酒相合，辛开苦泄，增强开痰结，泄热毒；鸡子白甘寒，滋阴润燥，清利咽喉，与半夏相配，能利窍通声，而无燥津耗阴之虑。三药相合，共奏清热涤痰，敛疮消肿，利窍通声。

　　上二味药，将半夏加入苦酒中，鸡子去黄，留鸡子白与壳，置火上，煮三沸，去滓，少少含咽之，若无效，再服三剂。此"少少含咽"的用药方法，能使药液分布咽喉局部，并能保持药力持久，是治疗咽喉疾病的有效方法。

【方证论治辨析】

　　苦酒汤治少阴病咽中生疮，痰火郁结证。症见少阴病，咽喉溃烂生疮，肿痛，不能语言，声不出者。

　　少阴病，咽中被异物损伤而溃烂，或痰热火毒，郁结咽中而生疮肿溃烂，致咽喉肿痛，不能语言，声不出者，或声音嘶哑。治用苦酒汤清热涤痰，敛疮消肿。

【用方思路】

　　钱潢《伤寒溯源集》记载："李时珍云：卵白象天，其气清，其性微寒；卵黄象地，其气混，其性温；兼黄白而用之，其性平。精不足者补之以气，故曰卵白能清气治伏热，目赤咽痛诸疾。形不足者补之以味，故卵黄能补血，治下利胎产诸疾。卵则兼理气血，故治上列诸疾也。"苦酒汤治咽喉肿痛，或咽部创伤，临证可加金银花、桔梗、射干、牛蒡子等；若伴咽喉干燥，声音嘶哑者，加麦冬、沙参、天花粉等。

　　苦酒汤临床多用于治疗急慢性咽喉炎、咽部创伤、口腔溃疡、急性化脓性扁桃体炎等疾病。

【医案举例】

　　骆安邦医案：陈某，男，25岁。初起畏冷发热，头痛身倦，继而咽喉疼痛，干燥灼热，吞咽不利，痰涎多，前医按风热感冒，投苦寒清泄之药罔效。咽喉疼痛逐渐加剧，吞咽和咳嗽时疼痛波及耳后、下颌及颈部，吞咽困难，滴水难入，手足烦热，午后颧红，咽峡掀红肿胀，双乳蛾表面溃而成疮，声音嘶嘎，舌红无苔，脉细数。此属热毒炽盛，灼伤喉络，治宜清润降火，散结消肿。方选《伤寒论》苦酒汤：半夏15g，白米醋（即苦酒）2杯，煎沸趁热冲泡鸡子白，令少少含咽服之。药投2剂，咽喉肿痛大减，再进2剂，声转洪亮，咽痛消失，汤水可入，且能进稀粥。继以银耳、百合炖服调摄，病遂霍然。[周来兴.骆安邦治疗急危重症经验.中国医药学报,1992(3):42.]

半夏散及汤

【原文】

少阴病，咽中痛，半夏散及汤主之。(313)

半夏散及汤方

半夏（洗）　桂枝（去皮）　甘草（炙）

上三味，等分，各别捣筛已，合治之，白饮和服方寸匕，日三服。若不能散服者，以水一升，煎七沸，内散两方寸匕，更煮三沸，下火，令小冷，少少咽之。半夏有毒，不当散服[1]。

注释：

[1] 半夏有毒，不当散服：考《金匮玉函经》《注解伤寒论》皆无此八字，疑为后世医家注文误入正文。

【功效配伍】

半夏散及汤祛风散寒，涤痰开结。方名半夏散及汤指既可作散剂，也可作汤剂。半夏辛温质燥体滑，涤痰开结，《神农本草经》曰："主伤寒寒热，心下坚，下气，喉咽肿痛。"桂枝辛温，祛风散寒通阳，《神农本草经》曰："主上气咳逆，结气，喉痹。"炙甘草甘平和中，缓急止痛。白饮性甘温，调服半夏散，能保胃气，存津液，兼制半夏、桂枝之辛燥，防其伤阴。诸药相配，共奏祛风散寒，涤痰开结，利咽止痛。

上三味药等分，分别捣细过筛后，混合一起，白饮冲服方寸匕，一日服三次。若不能服散剂者，可作汤剂，水煎七沸，再入散剂方寸匕，水煮三沸，令药液稍冷，少少含咽之，能使药物布散于咽喉，以增强疗效。半夏有小毒，服散剂，对口腔、舌、咽喉、食管有轻度刺激性，故不能服散剂者，可改为汤剂，煎煮解毒取汁，少量多次频服。

【方证论治辨析】

半夏散及汤治少阴病，客寒咽痛证。症见少阴病，咽中痛。

本证仅提出咽中痛一症，其寒热难辨，但所用方药为辛甘温之剂，故其证当属寒邪客于少阴，阳郁不宣，津液不布，痰涎凝结咽喉。其症咽痛，但不红肿，可伴恶寒、气逆、痰涎多等症。治宜祛风散寒，涤痰开结，方用半夏散或半夏汤。

【用方思路】

咽痛属热证者居多，若由客寒导致者，必咽痛喜热饮，局部无红肿热痛，方用半夏散及汤以发散降逆散结。临证若寒重者，加生姜；若咽喉肿痛甚者，加射干、桔梗。

半夏散及汤临床用于治疗急慢性咽炎、急慢性扁桃体炎、喉炎、食管炎、声带水肿等疾病。

【医案举例】

（1）石顽医案：治吴佩玉次女，伤风咳嗽，先前自用疏风润肺止嗽之药，不应，转加呕渴咽痛。石顽诊之，六脉浮滑应指。因与半夏散，三啜而病如失。或问咳嗽咽痛而渴，举世咸禁燥剂，今用半夏辄效，何也？曰：用药之权衡，非一言而喻也。凡治病必求其本。此风邪夹饮上攻之暴嗽，故用半夏、桂枝开通经络，迅扫痰涎；兼甘草之和脾胃，而致津液。风痰散，营卫通，则咽痛燥渴自已。设泥其燥渴而用清润，滋其痰湿，经络愈壅，津液愈结，燥渴咽痛，愈无宁宇矣。［俞震.古今医案按.北京:中国中医药出版社,1998:219.］

（2）姚志峰医案：赵某，女，58岁。自诉2年前的隆冬季节嗓子肿痛，口干咽燥，身微热，喜冷饮，食一冰罐头泻火，后疼痛减轻，却致暗哑至今，时轻时重，诸药不效，诊其脉沉弱，故以半夏6g，桂枝6g，炙甘草6g，嘱其缓缓咽之，服3剂后已能发音，再以苦酒汤3剂而愈。

按：此类暗哑症，初多系急性咽炎，实属燥热，过用寒凉药或过量冷饮，使咽喉表皮为寒邪所束，气血凝滞，内热固结而不得出，使声门开阖不利，致卒然声音不扬，出现暗哑。章虚谷云："少阴之脉，其直者上循喉咙，外邪入里，阳不得伸，郁而化火，上灼咽喉，仍用辛温开达，使邪外解，则内火散，此推本而治之。若见咽痛而投寒凉，则反闭其邪，必致更重。"方中半夏辛温涤痰散结，桂枝通阳散寒，灸甘草缓痛，诸药合用，客寒夹痰之咽喉疼痛迎刃而解；再以苦酒汤或麦门冬汤清热养阴祛痰，例例皆效。［姚志峰.半夏散及汤的临床应用.江西中医药，2003（9）：23.］

第二节　化饮剂

茯苓桂枝白术甘草汤

【原文】

伤寒，若吐，若下后，心下逆满，气上冲胸，起则头眩[1]，脉沉紧，发汗则动经[2]，身为振振摇者，茯苓桂枝白术甘草汤主之[3]。（67）

茯苓桂枝白术甘草汤方

茯苓四两　桂枝三两（去皮）　白术　甘草（灸）各二两

上四味，以水六升，煮取三升，去滓，分温三服。

注释：

［1］起则头眩：坐起或起立时即感到头晕目眩。起，指体位变化时。

［2］动经：伤动经脉之气。

［3］茯苓桂枝白术甘草汤主之：应接在"脉沉紧"之后，为倒装文法。

【功效配伍】

茯苓桂枝白术甘草汤温阳健脾，利饮平冲。方中茯苓甘淡健脾，淡渗水饮，引逆气下行；桂枝辛甘温，通阳化气，降逆平冲；白术甘苦温，健脾利水，燥湿化饮；灸甘草益气健脾。本方甘能补脾，淡能利饮，苦能燥湿，辛温能通阳，方性平和，共奏温阳健脾、利饮平冲之功。

上四味药，水煮去滓，分三次温服。

【方证论治辨析】

茯苓桂枝白术甘草汤治脾虚水气上逆证。症见伤寒，若吐，若下后，心下逆满，气上冲胸，起即头眩，脉沉紧。若发其汗，则身体振振动摇。

太阳伤寒，法当汗解，医误用催吐，或攻下法，损伤脾胃阳气，致运化不利，水饮停留。水饮停于心下，故心下逆满；胸阳不振，中焦水饮乘虚上逆，故有逆气上冲胸之感。脾主升，胃主降，脾虚不能升清阳，胃虚不能降浊阴，浊阴上蒙清窍，故坐起或站立时，即感头晕目眩。沉脉主里主水，紧脉主寒，脾胃阳虚，水饮内停，故脉沉紧。治用茯苓桂枝白术甘草汤温阳健脾，利水平冲。此证若再误用发汗，必汗出阳气更虚，经脉失之煦养，加之水湿浸渍筋肉，故身体振振动摇，不能自持。

【用方思路】

茯苓桂枝白术甘草汤即《金匮要略》苓桂术甘汤，是"病痰饮者，当以温药和之"的代表方，也是温阳化饮的代表方。本方药物看似平淡无奇，但功效不凡，此乃集温化、发散、健脾、利饮于一方，不用刚燥，不用柔补，和解之意尽显其中。临证治上焦胸中痰浊壅塞者，可合用《金匮要略》栝楼薤白半夏汤化裁；治中焦阳虚饮盛者，可合用理中汤或后世《太平惠民和剂局方》二陈汤（半夏、橘红、白茯苓、炙甘草、生姜、乌梅）化裁。

茯苓桂枝白术甘草汤临床用于治疗慢性支气管炎、肺心病、高脂血症、冠心病、心包积液、慢性心功能不全、内耳性眩晕、慢性胃肠炎、急性羊水过多症等疾病。

【医案举例】

陈修园医案：诊得虚脉细无力，气促而喘，呼气短不能接济，是为虚候，师长沙法，拟用苓桂术甘汤治之。白茯苓四钱，白术二钱，川桂枝二钱，炙甘草一钱一分。[陈修园.南雅堂医案·喘哮门.北京：人民军医出版社，2009：49.]

茯苓甘草汤

【原文】

伤寒汗出而渴者，五苓散[1]主之；不渴者，茯苓甘草汤主之。(73)

茯苓甘草汤方

茯苓二两　桂枝二两（去皮）　甘草一两（炙）　生姜三两（切）

上四味，以水四升，煮取二升，去滓。分温三服。

注释：

[1] 五苓散：见经方利水剂。

【功效配伍】

茯苓甘草汤温中化饮，通阳利水。方中茯苓淡渗利水；桂枝通阳化气；生姜温胃散水；炙甘草和中益气。全方共奏温中化饮、通阳利水之功。

上四味药，水煮去滓，分三次温服。

【方证论治辨析】

茯苓甘草汤治汗出口不渴证。症见伤寒汗出，口不渴。

伤寒汗出之后，有口渴与不渴之别。五苓散证是汗后表邪随经入腑，影响膀胱气化，致水蓄下焦，津不上承，故口渴，治宜通化膀胱阳气而利水。茯苓甘草汤证为汗后脾胃阳虚，水停中焦，津液尚能布化，故口淡不渴。此证可伴见舌淡苔滑、脉沉细缓等症。治宜温中化饮，通阳利水，方用茯苓甘草汤。

【用方思路】

茯苓甘草汤与茯苓桂枝白术甘草汤是同类方，均能温中阳化饮邪，只是前者温阳作用稍强于后者，因方中有桂枝与生姜两味辛温药相配，但后者健脾利饮强于前者，因茯苓用量较大，又配有白术健脾利饮。

茯苓甘草汤临床用于治疗心悸、慢性胃炎等疾病。

【医案举例】

刘渡舟医案：阎某，男，26岁。患心下筑筑然动悸不安，腹诊有振水音与上腹悸动。三五日必发作一次腹泻，泻下如水，清冷无臭味，泻后心下之悸动减轻。问其饮食、小便，尚可。舌苔白滑少津，脉象弦。辨为胃中停饮不化，与气相搏的水悸病证。若胃中水饮顺流而下趋于肠道，则作腹泻，泻后胃饮稍减，故心下悸动随之减轻。然去而旋生，转日又见悸动。当温中化饮为治，疏方：茯苓24g，生姜24g，桂枝10g，炙甘草6g。

服药3剂，小便增多，而心下之悸明显减少。再进3剂，诸症得安。自此之后，未再复发。[陈明,刘燕华,李芳.刘渡舟临证验案精选.北京:学苑出版社,1996:94.]

第十五章　经方祛湿热剂

　　经方祛湿热剂，指能祛除脏腑、肌腠湿热的方药。湿热既有内生，又有外来。外来之湿，多与风邪、寒邪相合，如湿病、历节病，见经方治风剂。本章所论以内生之湿为主，内生之湿亦非单一湿邪，其病易转化成寒湿，或湿热等。因湿邪属阴邪，易耗伤阳气，阳虚则生寒，故湿邪日久极易演变为寒湿证；湿邪性黏滞，易遏阻阳气运行，阳郁则生热，日久则易演变为湿热证。另外，内生之湿，又易招致外来风寒或风热。治则寒湿者宜温化，湿热者宜清利。痰饮水湿同源异流，经方祛痰化饮剂、利水剂、祛湿热剂是有一定区别的，但其联系又很紧密，其细微之处尚应结合临床实际以辨别差异。

茵陈蒿汤

【原文】

阳明病，发热汗出者，此为热越[1]，不能发黄也。但头汗出，身无汗，剂[2]颈而还，小便不利，渴引水浆[3]者，此为瘀热[4]在里，身必发黄，茵陈蒿汤主之。(236)

茵陈蒿汤方

茵陈蒿六两　栀子十四枚（擘）　大黄二两（去皮）

上三味，以水一斗二升，先煮茵陈，减六升，内二味，煮取三升，去滓，分三服。小便当利，尿如皂荚汁状[5]，色正赤，一宿腹减[6]，黄从小便去也。

注释：

[1] 热越：里热邪气向外发泄。越，有向外发散、发扬之义。

[2] 剂：即齐。

[3] 水浆：泛指饮料，如水、果汁、蔗浆之类。

[4] 瘀热：血脉有瘀热。

[5] 尿如皂荚汁状：即小便发黄。

[6] 一宿腹减：服药后很快腹满减轻。

【功效配伍】

茵陈蒿汤清热利湿，逐瘀通腑。方中茵陈、栀子、大黄皆为苦寒祛邪之品，苦能利湿，寒能清热，三者相合，清热利湿退黄。其中茵陈味苦微寒，清热利湿，疏肝利胆退黄，能使湿热从小便解；栀子苦寒清热除烦，清泻三焦，导湿热亦从小便去；大黄苦寒通腑泄热，活血逐瘀，推陈致新，使瘀热从大便下走。三药合用则二便通调，湿热瘀可随二便排泄，黄疸自然消除。

上三味药，先煮茵陈，后入栀子、大黄同煮，去滓，分三次温服。服药后，"小便当利，尿如皂荚汁状，色正赤，一宿腹减，黄从小便去也"。此乃服药效验之兆。

【方证论治辨析】

茵陈蒿汤治阳明病，湿热发黄证。症见发热，但头汗出，齐颈而止，身无汗，小便不利，渴饮水浆，身发黄。并见腹满，小便不利，色黄而赤。

阳明病属里热实证者，若有发热，汗出者，可不断使体内实热向外发散，邪有去路，不能发黄，故称之为"热越"。若阳明病之热与湿相搏，湿热郁遏，蒸腾上越欲解，则见但头汗出，齐颈而止；但由于湿热交蒸遏阻，难分难解，齐颈以下身无汗，则湿热不能随汗而解；湿热内郁，膀胱气化不利，湿热下行之路亦不畅，则小便不利，色黄而赤；湿热内郁，气化受阻，津不上承，则渴饮水浆，但水浆入内反助其湿，使湿热益甚。本证既有汗出不畅，又有小便不利，湿热内郁，陷入血脉，形成瘀热，则身必发黄。治宜清热利湿，活血逐瘀退黄，方用茵陈蒿汤。

【原文】

伤寒七八日，身黄如橘子色，小便不利，腹微满者，茵陈蒿汤主之。(260)

茵陈蒿汤治湿热发黄。症见伤寒七八日，身黄如橘子色，小便不利，腹微满。

伤寒七八日，身黄如橘子色是湿热阳黄证主要特征；小便不利，腹微满是湿热黄疸的基本症状，为湿热浊邪内蕴，气化不利，腑气壅滞所致。治宜清热利湿，方用茵陈蒿汤。

【用方思路】

茵陈蒿汤清热利湿退黄，服之能保持二便通畅，使湿热有去路，为治疗湿热俱盛发黄的首选方，大凡湿热交蒸而引起的各种黄疸，无论急、慢性均可用之加减治疗。临证应重用茵陈，轻用大黄，若腹满，大便不通者，取生大黄后下，并加厚朴、枳实；若湿热瘀滞甚者，取酒大黄，再加郁金、桃仁、赤芍、川芎、丹参、虎杖；若湿毒重者，加滑石、败酱草、土茯苓、薏苡仁等；若热毒重者，加板蓝根、重楼、白花蛇舌草等；若恶心、呕吐者，加生姜、陈皮、半夏；纳呆者加炒麦芽或生麦芽、山楂、神曲。

茵陈蒿汤临床用于治疗急性黄疸型病毒性肝炎、乙型肝炎、胆囊炎、胆石症、新生儿高胆红素血症、妊娠合并肝内胆汁淤积症、急性胰腺炎、肠伤寒等疾病。

【医案举例】

刘渡舟医案：孙某，男，55岁，1992年4月21日初诊。三年前，洗浴之后汗出为多，吃了两个橘子，突感胸腹之中灼热不堪，从此不能吃面食及鸡鸭鱼肉等荤菜，甚则也不能饮热水，如有触犯，则胸腹之中顿发灼热，令人烦扰为苦，必须饮进冷水则得安，虽属数九隆冬，只能饮凉水而不能饮热水。去医院检查，各项指标未见异常，多方医治无效，专程由东北来京请刘老诊治。经询问，患者素日口干咽燥，腹胀，小便短黄，大便干，数日一行。视其舌质红绛、苔白腻，切其脉弦而滑。据脉证特点，辨为"瘅热"之病，《金匮》则谓"谷疸"。乃脾胃湿热蕴郁，影响肝胆疏通代谢之能为病。治法：清热利湿，以通六腑，疏利肝胆，以助疏泄。疏方：柴胡茵陈蒿汤。柴胡 15g，黄芩 10g，茵陈 15g，栀子 10g，大黄 4g。

服药 7 剂，自觉胃中舒适，大便所下秽浊为多，腹中胀满减半。口渴欲饮冷水，舌红、苔白腻，脉滑数等症未去，此乃湿热交蒸之邪，仍未祛尽，转方用芳香化浊，苦寒清热之法：佩兰 12g，黄芩 10g，黄连 10g，黄柏 10g，栀子 10g。

连服 7 剂，口渴饮冷已解，舌脉恢复正常，胃开能食，食后不作胸腹灼热和烦闷，瘅病从此而愈。[陈明,刘燕华,李芳.刘渡舟临证验案精选.北京:学苑出版社,1996:65.]

栀子柏皮汤

【原文】

伤寒，身黄，发热，栀子柏皮汤主之。(261)

栀子柏皮汤方

肥栀子十五个（擘）　甘草一两（炙）　黄柏二两

上三味，以水四升，煮取一升半，去滓，分温再服。

【功效配伍】

栀子柏皮汤清热除湿退黄。方中栀子苦寒清热解毒，除烦利湿，泄三焦之湿热从小便解；黄柏苦寒解毒，清下焦湿热；炙甘草甘缓和中，并防栀子、黄柏苦寒伤及脾胃。三味相合，清湿热退黄疸而不伤正气。仲景用栀子一般均为十四枚，惟本方用个头较大的肥栀子十五枚，此用量居栀子类方之冠，意在增强清热解毒。

上三味药，水煮，去滓，分二次温服。

【方证论治辨析】

栀子柏皮汤治阳明病，湿热发黄证。症见伤寒，身黄，发热。

伤寒指广义伤寒。身黄，发热，为阳明湿热发黄证。湿热遏郁肌肤，不得从汗外泄，亦不得下行膀胱从小便排泄，湿热无去路，故身发黄，鲜明如橘子色；湿热蕴蒸肌肤，正邪交争，故发热。本证可伴心烦，口渴，小便不利，舌红苔黄，脉滑数。治宜清热除湿退黄，方用栀子柏皮汤。本证尚无胃肠里热结滞，故不需配大黄。

【用方思路】

栀子柏皮汤治疗湿热发黄，其病变重心在肌肤，而胃肠尚无湿热结滞；茵陈蒿汤治湿热发黄，其胃肠湿热结滞较突出。

栀子柏皮汤临床用于治疗传染性肝炎、重症肝炎、细菌性痢疾、钩端螺旋体病、新生儿溶血症等疾病。

【医案举例】

王琦医案：盛某，男，28岁。初起发热恶寒，体温38.2℃，浑身骨节酸痛，汗出不畅，诊为感冒而投发散之剂，发热缠绵周余不退，继则出现胸脘痞满，不思饮食，食入加胀，身面渐黄，尿如浓茶样，经肝功能检查，黄疸指数20单位，谷丙转氨酶600U/L，诊断为急性黄疸型肝炎。舌苔黄腻，脉滑数。中医辨证为湿热黄疸，属阳黄之证。方用栀子柏皮汤合茵陈五苓散加减：茵陈18g，栀子12g，黄柏9g，泽泻9g，猪苓、茯苓各12g，生麦芽15g，甘草4.5g。

上方随症出入服10余剂后，黄疸消退，肝功能恢复正常，后以原法更小其制，并配入运脾和胃之品，调理月余，身体康复。[王琦.经方应用.银川:宁夏人民出版社，1981:286.]

白头翁汤

【原文】

热利[1]下重[2]者，白头翁汤主之。(371)

白头翁汤方

白头翁二两　黄柏三两　黄连三两　秦皮三两

上四味，以水七升，煮取二升，去滓，温服一升。不愈，更服一升。

注释：

[1] 热利：热邪引起泄泻或痢疾。热，既指病因，也指病性；利，指下利，有时指泄泻，有时指痢疾。

[2] 下重：即里急后重。

【功效配伍】

白头翁汤清热燥湿，凉血止利。方中白头翁性味苦寒，入大肠、肝经，清热解毒，凉血止利，擅长清胃肠湿热及血分热毒，为本方之君药；黄连、黄柏大苦大寒，清热解毒，燥湿止利，坚阴厚肠为臣；秦皮苦涩寒，归肝、胆、大肠经，清泄肝胆及大肠热毒，收涩止利为佐。本方之药皆大苦大寒之品，相合清热燥湿，凉血解毒，涩肠止利，是治湿热下利要方。

上四味药，水煮，去滓，温服，不愈者再服药。

【方证论治辨析】

白头翁汤治下利，湿热胶结证。症见热利下重。

热利下重，热利指湿热下利，下重指里急后重，急迫欲下，肛门重坠，大便不爽，或便脓血。热利与下重并见，当属湿热痢疾。病由厥阴肝经湿热，下迫大肠，气机壅滞，湿热胶结，毒邪郁遏肠道，欲出不得，伤及脉络，蒸腐营血所致。治宜清热燥湿，凉血止利，方用白头翁汤。

【原文】

下利，欲饮水者，以有热故也，白头翁汤主之。(373)

本条承上补述白头翁汤方证。下利，欲饮水者，是厥阴热利的辨证要点。下利，即热利下重；口渴欲饮水，为厥阴热盛，消灼津液。治用白头翁汤清热燥湿，凉血止利。

虚寒下利，亦可出现口渴，但饮水量很少。如《伤寒论》286 条："自利而渴者，属少阴，虚故饮水自救。"此为少阴阳虚气化不利，津不上承而口渴，并非"以有热故也"，不能用白头翁汤。

【用方思路】

仲景所论下利，指泄泻或痢疾。白头翁汤既可治湿热泄泻，又可治湿热痢疾。若为热性泄泻，必见泻下急迫，粪便稀黄臭秽，肛门灼热等症；若为湿热痢疾，必下痢脓血黏液，赤白相兼，伴腹痛，里急后重等症。临证若下利腹痛者加白芍、延胡索等；若里急后重者加槟榔、木香、枳壳等；下痢便脓血者加牡丹皮、焦地榆、槐米等；热毒重者加蒲公英、金银花、连翘等；夹食滞者加山楂、神曲等。

白头翁汤临床用于治疗急性细菌性痢疾、阿米巴痢疾、急性坏死性肠炎、急慢性结肠炎、溃疡性结肠炎、直肠癌肿、蚕豆病、肝脓肿、急性泌尿系感染、慢性盆腔炎等疾病。

【医案举例】

刘渡舟医案：姜某，男，17岁。入夏以来腹痛下利，一日6~7次，后重努责，下利急而又排便不出，再三努挣，仅屙少许红液。口渴思饮，舌苔黄腻，六脉弦滑而数。此为厥阴下利，湿热内蕴，肝不疏泄，下伤于肠。唐容川所谓"金木相渗，湿热相煎"也。疏方：白头翁12g，黄连9g，黄柏9g，秦皮9g，滑石15g，白芍12g，枳壳6g，桔梗6g。服2剂，大便次数减少，又服2剂，红色黏液不见，病愈。

按：痢疾又称"滞下"，《内经》谓之"肠澼"，《伤寒论》称为"热利"。夫热性急而湿性缓，故有暴注下迫而又后重难通之状，这是湿热下利的一个主要特点。《素问·至真要大论》所谓"诸呕吐酸，暴注下迫，皆属于热"也。[陈明,刘燕华,李芳.刘渡舟临证验案精选.北京:学苑出版社,1996:106.]

第十六章　经方利水剂

经方利水剂，指能淡渗水湿，通利小便的方药，以治疗水气、小便不利、泄泻等疾病。利水剂其用药多为淡渗之品或温阳之品。淡渗药可渗利下行，引邪外出；温阳药可温通水道，通化膀胱阳气，使水湿畅行下走。利水属"八法"中的"消法"，《素问·汤液醪醴论》曰："平治于权衡，去宛陈莝……开鬼门，洁净府。""洁净府"，即利小便法。逐水剂见经方泻下剂。

第一节　淡渗利水剂

桂枝去桂加茯苓白术汤

【原文】

服桂枝汤，或下之，仍头项强痛，翕翕发热，无汗，心下满微痛，小便不利者，桂枝去桂加茯苓白术汤主之。(28)

桂枝去桂加茯苓白术汤方

芍药三两　甘草二两（炙）　生姜（切）　白术　茯苓各三两　大枣十二枚（擘）

上六味，以水八升，煮取三升，去滓，温服一升，小便利则愈。本云桂枝汤，今去桂枝，加茯苓、白术。

【功效配伍】

桂枝去桂加茯苓白术汤健脾利水。本方即桂枝汤去桂枝加茯苓、白术组成。方中茯苓、白术健脾行水，渗利小便；芍药和胃益阴，缓解心下微痛；生姜温中健胃，发散水气；炙甘草、大枣补脾益气，助茯苓、白术培土制水。诸药合用，脾气健运，小便通利，水气下行，则病可愈。

上六味，水煮，去滓，温服。

【方证论治辨析】

桂枝去桂加茯苓白术汤治脾虚水停兼太阳经气不利证。症见服桂枝汤，或下之，仍头项强痛，翕翕发热，无汗，心下满微痛，小便不利。

此病服桂枝汤发汗，或用下法，其病情未有转机，故知其既非太阳中风，亦非阳明里实。此既有可汗之头项强痛，翕翕发热，无汗之征；又有心下满微痛的可下之象；但小便不利是病之关键。脾虚失于运化转输，水湿内停，凝聚中焦，则心下满微痛；太阳之腑膀胱气化不利，水道不畅，则小便不利；水气内停，阻遏营卫，太阳经气不利，则头痛项强，翕翕发热，无汗。上述诸症皆为脾虚水气内停，致太阳经气不利，故汗下皆非所宜，故治当健脾利水，方用桂枝去桂加茯苓白术汤。

【用方思路】

桂枝去桂加茯苓白术汤治脾虚水气内停，致太阳经气不利，其证较为特殊，临证应详加辨证。方中茯苓与白术亦是健脾利饮的常用对药。

桂枝去桂加茯苓白术汤临床用于治疗胃肠型感冒、癫痫、妊娠水肿等疾病。

【医案举例】

李克绍医案：王某，女，约五旬，住济南市白马山。患者经常跌倒抽搐，昏不知人，重时每月发作数次，经西医诊断为癫痫，多方治疗无效，后来学院找我诊治。望其舌，一层白砂苔，干而且厚。触诊胃部，痞硬微痛，并问知其食欲不佳，口干欲饮，此系水饮结于中脘，但患者迫切要求治疗痼风，并不以胃病为重。我想，癫痫虽然是脑病，但是脑部的这一兴奋灶，必须通过刺激才能引起发作。而引起刺激的因素，在中医看来是多种多样的，譬如用中药治疗癫痫，可以任选祛痰、和血、解郁、理气、镇痉等各种不同方法，有时都能减轻发作，甚至可能基本治愈，就是证明。本患者心下有宿痰水饮，可能就是癫痫发作的触媒。根据以上设想，即仿桂枝去桂加茯苓白术汤意。因本证不发热，把桂、姜、枣一概减去，又加入枳实消痞，僵蚕、蜈蚣、全蝎以搜络、祛痰、镇痉。

处方：茯苓、白术、白芍、炙甘草、枳实、僵蚕、蜈蚣、全蝎。

患者于一年后又来学院找我看病，她说，上方连服数剂后，癫痫一次也未发作，当时胃病也好了。现今胃病又发，只要求治疗胃病云云。予健脾化痰方而去。［李克绍.伤寒解惑论.北京:中国医药科技出版社,2012:137.］

五苓散

【原文】

太阳病，发汗后，大汗出，胃中干[1]，烦躁不得眠，欲得饮水者，少少与饮之，令胃气和则愈。若脉浮，小便不利，微热消渴[2]者，五苓散主之。(71)

五苓散方

猪苓十八铢（去皮）　泽泻一两六铢　白术十八铢　茯苓十八铢　桂枝半两（去皮）

上五味，捣为散，以白饮和服方寸匕，日三服。多饮暖水，汗出愈。如法将息。

注释：

［1］胃中干：胃中津液不足，其症可见口舌干燥欲饮。

［2］消渴：指口渴而饮水，但非内伤杂病中的消渴病。

【功效配伍】

五苓散化气利水，兼以解表。方中茯苓、猪苓、泽泻淡渗利水，通利小便；白术甘苦温，健运脾土，燥湿利水；桂枝辛温通阳，化气行水，温通膀胱水道，兼以解表散邪。吴崑《医方考》曰："《经》曰：膀胱者，州都之官，津液藏焉，气化则能出矣。此用桂之意也。"诸药相配，共奏化气利水，通里达表之功。药用五味，以苓为主，共为散剂，故名五苓散，散剂有发散水湿邪气之功。方后曰"白饮和服……多饮暖水"，可和胃气，助胃阳，辅助五苓散以助正祛邪。

上五味药，捣细末为散剂，用白饮和服方寸匕，一日服三次，并多饮暖水。服药后小便通利，里气调和，表气亦和，故肌表有微微汗出者则病愈。

【方证论治辨析】

五苓散治太阳膀胱蓄水证。症见太阳病，发汗后，大汗出，胃中干，渴欲饮水，烦躁不得眠。或见脉浮，小便不利，微热消渴。

太阳病应当发汗，若汗不如法，致大汗出，可产生两种病变。一是邪去津伤，出现胃中干，口舌干燥，渴欲饮水，烦躁不得眠，为发汗后外邪虽去，但汗出津伤，胃中津液不足，胃气不和，故欲饮水以润其燥，此时可给少量汤水，频频饮下，使胃得滋润，津液恢复，胃气调和，不用药则诸症自除。二是形成太阳膀胱蓄水，症见浮脉，小便不利，微热，口渴饮水，为表邪未解，邪气随经入腑，膀胱气化不利，邪与水结，形成膀胱蓄水证。因表邪未解，故仍有脉浮，身微热；膀胱气化不利，津不上承，故口渴饮水；膀胱不能气化而出，浊阴不得下泄，故小便不利。证属太阳膀胱蓄水并兼有表证，故方用五苓散化气利水，兼以解表。

【原文】

发汗已，脉浮数，烦渴者，五苓散主之。（72）

五苓散治膀胱蓄水兼表证。发汗已，脉浮数，为太阳病用发汗法后，其表证仍然存在；表证未解而见心烦、口渴，为表邪随经入腑，邪与水结，膀胱气化不利，已形成蓄水证。因膀胱蓄水，不能化气生津，津不上承，脏腑失其润泽，故心烦、口渴。治用五苓散通阳化气行水，兼以解表。

【原文】

中风发热，六七日不解而烦，有表里证[1]，渴欲饮水，水入则吐者，名曰水逆[2]，五苓散主之。(74)

注释：

[1] 表里证：指既有太阳表证，又有蓄水之里证。

[2] 水逆：为膀胱气化不利，胃失和降，水入即吐。

五苓散治水逆兼表证。症见中风发热，六七日不解而烦，有表里证，渴欲饮水，水入则吐。

太阳病中风发热，经过六七日不解，又见心烦，渴欲饮水，水入则吐，是表邪循经入腑，致膀胱气化不利。水饮内蓄，气不化津，津不上承，则心烦，口渴欲饮；饮入之水，难以运化布散，又因下窍不利，蓄水上逆，胃失和降，故饮水则吐逆，谓之"水逆"。水逆为蓄水重证，其关键在膀胱气化失司，水气上逆，而病不在胃腑，故用五苓散化气利水兼以发汗，使水气下行，邪热外散。

【用方思路】

五苓散是经方渗利小便的代表方，其方性虽平和，但利小便的功能较强，尤其桂枝通阳利小便，促进膀胱气化功能，其作用绝不可小觑。临证凡小便不利、腰以下肿，或头面肿、四肢肿，属膀胱气化功能障碍者，皆可取用之。

五苓散临床用于治疗梅尼埃病、胸腔积液、急慢性肾性水肿、肝硬化腹水、脑积水、尿潴留、泌尿系结石、睾丸鞘膜积液等疾病。

【医案举例】

(1) 岳美中医案：病孩，全身浮肿，脐突，阴囊亦肿，平卧不能转侧，尿量极少，有时每日只有50mL，咳嗽发热。用呋塞米、山梨醇、黑白丑膏等，肿胀不减，余投以五苓散合五皮饮加桔梗、杏仁以利肺气，结果尿量大增，浮肿明显消退。由不能进食增至日食五到六两之多。水肿衰其大半后，改用补肾兼利尿之法而收全功。[岳美中·岳美

中医学文集·谈治疗肾炎水肿的经验.北京:中国中医药出版社,2000:577.]

（2）俞长荣医案：曾治一程姓患者，症见高热口渴，谵语不眠，小便短赤，脉浮洪大。连给大剂人参白虎汤三剂，不但症状无减，口渴反而增剧。我素尊家训（家父曾谓：伤寒方治病效若桴鼓，但用之不当，祸亦不浅。凡伤寒用药逾三剂而病不减者，就要退让高明，万勿固执己见，贻误患者。先祖有"伤寒不过三"遗训）。因此向病家告辞，请其改延他医。可是病家苦苦挽留，诚恳之情，又使我难以推却，正踌躇间，恰病者邻居程某来访，谓：他不知医理，但闻乡前辈某曾治一患者，口渴喜热饮，后用桂附之类取效云云。我猛然大悟，急问病者，喜热饮否？答道：喜热饮，虽至手不可近，亦一饮而尽。再细察其舌，质红无苔而滑。因思：脉浮洪大，发热，虽似白虎汤证，但口渴喜热饮实非白虎汤所宜。此乃无根之火上浮，故口渴喜热，舌红而滑；虚火乱及神明，故谵语；火不归位，膀胱气化失职，故小便短赤。当按膀胱蓄水证治之。遂用五苓散改汤剂，桂枝用肉桂以引火归原（每剂用桂2.4g研末，分两次冲服）。仅两剂，热退口和，小便清利。后调理半月复元。[俞长荣.伤寒论汇要分析.福州:福建人民出版社,1964:57.]

猪苓汤

【原文】

若脉浮，发热，渴欲饮水，小便不利者，猪苓汤主之。(223)

猪苓汤方

猪苓（去皮） 茯苓 泽泻 阿胶 滑石（碎）各一两

上五味，以水四升，先煮四味，取二升，去滓，内阿胶烊消。温服七合，日三服。

【功效配伍】

猪苓汤清热利水，育阴润燥。本方即五苓散去温燥之桂枝、白术，加育阴清热的阿胶、滑石组成。方中用猪苓、茯苓、泽泻甘淡渗湿以利水泄热；阿胶甘平，育阴以润燥；滑石甘淡性寒，清热通窍利小便。诸药相合，育阴而不碍利水，利水而不伤阴，清热而不劫阳，此乃本方之突出优势。本方可使水去而热无依附，则热邪自散。

上五味药，先水煮猪苓、茯苓、泽泻、滑石，去滓，再入阿胶烊消。温服，一日三次。

【方证论治辨析】

猪苓汤治阴虚水热互结证。症见脉浮，发热，渴欲饮水，小便不利。

本条承《伤寒论》221、222 条，论阳明病误下后阴津耗伤而水热互结的证治。误下后阳明余热犹存，故脉浮发热，渴欲饮水；水热互结于下焦，水液不能下行，故小便不利。本证热结则渴欲饮水，水结则小便不利，故水热互结是病之关键。治宜清热育阴利水，方用猪苓汤。

《伤寒论》221 条栀子豉汤证、222 条白虎加人参汤证、223 条猪苓汤证，其文互有联系，反映阳明经热证，误用汗下后的几种转归。如汗下后余热在上焦，留扰胸膈者，方用栀子豉汤清透邪热；热在中焦而津气两伤者，方用白虎加人参汤辛寒清热；热在下焦而津伤水热互结者，方用猪苓汤清热育阴利水。此三个方证，后世称之为阳明"清法三证"。

【原文】

少阴病，下利六七日，咳而呕渴，心烦不得眠，猪苓汤主之。(319)

猪苓汤治少阴阴虚，水热互结证。症见下利，咳而呕渴，心烦不得眠。

少阴包括心、肾两经。肾主水气，下利为少阴肾虚气化不利，水气偏渗大肠；水气上犯于肺则咳，上犯于胃则呕；水气内停，津不上承则渴；少阴虚火上扰心神，则心烦不得眠。本证既有少阴阴虚，又有水气与邪热互结，故治用猪苓汤育阴利水清热。

【原文】

阳明病，汗出多而渴者，不可与猪苓汤，以汗多胃中燥，猪苓汤复利其小便故也。(224)

猪苓汤禁忌证。阳明病因燥热亢盛，热盛迫津外泄，故汗出多而口渴，胃中干燥，自必引水自救。津液匮乏，化源不足，必有小便短少而不利，当与清热滋阴法救治。此时若用猪苓汤再利小便，则津液更伤，胃中更燥，故当禁用。

【用方思路】

五苓散证与猪苓汤证均为外邪与水互结膀胱，前者是邪初入而阴未伤，表邪尚未尽解，寒水互结膀胱；后者是水郁日久化热，抑或热入久而阴已伤，纯系里证。两方均以猪苓、茯苓、泽泻利水为主，其区别在于前方配以桂枝通阳化气利水，兼以发汗解表，故曰"利小便发汗";后方配以滑石清热利窍,阿胶滋阴润燥,共奏育阴利水之功。临证用猪苓汤,若为热淋加蒲黄、萹蓄、瞿麦;若血尿明显者加大蓟、小蓟、白茅根;若尿频、尿急加连翘、败酱草、土茯苓;若阴虚者加生地黄、女贞子、旱莲草等。

猪苓汤临床用于治疗急慢性肾盂肾炎、肾病综合征、肾结核、肾盂积水、肝硬化腹水、乳糜尿、泌尿系感染、泌尿系结石、前列腺肥大、流行性出血热等疾病。

【医案举例】

岳美中医案:高某,女性,干部。患慢性肾盂肾炎,因体质较弱,抗病能力减退,长期反复发作,经久治不愈。发作时有高热、头痛、腰酸、腰困、食欲不振,尿意窘迫,排尿少,有不快与疼痛感。尿检查:混有脓球,上皮细胞,红、白细胞;尿培养:有大肠杆菌。

中医诊断:属淋病范畴。此为湿热侵及下焦。法宜清利下焦湿热。选张仲景《伤寒论》猪苓汤。因本方为治下焦湿热之专剂,淡能渗湿,寒能胜热。茯苓甘淡,渗脾肾之湿;猪苓甘淡,泽泻咸寒,泻肾与膀胱之湿;滑石甘淡而咸,体重降火,气轻解肌,彻除上下表里之湿热;阿胶甘平滑润,既能通利水道,使热邪从小便下降,又能止血。即书原方予服。猪苓12g,茯苓12g,滑石12g,泽泻18g,阿胶9g(烊化兑服)。水煎服6剂后,诸症即消失。

另嘱患者多进水分,使尿量每日保持在1500mL以上。此病多属正气已伤,邪仍实的虚实兼证类型,故嘱其于不发作时,服肾气丸类药物,以扶正而巩固疗效。[中国中医研究院.岳美中医案集.北京:人民卫生出版社,2005:18.]

第二节　温阳利水剂

真武汤

【原文】

少阴病,二三日不已,至四五日,腹痛,小便不利,四肢沉重疼痛,自下利者,此为有水气。其人或咳,或小便利,或下利,或呕者,真武汤主之。(316)

真武汤方

茯苓三两　芍药三两　白术二两　生姜三两（切）　　附子一枚（炮，去皮，破八片）

上五味，以水八升，煮取三升，去滓，温服七合，日三服。若咳者，加五味子半升、细辛一两、干姜一两；若小便利者，去茯苓；若下利者，去芍药，加干姜二两；若呕者，去附子，加生姜足前为半斤。

【功效配伍】

真武汤温阳利水。方中附子辛热，补命门之火，壮肾中之阳，能温阳散寒利水；茯苓、白术健脾制水，渗利小便；生姜辛散，助附子温里阳，散水气；芍药酸苦微寒，既能敛阴和营血，又能兼制附子刚燥之性，并能舒缓筋脉挛急，养血通脉。诸药相合，温肾阳以化气利水，培脾土以制水。吴仪洛《成方切用》曰："真武北方之神，一龟一蛇，司水火者也，肾命象之，此方济火而利水，故以名焉。"

上五味药，水煮，去滓，温服，一日三次。

【方证论治辨析】

真武汤治少阴病，阳虚水泛证。症见腹痛，小便不利，四肢沉重疼痛，自下利。

少阴病，二三日不已，至四五日，为少阴肾阳亏虚，不能主水，水寒内盛，则水气泛溢周身。阳虚寒凝，水湿浸渍，脾运失职，则腹中疼痛，便溏下利；肾阳虚，膀胱不能气化而出，浊阴不泻，则小便不利；阳虚寒盛，水气不化，水无去路，与阴寒之气相搏，泛溢肌腠，浸渍肢体，则四肢沉重疼痛，甚至周身浮肿。治宜温阳利水，方用真武汤。

肾阳亏虚，肾不主水，关门不利，水邪内停，气机升降出入失常，可见诸多或然症，治疗可用真武汤加减化裁。若水寒犯肺咳嗽，加干姜、细辛温肺以散寒水，加五味子收敛肺气；小便利则不需利水，故去茯苓；若阴盛阳衰而下利甚者，去阴柔苦泄之芍药，加干姜以温里散寒；水寒犯肺而呕者，加重生姜用量，以和胃降逆止呕，方后谓"去附子"，似有不妥，因附子为方中主药，去之与本证无益。

【原文】

太阳病发汗，汗出不解，其人仍发热，心下悸，头眩，身𥆧动，振振欲擗地者，真武汤主之。(82)

真武汤治太阳病过汗伤阳，阳虚水泛证。症见太阳病发汗后，汗出不解，其人仍发热，心下悸，头眩，身𥆧动，振振欲擗地。

太阳病在表，发汗为正治法。若阳虚外感而发汗，或发汗太过，必重伤少阴心肾之阳气，导致阳虚水泛的少阴变证。其人汗后仍发热，为虚阳外越，非太阳表证之发热；心下悸为肾阳虚，不能化气行水，水气内停，上凌于心；头眩为水气上干蒙闭清窍，清阳不能上濡头目；身𥆧动，振振欲擗地，为阳虚不能温养经脉肌肉，而水寒反浸渍经脉筋肉所致。《素问·生气通天论》云："阳气者，精则养神，柔则养筋。"故治宜温阳利水，方用真武汤。

【用方思路】

真武汤是温阳利水的主方，凡心肾阳虚、脾肾阳虚等阳虚水泛证，皆可应用。临证治疗水肿，气虚者加黄芪、党参等；兼心悸者加桂枝、防己、葶苈子等；兼血瘀者，加泽兰、益母草、桃仁等；水肿甚者与五苓散合方化裁。

真武汤临床用于治疗慢性充血性心力衰竭、慢性肾炎、肾病综合征、慢性肾衰竭、慢性支气管炎、肺气肿、肺心病合并心衰、慢性胃肠炎、肠易激综合征、甲状腺功能减退症、羊水过多症等疾病。

【医案举例】

（1）方略医案：刘姓子，暑月患病，痰气上壅，充塞咽喉，口鼻出血，目闭不开，声如鼾睡。闵君文思延余诊治。六脉沉细微弱，四肢厥冷。余曰："此阴寒直中之症。寒客太阴，则痰蔽胸膈，神识昏迷；寒客少阴，阴火上冲，凝结喉间，颈筋粗大，逼血上溢。急宜真武汤大剂煎成冷饮，收龙雷之火，归其窟宅，厥疾可瘳。"其父疑此方不合时令，未敢遽服。余大声呼曰："救此逆症，如拯焚济溺，刻不容缓，若再踌躇，恐无及矣。余在此坐待，以壮君之胆。"督令灌之，一剂甦，三剂愈。［方略.尚友堂医案·卷下.上海：上海中医学院出版社，1993：45.］

（2）唐声庵医案：魏某，男，59岁，城关水果店营业员，于1963年7月诊治。患者初病时，因头面及下肢午后浮肿，服西药治疗月余，未见疗效，改用中药治疗2个月左右，仍未见效，病日增重，而来就诊。现证：全身除胸部及手心未肿之外，均浮肿，按之凹陷不起，小便稀少，饮食不进，口虽渴但不饮，神倦体重，着衣被而不暖，面色灰暗无华，舌苔黑而滑润，舌质红色娇艳，脉浮大无根。此乃真阳衰极，土不制水所致。

拟方：炮附子60g（先煎50分钟，下同），白术24g，白芍24g，茯苓24g，潞党参60g，玉桂6g，炙甘草24g，生姜30g（先煎出味）。水煎3次，头煎1次顿服，二、三煎不论次数，频频饮服，1日尽1剂。

上药连进3剂，浮肿已消退十之六七，查其苔已不黑，脉不浮而反沉，此乃虚焰渐衰，正气渐复之佳象。上方附片、党参、玉桂、生姜量减半，续服4剂而愈。[唐声庵.真武汤临床应用点滴经验.中医杂志,1965(7):39.]

（3）郭子光医案：黄某，男，62岁，和尚。1994年1月9日初诊。病史：患者长期存在先天性心脏病，心房间隔缺损，未做手术治疗，继后又出现完全性右束支传导阻滞、频发室性早搏，因心功能不全发生浮肿，多次住院治疗。现症：全身浮肿，下肢肿甚而厥冷，按之如泥，心悸、气短殊甚，不能行走，甚至无力完成洗脸、穿鞋等劳作，胸闷胀作痛，咳嗽痰少，头晕，自汗出，不欲食，腹中痞满，小便少。察其面色苍暗，精神萎靡，唇甲青紫，语声低而断续，舌质紫暗苔薄白腻，脉呈屋漏之象。辨证：阳衰阴盛，寒凝血脉，气虚欲脱，病险。治以温阳益气为主，兼利水活血。方用真武汤、生脉散加味。制附片20g，茯苓20g，白术20g，白芍15g，生姜20g，红参15g，五味子12g，麦冬20g，黄芪60g，桂枝15g，丹参20g。服4剂，嘱低盐饮食。

1994年1月14日复诊：浮肿尽消，只足踝部尚有轻度浮肿，能下床在室内行走，小便量增加，诸症缓解，舌质紫苔薄白润，脉缓细沉而结代，参伍不调，未见屋漏之象。是气阳回复、阴寒消退之征，上方减黄芪为40g，茯苓、白术各为15g，继续与服。治疗观察2个多月，浮肿两次反复，加重黄芪60~80g，茯苓、白术各20g，则尿量增多，浮肿又消退。惟脉象结代而参伍不调，始终如故，表明病根未除。

按语：虾游脉与屋漏脉，皆因心力衰竭时心排血量严重不足，几乎未能激起外周血管搏动所致。从中医宏观辨证观察，虽然两者都是气阳虚极，瘀血浊水阻滞所致，但虾游脉多有阴盛格阳，虚阳外越的表现，而屋漏脉则是阴寒凝结比较突出。在治疗上，两者都以大力温阳气为主，不过前者注意"通阳"以除格拒，后者注意"散寒"以解凝结，略有不同而已。[郭子光.心律失常的凭脉辨治.成都中医药大学学报,1996,19(1):10.]

第十七章　经方催吐、安蛔、杂疗剂

　　本章将经方催吐、安蛔、杂疗剂合为一起，一是因其内容较少；二是所论病种独立性较强，一病则可自成体系。其中催吐方瓜蒂散，是催吐的代表方，属"八法"之"吐法"；乌梅丸是安蛔驱虫的代表方；治疗阴阳易的烧裈散方药亦有特色。

第一节 催吐剂

瓜蒂散

【原文】

病如桂枝证，头不痛，项不强，寸脉微浮[1]，胸中痞硬，气上冲喉咽，不得息[2]者，此为胸有寒[3]也。当吐之，宜瓜蒂散。（166）

瓜蒂散方

瓜蒂一分（熬黄）　赤小豆一分

上二味，各别捣筛，为散已，合治之，取一钱匕，以香豉一合，用热汤七合，煮作稀糜，去滓，取汁和散，温顿服之。不吐者，少少加[4]，得快吐乃止。诸亡血虚家，不可与瓜蒂散。

注释：

[1] 寸脉微浮：即寸部脉稍现浮象。微，作稍微；浮，指脉有力。

[2] 不得息：呼吸不利。息，一呼一吸谓之息。

[3] 胸有寒：即痰浊、宿食等实邪壅滞于胸膈。寒，作病邪解，指痰浊、宿食等实邪。

[4] 少少加：指稍微增加药量。少少，即稍微。

【功效配伍】

瓜蒂散涌吐痰涎宿食。瓜蒂即甜瓜的果蒂，性升味极苦有毒，催吐力强，善涌吐膈上痰涎宿食；赤小豆味苦酸，利水消肿，与瓜蒂相伍，酸苦涌泄催吐；香豉辛甘，轻清宣泄，开郁和胃，载药上行，增强催吐之力。三味相合，共奏涌吐痰涎宿食之功。

上二味药，取瓜蒂（阴干焙黄）、赤小豆分别捣散过筛，研为细末，合和一起，取一钱匕药散；另取香豉一合，用热汤七合，煮成稀糜状，去滓，再将香豉汤汁与一钱匕药散相合，一次温服。服后未得吐者，可稍加药量，得快吐后，停止服药。本方为涌吐峻剂，且有毒性，凡虚劳、失血之人当忌用。

【方证论治辨析】

瓜蒂散治胸膈痰实证。症见病如桂枝证，头不痛，项不强，寸脉微浮，胸中痞硬，气上冲喉咽不得息。

病如桂枝证，是指有发热、恶风、自汗、脉浮等症，与桂枝证相似，但其头不痛，项不强，知病不在太阳之表，是胸膈痰涎壅遏，胸阳不能宣发，营卫运行失调，实非桂枝汤所宜。"胸有寒"，即胸膈有痰饮寒邪阻塞。寸脉微浮，为病在上焦胸膈，正气有祛邪上行外出之势；胸中痞硬，为痰涎停滞胸膈，气机痞塞；气上冲喉咽不得息，为痰浊壅阻，肺气失于宣降而上冲，故呼吸困难，并伴泛泛欲吐。根据《内经》"其高者因而越之"的治疗原则，当因势利导，方用瓜蒂散涌吐痰浊。

【原文】

病人手足厥冷，脉乍紧[1]者，邪结在胸中[2]，心下满而烦，饥不能食者，病在胸中，当须吐之，宜瓜蒂散。(355)

注释：

[1] 脉乍紧：脉来乍紧乍滑。乍，一会儿。

[2] 邪结在胸中：痰浊、宿食结滞胸脘。

瓜蒂散治痰食致厥。症见手足厥冷，脉来乍紧，胸膈心下满闷而烦，饥而不能进食。

"邪结在胸中"，即指痰浊、宿食等有形实邪结滞胸脘。痰浊壅滞胸中，胸阳遏郁，阳气不能通达于四末，故手足厥冷；痰食阻滞胸脘，气机不畅，脉气不利，故脉乍紧。《金匮要略》指出："脉紧如转索无常者，有宿食也。"痰食阻塞胸膈，脾胃升降受阻，故胸膈满闷而烦，饥而不能进食。由于邪结胸中，病位偏高，且有上越之势，故用瓜蒂散因势利导，涌吐痰食。

【用方思路】

瓜蒂散为经方催吐的唯一代表方，除此别无疗效确切方药。此方是急症用方，多用于痰涎宿食阻塞胸膈，或误食毒物，或食不洁之物，或暴食等，若病邪在胃之上脘者尚可用之。临证应掌握得吐止服的原则，绝不可过量，或久用，以防中毒。任应秋《伤寒论语译》云："瓜蒂含有甜瓜毒素，有强烈催吐作用，可能是由于刺激胃黏膜的感觉神经，反射地引起呕吐中枢的兴奋而起。"宿食病在胃之中脘者宜消之，方用后世《丹溪心法》的保和丸（山楂、神曲、半夏、茯苓、陈皮、连翘、莱菔子）消食和胃。宿食病在胃之下脘者宜攻下，方用大承气汤通腑泻实。

瓜蒂散临床多用于食物中毒、药物中毒、消化不良、精神分裂症、癫痫、黄疸型病毒性肝炎等疾病。

【医案举例】

（1）唐祖宣医案：张某，男，38岁。1975年8月14日初诊。多饮烈酒，过食生冷，又卧于湿地，以致水湿结胸，两胁剧痛，烦闷欲死，医用寒凉泻下药物，下利数次，其病不减。由于四肢厥冷，又误为阳虚，投温燥之剂，病更增剧。症见形体消瘦，精神不振，呼吸有力，口出臭气，以手扪胸，时发躁扰，不能言语，四肢厥冷，小便短赤，大便未解，舌红苔黄，脉滑有力，两寸独盛。此痰湿热郁于上脘，治宜涌吐痰热。方用瓜蒂、赤小豆、白矾各9g。研细末，分3次服。服后少顷，吐出痰涎和腐物二碗余，当即语言能出，大便随之下泻，身微汗出，四肢转温。中病即止，停服上药，以饮食调养而愈。［唐祖宣.瓜蒂散的临床运用.浙江中医杂志,1980(11-12):556.］

（2）刑锡波医案：张某，男，59岁。因平素性情暴躁，更加思虑过度，经常失眠，后遂自言自语，出现精神失常，有时咆哮狂叫，有时摔砸杂物，嬉笑怒骂变幻无常。月余后渐至见人殴打，因此将其锁闭室中，不敢令其出屋，百般医疗，均无效果。邀余治疗，古人对精神错乱的认识，谓系痰涎蒙蔽清窍。须用涌痰之剂，使痰涎涌出，方能有效，余遂书瓜蒂散与之。证属：寒痰壅塞胸中。治宜：涌吐寒饮结满。处方：瓜蒂10g，豆豉10g，赤小豆30g。煎汤顿服，连进2剂，其呕吐黏涎3次，毫不见效。后因房门锁开乘机蹿出，竟将邻人殴伤并将所有杂物尽行砸碎，因此家人苦闷无法维持，一再强余设法治疗。遂又以大剂瓜蒂散与之：赤小豆30g，瓜蒂20g，豆豉20g。煎汤顿服。服后隔半小时即开始作呕，连续两昼夜共呕20余次，尽属黏涎。自呕吐开始，便不思饮食。一日后出现周身困顿不欲活动，困睡至第3日忽然清醒，后以豁痰通窍安神之剂，调理而愈。［刑锡波.刑锡波医案集.北京:人民军医出版社,1991:75.］

第二节 安蛔剂

乌梅丸

【原文】

伤寒，脉微而厥，至七八日肤冷，其人躁无暂安时者，此为脏厥[1]，非蛔厥[2]也。蛔厥者，其人当吐蛔；今病者静，而复时烦者，此为脏寒[3]。蛔上入其膈，故烦，须臾[4]复止；得食而呕，又烦者，蛔闻食臭[5]出，其人常自吐蛔。蛔厥者，乌梅丸主之。又主久利。(338)

乌梅丸方

乌梅三百枚　细辛六两　干姜十两　黄连十六两　当归四两　附子六两（炮，去皮）　蜀椒四两（出汗[6]）　桂枝六两（去皮）　人参六两　黄柏六两

上十味，异捣筛[7]，合治之。以苦酒渍乌梅一宿，去核，蒸之五斗米下，饭熟捣成泥，和药令相得，内臼中，与蜜杵二千下，丸如梧桐子大，先食饮服十丸，日三服，稍加至二十丸。禁生冷、滑物、臭食[8]等。

注释：

[1] 脏厥：五脏真阳虚衰而引起厥证。

[2] 蛔厥：因上热下寒，蛔虫窜扰，气机逆乱而引起厥证。

[3] 脏寒：指脾脏、肠中虚寒。

[4] 须臾：谓很短的时间，即一会儿。

[5] 食臭（xiù，音嗅）：指食物的气味。

[6] 出汗：用微火炒蜀椒，炒至其水分和油脂向外溢出。

[7] 异捣筛：指将药物分别捣碎，筛出细末。

[8] 臭食：指有特殊气味的食物，如鱼腥等。

【功效配伍】

乌梅丸清上温下，安蛔止痛。方中重用味酸之乌梅为君药，并用苦酒浸一宿，

以增强其酸性，安蛔止痛，涩肠止泻；配黄连、黄柏苦寒降泄，清上热降下蛔虫；配蜀椒、细辛、干姜、附子、桂枝之辛热，温下寒，伏蛔止痛；人参补益脾土；当归养血疏肝；蜜杵为丸，以求缓治，并能和中、解附子毒性。柯韵伯《伤寒来苏集》曰"蛔得酸则静，得辛则伏，得苦则下"；又有医者认为：蛔得甘则动。此酸甘苦辛合于一方，酸甘化阴，辛甘化阳，酸苦泄热，故能寒温并调，补泻兼施，安蛔杀蛔，并能涩肠止痢。本方除治疗蛔厥证外，也是治寒热错杂久痢的要方。乌梅丸亦可作汤剂水煎服。

上十味药，乌梅用苦酒浸渍一宿，去核，蒸之于米饭之下，米熟后将乌梅与其他药和匀，放入臼中，再加蜜杵捣，制成梧桐子大。每次进食前空腹服十丸，一日三次，最大量可每次加至二十丸。服药期间，禁忌生冷、油腻、腥臭食物。

【方证论治辨析】

乌梅丸治蛔厥，上热下寒证。症见伤寒脉微而厥，病者静而复时烦，腹痛阵作，须臾复止，得食而呕又烦，甚至吐出蛔虫。

伤寒脉微而厥，有蛔厥与脏厥的不同。脏厥，症见脉微而厥，至七八日周身四肢俱冷，其人烦躁无暂安时，是阳衰阴盛，脏气衰败，病情恶化的征象，故预后不良。此与蛔厥虚实大异。蛔厥脉微，四肢厥冷，但周身皮肤不冷，其静而复时烦，得食而呕又烦，腹痛阵作，是肠寒胃热，蛔虫避寒就温，上窜胃膈；须臾复止，是因蛔虫安静，病情暂缓；得食而呕又烦，甚至吐出蛔虫，说明蛔虫窜动与进食有关，往往因进食而诱发，即所谓"蛔闻食臭出"。上热下寒，蛔虫窜扰，气机逆乱，阴阳之气不相顺接，是蛔厥的基本病理机制，故治宜清上温下，寒温并调，安蛔止痛，方用乌梅丸。

乌梅丸寒温并用，辛开苦降，补泻兼施，平衡阴阳，但酸敛收涩之性颇强，故亦适用于厥阴病阴阳失调，寒热错杂，虚实并见的久泻、久痢。

【用方思路】

黄元御《金匮悬解》曰："盖厥阴之病，水寒不能生木，木郁而热发，故上有燥热而下有湿寒。乌梅丸上清燥热而下温湿寒，蛔厥之神方也。"临证治蛔厥，加槟榔、川楝子或苦楝根皮等；治久痢，加赤石脂、罂粟壳、诃梨勒等；若为脓血便，加白头翁、秦皮、三七粉等；里急后重明显者，加枳壳、木香、山楂炭。

乌梅丸临床用于治疗胆道蛔虫病、蛔虫性腹痛、蛔虫性肠梗阻、异食癖、钩虫病、血吸虫病、慢性胃炎、消化性溃疡、慢性肠炎、慢性结肠炎、慢性非特异性溃疡性结肠炎、肠易激综合征、滴虫性肠炎、急慢性痢疾、慢性胆囊炎、胆道结石症、慢性盆腔炎等疾病。

【医案举例】

（1）吴佩衡医案：郑某，女，36岁。1962年10月某日夜间，突然脘胁疼痛，宛如刀绞，彻于右侧肩背，四肢冰冷，汗出如珠，兼发恶心呕吐，吐出黄绿苦水，并吐蛔虫1条，胃中灼热嘈杂，脘腹痞胀，烦扰不安，呻吟不止，终夜不能入睡。天明，其痛稍有减轻，方才交睫，又复作痛如前，遂由家人护送急诊。经检查，诊断为胆道蛔虫病，住院治疗。余会诊之时，见患者脉沉弦而紧，舌苔白腻，舌质清暗，不渴饮。此乃厥阴脏寒，肝胆气机郁结，腹中蛔虫上扰作痛，属蛔厥之证。照仲景法，以乌梅丸主之。制附片30g，干姜15g，肉桂9g，当归15g，党参15g，黄连6g，黄柏9g，川椒5g（炒去汗），细辛5g，乌梅3枚。煎1剂，分3次服。煎1服，疼痛稍减；3服尽，疼痛呕吐均止，手足已回温，夜间已能安静入睡。惟胃中仍嘈杂，脘腹尚感痞闷，口苦不思饮食。脉沉弦，已不似昨日兼有紧象，腻苔稍退，舌质仍含青色。蛔虫虽安，但肝胆寒凝之气尚未祛尽。照原方加川楝子9g、槟榔片9g。连服2剂后，便下蛔虫20余条，腹中感到舒缓，饮食渐有恢复，脉缓，苔退。再以香砂理中汤加荜茇、高良姜调理2剂，气机恢复，痊愈出院。［吴佩衡.吴佩衡医案.昆明:云南人民出版社,1979:63.］

（2）唐祖宣医案：马某，女，59岁，1977年6月25日诊治。现病史：1974年夏因患暴痢，便鲜紫脓血，高热昏迷，恶心呕吐，并发休克而住院求治，休克纠正后，但腹痛、下痢缠绵不愈，使用多种抗生素无效，又服中药200余剂无效果，延病2年余。

症见：形瘦神疲，面色萎黄，舌白多津，头目眩晕，心中烦热，大便稀薄，夹有赤白黏冻，里急后重，腹痛喜按，日10余次，饥不欲食，食则腹胀，四肢厥冷，小便清白，脉细数无力。

辨证：久病正虚，寒热错杂。治则：益气养血，清上温下。处方：乌梅24g，干姜9g，黄连9g，别直参9g，当归6g，黄柏6g，肉桂6g，炮附子6g，细辛6g，花椒6g，茯苓30g。

服 5 剂后，腹痛减轻，黏冻减少，精神稍振，继服上方 15 剂，诸症已瘥，改汤为丸，每服 9g，日服 3 次，以善其后。追访 2 年未复发。

体会：痢属寒者尚少，唯泻痢太久，正气虚弱，转为虚寒。痢而后重，四肢厥冷，但脉呈数象，诚属寒热错杂之证。方用姜、附、椒、桂、细辛之辛以温其脏；连、柏之苦以清其热；人参、当归益气养血；妙在乌梅之酸涩以固脱，是谓随其利而行之，故能取效。乌梅丸治久痢，热重者增连、柏；寒甚者重姜、附；痢色白者增干姜；赤者重用黄连。[郑卫平,冀文鹏.唐祖宣金匮要略解读.北京:科学出版社,2016:233.]

第三节　杂疗剂

烧裈散

【原文】

伤寒，阴阳易之为病，其人身体重，少气，少腹里急，或引阴中拘挛[1]，热上冲胸，头重不欲举，眼中生花，膝胫拘急者，烧裈散主之。(392)

烧裈散方

妇人中裈[2]，近隐处[3]，取烧作灰。

上一味，水服方寸匕，日三服。小便即利，阴头微肿，此为愈矣。妇人病取男子裈烧服。

注释：

[1] 引阴中拘挛：牵引阴部生殖器拘急而挛缩。

[2] 中裈 (kūn，音昆)：即内裤。裈，也写作裩，有裆之裤。颜师古注《急救篇》曰："合裆谓之裈，最近身者也。"

[3] 近隐处：隐，通阴，即近阴处。

【功效配伍】

烧裈散功能导邪外出。烧裈散方药仅一味。裈即有裆的裤子，妇人中裈，近隐处，即妇人内裤之裤裆处。妇人中裈治阴易病（男子病），男子中裈则治阳易病（妇人病），互易而用之。古人认为，男女裤裆，皆浊败之物，烧灰用者，取其火净，服之同气相求而导邪外出。

用法：将妇人中裤烧灰，用水冲服方寸匕，一日三次。服药后小便通利，并见阴头微肿者，是邪毒从下窍排出之兆。若妇人病则取男子中裤烧灰服之。

【方证论治辨析】

烧裤散治阴阳易。症见其人身体重，少气，少腹里急，或引阴中拘挛，热气上冲胸，头重不欲举，眼中生花，膝胫拘急。

患伤寒热病新瘥，正气未复，余邪未尽，若触犯房事，男女交媾，致精气内伤，染易余毒，谓之"阴阳易"。男病传于女者，谓之"阳易"；女病传于男者，谓之"阴易"。其人身体重，少气，为房事致精气大伤之征；热气上冲胸，头重不欲举，眼中生花，则为邪毒复萌，毒热上冲之象；少腹里急，膝胫拘急，为精气大伤，经筋失养而拘挛。治宜导邪外出，方用烧裤散。

巢元方《诸病源候论·伤寒阴阳易候》曰："阴阳易病者，是男子妇人伤寒病新瘥未平复，而与之交接得病者，名为阴阳易也。其男子病新瘥未平复，而妇人与之交接得病者名阳易；其妇人得病新瘥未平复，而男子与之交接得病者名阴易……所以呼之为易者，阴阳相感动，其毒度著，如人换易也。"

【用方思路】

吴崑《医方考》云："五味入口，咸入肾，腐入肾，秽入肾，乃浊阴归地之意也。裤裆味咸而腐秽，故能入少阴；烧之则温，故足以化气；灰之则浊，故足以溺膀胱。《经》曰：浊阴归六腑是也。药物虽陋，而用意至微，不因其陋而忽之，则升仲景之阶矣！"关于阴阳易的治疗，历代医家有谓单服烧裤散者，也有主张辨证选方调服烧裤散者。

【医案举例】

（1）许叔微医案：己巳，邻人王友生以贩京为业，畜一婢，患伤寒，热八九日。予为治之，得汗而愈。未数日，生自病，身热，头重不欲举，目中生花，召予视之。予曰：是必伤寒初愈，妇人交接得之，即令阴头上必肿，小腹绞痛，然是阴阳易也。生曰：前患者婢子，意谓已安，遂与之交。翌日得此疾，良苦。予曰：失所治，必吐舌数寸而死。予作猥鼠粪、烧裈散等，以利其毒气，旬日安。［许叔微.许叔微伤寒论著三种·伤寒九十论.北京：人民卫生出版社，1993：157.］

（2）谢映庐医案：王富春愈后，其妻一日微觉飒飒寒热，少腹疼痛，小便紧急，欲解不出，痛甚牵引腰胯，两目花乱，头重莫举。其家见症急厉，告诸母家，诸医群集，曰寒、曰火，莫辨其症。余曰：小腹痛引腰胯，小便不利，头重，眼中生花，岂非阴阳易之症乎？处逍遥汤，调烧裈散，药下果验。［谢映庐.谢映庐医案·伤寒门.上海：上海科学技术出版社，2010：8.］

第十八章　经方外用剂

经方外用剂，指从体表，或窍道给药的方药，也多用于治疗体表、窍道疾病，或治疗脏腑疾病。《伤寒论》仅有外用灌肠剂，而《金匮要略》有洗剂、栓剂、粉剂、摩散等剂型。经方外用剂给后世外用药的应用奠定了基础。

蜜煎导方

【原文】

阳明病，自汗出，若发汗，小便自利者，此为津液内竭，虽硬不可攻之，当须自欲大便，宜蜜煎导[1]而通之；若土瓜根[2]及大猪胆汁，皆可为导。(233)

蜜煎导方

食蜜[3]七合

上一味，于铜器内，微火煎，当须凝如饴状，搅之勿令焦著，欲可丸，并手捻作挺[4]，令头锐，大如指，长二寸许。当热时急作，冷则硬。以内谷道[5]中，以手急抱，欲大便时乃去之。疑非仲景意，已试甚良。

又大猪胆一枚，泻汁，和少许法醋[6]，以灌谷道内，如一食顷[7]，当大便出宿食恶物，甚效。

注释：

[1] 导：导出，即用润滑类药物塞入肛门，引起排便的一种外治方法。

[2] 土瓜根：原方已佚。

[3] 食蜜：即蜂蜜，甘平无毒，滋阴润燥，局部用药更有润滑作用。

[4] 挺：根也，量词。

[5] 谷道：即肛门。

[6] 法醋：即食用醋。

[7] 一食顷：约吃一顿饭的时间。

【功效配伍】

蜜煎导外用润燥滑肠，导下通便。方中白蜜甘平无毒，滋阴润燥。

将白蜜置铜器内，微火煎熬，当须凝如饴状，搅动勿令焦著，捻作成圆条状，头部小而锐，如手指粗，长二寸左右，纳入肛门内，用手抱捂，欲大便时去之，以润燥滑肠，导下通便。

土瓜根方：原方已佚。土瓜又名王瓜。寇宗奭《本草衍义》云："王瓜其壳径寸，长二寸许，上微圆，下尖长，七八月熟，红赤色，壳中子如螳螂头者，今人又谓之赤雹子，其根即土瓜根也。"吴其浚《植物名实图考》亦名赤雹子。土瓜气味苦寒无毒，其根富于汁液，将其捣汁灌肠通便，方书多有记载。《肘后备急方》记载："治大便不通，采土瓜根捣汁，用唧筒射入肛门内，取通。"

猪胆汁：用大猪胆一枚，泻取胆汁苦寒清热，加少许食醋混合，从肛门灌入肠道，因势利导，即导泻出宿食臭秽之物。

【方证论治辨析】

蜜煎导方、土瓜根、猪胆汁治阳明病，津竭便硬证，属外治法。症见阳明病自汗出，小便自利，大便坚硬，欲解而不能出。

阳明病里热，本自汗出，若再发汗，加之小便自利，必津液内竭，大肠失之濡润，则大便坚硬干涩难解。此乃津亏燥结，与阳明实热燥结不同，故虽大便硬，但不能用承气辈攻下。当须自欲大便，但又不能自行排出，燥结已近肛门，方可择机施用蜜煎方，或土瓜根，或猪胆汁，亦即乘其势而导之。

【用方思路】

蜜煎导法即当今肛肠栓剂，土瓜根与猪胆汁导法即当今保留灌肠法。蜜煎方除用于津竭便硬证外，蜜煎方、猪胆汁临床用于治疗习惯性便秘、老年性便秘、蛔虫性肠梗阻、体弱性便秘、胃及十二指肠溃疡等。猪胆汁方用于治疗便秘、粘连性肠梗阻等。

附录一

伤寒金匮理法方药学术渊源与特点

一、理法渊源及特点

《伤寒论》《金匮要略》的诞生是中医学由基础理论向临床医学飞跃的重要标志，并给临床医学奠定了坚实基础。《伤寒杂病论·序》指出：曾撰用《素问》《九卷》《八十一难》《阴阳大论》等典籍内容。今考仲景所运用的基本理论及治疗大法与《内经》《难经》大体是吻合的，但仲景在继承前人经验的基础上重在创新，重在发展，处处彰显着自己鲜活的诊疾论治特点。

1. 发病观

古人对疾病发生原因做过不同程度的分类研究。《素问·调经论》云："夫邪之生也，或生于阴，或生于阳。其生于阳者，得之风雨寒暑；其生于阴者，得之饮食居处，阴阳喜怒。"《素问》以阴阳分内外，侧重论述外感与内伤致病因素，把外感六淫用"风雨寒暑"加以概括，属阳属外；内伤包括饮食、居处、房事、七情，属阴属内。《金匮要略》在《素问》阴阳两分法的基础上，提出"千般疢难，不越三条"。其特点是以脏腑经络为内外，把病因、病机、发病途径有机结合一起，将着眼点放到机体感邪后，邪正斗争的力量对比上，通过观察其变化过程，以揭示脏腑与经络等疾病发生的缘由。其一："内所因"，指多种内伤因素，导致体内正气已虚，一旦经络感受外邪，邪气即可长驱直入，内客于脏腑。其二："为外皮肤所中"，是体内正气不虚，尚可御敌不致深入，肌肤受邪后，仅在四肢九窍，通过血脉相传，出现浅表部位气血壅滞不通。上两者从不同角度，反映了内因是疾病发生的根本原因。其三：把房事、金刃、虫兽等人为意外疾病归为一类，以别于前两者。《金匮要略》的三分法，即三大发病观，对《素问》发病观有所发展，又为宋·陈无择的三因学说奠定了基础。

2. 辨证方法

（1）六经辨证

六经辨证是《伤寒论》的突出特征。《内经》对六经已有认识，如《素问·热论》云："今夫热病者，皆伤寒之类也……伤寒一日，巨阳（太阳）受之……二日阳明受之……三日少阳受之……四日太阴受之……五日少阴受之……六日厥阴受之。"《素问·气交变大论》云："六经波荡，五气倾移。"《内经》首次提出伤寒概念，以及伤寒邪热随六经经脉传注变化次序，同时也提出六经分证的基本框架。《伤寒论》根据《素问·热论》之精神，对伤寒热病做了系统论述，并据六经传化与六经分证理论，提出六经病证及六经辨证，从此对外感错综复杂疾病的论治便有规律可循。《伤寒论》六经即太阳、阳明、少阳、太阴、少阴、厥阴，每一经包括手足两经，共为十二经脉。每经各有所属脏腑，手足三阳经与六腑相通，手足三阴经与六脏（五脏与心包）相通，阳经属腑络脏，阴经属脏络腑，而脏与腑因其络属关系，使太阳与少阴、阳明与太阴、少阳与厥阴形成表里联系；又太阳主表，阳明主里，少阳为半表半里，而三阴统属于里。故六经之间有不可分割的联系，一旦某一经受邪，邪气即可通过其联系向其他经脉传化。六经辨证是指邪气传入每一经的主要证候表现，或多经的证候同时出现，也包含了六经所属脏腑的证候变化，因此，六经辨证是有联系的多层次的系统辨证方法。如太阳经病不解，可随经入腑，出现膀胱蓄水、蓄血等脏腑证候。太阳病邪又可循经传入阳明、少阳等经，如"伤寒一日，太阳受之……颇欲吐，若烦躁，脉数急者，为传也"；"伤寒二三日，阳明、少阳证不见者，为不传也"。除此，邪气又可循六经表里联系传注，如太阳受邪传少阴；阳明受邪传太阴；少阳受邪传厥阴。太阳受邪也可同时出现两经或三经证候，如太阴阳明合病、太阳少阳合病、阳明少阳合病、三阳合病；或初传一经未罢，而又另传一经，如太阳阳明并病，太阳少阳并病。若素体正气衰弱，外邪亦可不经三阳而直入三阴。与此相反，在机体正气恢复，经气来复时，病邪却能由里出表。如少阴之邪出太阳，太阴之邪出阳明，厥阴之邪出少阴，即所谓的脏邪还腑，使疾病向愈。总括六经病邪传化有循经传、越经传、直中、经病传脏腑、三阴出三阳等，这已突破《素问·热论》六经日传一经的次序。《伤寒论》六经传化总趋势是由浅入深，由表入里，其传化总途径始终离不开十二经脉。当某经受邪后是否传化，决定于邪气盛衰，以及受邪之经气血强弱，治疗是否及时与适当。六经辨证也离不开六经传化，传入某经所出现的症状特征，即为某经的辨证要素，治疗则"观其脉证，知犯何逆，随证治之"；另外，根据六经传化特点，也可进行预防性治疗。至于《伤寒论》的变证、坏证的辨证方法则类似杂病脏腑辨证，如痞证、结胸证等。

（2）脏腑经络辨证

脏腑经络辨证是《金匮要略》的突出特征。《内经》对五脏六腑的生理功能、病理变化、脏腑间相互关系有深入论述，形成了较为系统的脏腑经络学说。《金匮要略》在此基础上创立了脏腑经络辨证。仲景从临床角度出发，通过对杂病证候的系统观察研究，理出了其发病及病理变化的内在根据，即认为一切证候的产生，都是脏腑经络功能紊乱的外在表现。把前人对杂病模糊而肤浅的认识，从理论上予以阐述，并将其散乱而零星的治疗经验，予以分门别类，找出其规律性，从而对杂病的认识达到了系统化、条理化，形成了较完整的以脏腑经络为中心的，理法方药一线贯通的脏腑经络辨证论治体系，其中也包含了四诊、八纲及气血营卫等诊断与辨证施治方法。脏腑经络辨证始终是以脏腑经络所显现的症状为目标，如辨中风病"邪在于络，肌肤不仁；邪在于经，即重不胜；邪入于腑，即不识人，邪入于脏，舌即难言，口吐涎"。《金匮要略》对杂病诊治总原则：以病为纲，以证为目，病证结合，辨证用药。如每篇都冠以"××病脉证并治"，用病名篇，一病之下，又分若干证型，创立了辨病与辨证结合的方法。证由病而发生，辨证是认识疾病某个阶段的具体情况，辨病是掌握疾病的总规律，辨证是辨病的基础，辨证方能识病。若只辨病，忽视辨证，则治不得法；若只辨证，忽视辨病，则不能全面认识疾病发展变化规律。所以辨病与辨证结合，有利于认识疾病和提高治疗效果。这里也反映了中医学并非只讲辨证而不讲辨病。

3. 治疗大法

（1）治未病

《金匮要略》从人与自然、人体本身的整体观出发，提出治未病，包括两层含义：①未病先防：即据《素问·四气调神大论》的"不治已病治未病"精神，提出"若人能养慎，不令邪风干忤经络"的养正御邪观点及方法，要求人们平时房事勿令竭乏，饮食调节冷热酸苦辛甘，起居应有定时，更要遵守王法及注意避免禽兽灾伤，即可保持身体健康，正气存内，一切病邪自然无由入其脏腑。若有不慎，邪风适中经络，即乘其未入脏腑，及早治疗，如四肢才觉重滞不舒，即用导引、吐纳、针灸、膏摩等法治疗，勿使九窍闭塞，保持五脏元真通畅。②既病防传：根据《素问·玉机真脏论》的"五脏相通，移皆有次；五脏有病，则各传其所胜"的生理联系与病理传变规律，并援引《难经·七十七难》的"所谓治未病者，见肝之病，则知肝当传之与脾，故先实其脾气，无令得受肝之邪，故曰治未病焉"的原文，提出肝既病后，要积极治未病之脏腑脾，以防止疾病传播蔓延。并将《难经》引文冠书首，以开宗明义，举肝病传脾之例，指出杂病传化是以脏腑经络为基础，治疗有一定规律可循。特别值得注意的是，仲景在《难经·七十七难》原文基础上，加入"四季脾旺不受邪，即勿补之"，起到了画龙点睛的作用，告诫医者，临证时还须因人因时灵活掌握，且不可死守教条。另外，对肝虚治疗，提出"补用酸，助用焦苦，益用甘味之药调之"的原则，又是从多脏腑进行防治，以杜绝肝虚而受邪。

（2）扶正气

《素问·三部九候论》曰："虚者补之。"《素问·阴阳应象大论》曰："形不足者，温之以气，精不足者，补之以味。"正气不足是引起脏腑经络失调而致疾病证候产生的主因，故扶正气是治本之法，扶正有利于机体阴阳协调平衡，又可调动机体的抗邪能力。仲景扶正气尤为重视脾肾二脏，东汉末年，在那"家家有僵死之痛，室室有号泣之哀"的庶民阶层，以及那只"崇饰其末，忽弃其本，华其外而悴其内"的封建士大夫阶层，患者或不足于先天，或不足于后天，盖为常见之证候。如虚劳病即为代表性内伤杂病，仲景则主要从脾肾考虑治疗，用小建中汤以补后天，用肾气丸以补先天，就是从当时的实际情况出发。即使对其他许多疾病的治疗，仲景每每配以人参、胶饴、甘草、生姜、大枣、粳米、麦粥等药，仍然是以顾脾本和启迪生化之源为目的。肾气丸治疗多种疾病，亦足见仲景对先天之本的重视。内伤疾病到后期，脾肾功能衰退特别明显，脾肾虚损，必然加速疾病变化或引起其他脏腑疾病，使病情趋于恶化。即使对虚实错杂，正虚邪实的病证，仍以扶正为主，兼顾祛邪，如薯蓣丸；对单纯实证用药，也是以祛邪不伤正为原则，如大承气汤的"得下止服"，就是为了顾护胃气、正气。

（3）同病异治，异病同治

在《素问·异法方宜论》有："一病而治各不同，皆愈。"即为同病异治之先导。此二法主要依据证候确立。病虽同，而病因病机、病变脏腑不同，即产生的证候也就不同，故采用不同的治法，均能取效。如《金匮要略》治痰饮，或用苓桂术甘汤健脾利饮，或用肾气丸温肾化饮，即证候不同而用方有别。另外，肾气丸除治痰饮外，还用于治脚气冲心、虚劳腰痛、消渴、妇人转胞，则为异病同治范例，虽病情不一，但皆为肾气虚弱所致，故可一方通治。

（4）急则治标，缓则治本

《素问·标本病传论》云："病有标本，刺有逆从……有其在标而求之于标，有其在本而求之于本，有其在本而求之于标，有其在标而求之于本……知标本者，万举万当，不知标本，是谓妄行。"标本是一个相对概念，除祛邪以治标，扶正以固本的治法外，主要是针对错综疾病，权衡利弊，以解决主要矛盾的先后缓急治则。仲景对此原则运用较为灵活，如表里同病，或先治表后治里，或先治里后治表，或表里俱治而有所侧重，总以病急者为先。如《金匮要略·脏腑经络先后病脉证》云："病，医下之，续得下利清谷不止，身体疼痛者，急当救里；后身体疼痛，清便自调者，急当救表也。"此为里证急于表证，故先治里证，打破了先表后里的治疗常规。又如"夫病痼疾加以卒病，当先治其卒病，后乃治其痼疾也"。痼（旧）疾势缓为本，新病势急为标，故新旧同病时，宜先治新病，后治旧病，且新病治疗取效快，并可防止新病对旧病的影响。

（5）因势利导，就近祛邪

对实证治疗用药应顺应其病势趋向，结合病变部位，就近祛邪外出，此法既不伤正，又便于邪气的祛除。总原则是依据《内经》：在表者汗而发之，在上者因而越之，在下者引而竭之。《金匮要略》云"腰以下肿，当利小便；腰以上肿，当发汗乃愈"；"病人欲吐者，不可下之"。此即典型的因势利导，诱邪外出法。如太阳病用桂枝汤、麻黄汤解肌发汗；宿食在上脘者用瓜蒂散催吐；膀胱蓄水者用五苓散利小便；燥屎结于肠道者用大承气汤通腑攻下等。因势利导，用之得法，疗效立显。

（6）八法活用

汗、吐、下、和、温、清、消、补，《内经》业已提出，但这些法则均彼此孤立，且有法而乏方。仲景沿袭了《内经》治法，并给各法补出方药，如发汗用桂枝汤，清热用白虎汤等，尤其对八法的联用，则是仲景对《内经》八法的又一发展，如小青龙汤的发汗温里；半夏泻心汤的寒热并用；大黄䗪虫丸的攻补兼施等。八法联合应用，可以使八法变化无穷，用药更为灵活，以治疗错综复杂的疾病。

二、方药渊源及特点

《伤寒论》《金匮要略》共载方261首，有汤、丸、散、酒、熏、洗、坐、敷等剂型，有人统计用药共166种。这些方药的形成也有一定历史背景。《内经》记载方药13首；1973年长沙市马王堆三号汉墓出土的《五十二病方》记载医方283个，用药243种；《史记》记载，在前167年，仓公用下气汤、火齐汤、苦参汤等治病，并有较完整的医案记载，名曰《诊籍》；《汉书·艺文志》记载有《汤液经》等经方书共计11家，274卷。此反映了西汉时期方药之记载及在社会上流行已是相当可观。1972年在甘肃武威县发掘的东汉早期葬墓中的《治百病方》，保留了较完整的30个医方，共用药100余种；华佗用麻沸散作麻醉剂，进行剖腹手术，说明东汉末年汤方应用较西汉又进入一个新阶段。以上方药发展状况，基本上属单方向复方发展的过渡阶段，同时也具备了初步辨证用药的思想，此为仲景"博采众方"创造了客观条件。《神农本草经》共收载药物365种，书中简要地论述了四气五味、七情和合、有毒无毒、配伍法度、服药方法及丸、散、膏、酒剂型等药物学理论，反映了秦汉以来的药物学发展概况。统观《伤寒论》《金匮要略》方药来源，大体有以下三个方面。

1. 古传经方

张仲景在《伤寒杂病论·序》言及曾撰用《胎胪药录》，其中药录部分，医家多认为属古方药内容。另外，宋·林亿《伤寒论·序》云："夫《伤寒论》，盖祖述大圣人之意，诸家莫其伦拟，故晋·皇甫谧序《甲乙针经》云：伊尹以元圣之才，撰用《神农本草》以为《汤液》。汉·张仲景论广《汤液》为十数卷，用之多验。近世太医令王叔和，撰次仲景遗论甚精，皆可施用。是仲景本伊尹之法，伊尹本神农之经，得不谓祖述大圣人之意乎？"据此，刘渡舟提出"张仲景乃神农学派的传人"（《刘渡舟伤寒临证指要》）。从以上考证可知，仲景之方是有一定的古传方药作为其扩充的基础。徐大椿亦云"正仲景治杂病之方书也，其方亦不必尽出仲景，乃历圣相传之经方也，仲景则汇集成书，而以己意出入焉耳"（《金匮要略心典·徐序》）。徐氏列举了桂枝汤即为古方。关于《金匮要略》苦参汤，丹波元简提出"用苦参一味治龋齿，见于《史记·仓公传》，亦取乎清热杀虫"（《金匮玉函要略方辑义》）。把《内经》中的泽泻饮、鸡矢醴与《金匮要略》的泽泻汤、鸡屎白散做对照，也是不难看出其有一定的源流关系。当然有些古经方书已佚传，已无法与之对照。

2. 民间验方

有些方剂命名隐寓着其来源迹象，如大青龙汤、小青龙汤、白虎汤、朱雀汤（有人认为是十枣汤）、玄武汤（即真武汤），其名称是巫祝或方士常用之术语，与符箓、禁咒联系紧密，只是当时巫祝等为了假借四方神灵之名，以演饰炫耀技艺，其实治病还是靠秘方的作用。这一类方又叫禁方。但所谓禁方，亦不皆出巫祝和方士之手，如长桑君谓扁鹊"我有禁方，年老欲传与公，公毋泄"；公乘阳庆"使意尽去其古方，更悉以禁方予之"（《史记·扁鹊仓公列传》）。禁方实际是指治有验效且系师徒相传的秘方。这些方一经掌握在巫祝和方士之手，即给其披上了一层神秘的外衣。根据越婢汤方名，有人推测系古越国一女仆人的经验方，亦不无道理。关于侯氏黑散，后人根据其文法体例不同于仲景文法，故断为系宋·林亿校斟《金匮方论》时误入正文，其实《诸病源候论·卷六》有明文记载属仲景方，其中援引"皇甫云：然寒食药者，世莫知焉。或言华佗；或言仲景。考之于实，佗之精微，方类单省，而仲景经有侯氏黑散、紫石英方，出自仲景，非佗也"。这说明皇甫谧是经过一番考证得出结论的。以"仲景经有侯氏黑散"做进一步推论，当为仲景录用侯氏方。

3. 自创新方

《伤寒论》《金匮要略》所载之方，并非仲景全盘搬用他人之方，是经过一番筛选和改造而后利用的。如小青龙加石膏汤、白虎加人参汤、白虎加桂枝汤、越婢加半夏汤、越婢加术汤、桂枝加桂汤、桂枝加附子汤等。这些方药的加减应用皆独具匠心。仲景劝王仲宣服五石汤，但《伤寒杂病论》未曾载入此方，说明仲景对一切方剂并非兼收并蓄。凡经加减变化的方药，为仲景创立新方的一个方面；另一个方面则完全是仲景自创之方，这亦是无可置疑的。仲景以前的方药记载，大部分是有方而无证，或有证而无方，或方证不符，或有方而无名。而仲景把理法方药融为一体，以利于临床辨证施治。另外，仲景方药的突出特点：药味简单，药力专注，配伍精当，加减变化大。汤剂一般都是3~6味药，若配伍或药量稍加变动，则作用及主治证候亦随之改变。如小建中汤，由桂枝汤倍用芍药之量，再加一味胶饴，就由解表方变成建中补虚方，即是典型例证。

从《伤寒论》《金匮要略》理法方药的学术渊源及其特点可看出：仲景"勤求古训"意在推陈出新；"博采众方"既可汇集效验之方，又可兼取诸医之长；并结合临床"平脉辨证"，提出了许多新理论、新观点、新疗法和新方药，形成了他自己的鲜明特点，这样就产生了一部划时代的医学巨著。在中医学发展的长河中，仲景可谓承前启后，继往开来的典范。

经方临证应用思路与方法

中医学所载之方有经方、禁方、时方、验方等。何为经方?《汉书·艺文志》云:"经方者,本草石之寒温,量疾病之浅深,假药味之滋,因气感之宜,辨五苦六辛,致水火之齐,以通闭解结,反之于平。"仲景著《伤寒杂病论》时,将病、证、理、法、方、药融为一体,一线贯通,此与《汉书·艺文志》所谓的经方精神基本一致。后来经方就指《伤寒论》《金匮要略》方。徐大椿云"古圣治病方法,其可考者,唯此两书,真所谓经方之祖"(《金匮要略心典·徐序》)。经方并非经验方,人人可用,随手可用;但经方也并非高深莫测不敢问津。经方之用须以仲景辨证与变通思想为指导,方能用准用活,一箭中的。

自中医院校建立以来,《伤寒论》《金匮要略》一直作为中医本科生必修课,可知其重要性。但多年来存在问题:一是从教学角度讲,直至目前经典著作仍然限于课堂教与学的授课法,即注重教师如何在课堂讲好,学生如何学好书本知识,但忽视了临床如何用好经方的方法,造成学与用衔接不起来;二是作为临床医学生已经掌握了经方的组方配伍,但不知临床如何用,或用之无效;三是畏于经方高深莫测,不敢用,故弃之不顾。从学生临床工作后反馈回的信息看,经方的临床应用并未达到教学的初衷。因此,对经方的临床应用有必要从思路与方法学角度予以探讨,使经方能灵活自如、广泛、有效地用于临床。此探讨目的是要给学与用架起一座方便快捷的桥梁。就经方临床应用的思路与方法欲从以下几方面作为切入点。

一、用《伤寒论》方须明六经方药

六经涵盖内容较广,不做赘言。六经辨证是《伤寒论》辨外感热病的基本方法,但从用药看,六经亦可作为疾病在机体发生发展变化的六个阶段用药纲领,此六阶段病变联系紧密,也可视作机体受邪后的病变全过程。如外邪初入肌表者称太阳病,以"脉浮,头项强痛而恶寒"为主症。太阳病有两个基本证型,即发热,汗出,恶风,脉缓者为太阳中风证，方用桂枝汤；恶寒，发热，无汗，身痛，脉浮紧者为太阳伤寒证，方用麻黄汤。所谓太阳腑证之蓄水与蓄血似乎更接近杂病。邪气入于阳明者谓之阳明病，此阶段邪正斗争激烈，胃肠燥热极盛，津液损伤突出，即所谓的"阳明之为病，胃家实是也"。阳明病有两大基本证型：一是阳明经热证，以发热，汗出，口渴，脉洪大为主症，方用白虎汤；一是阳明腑实证，以潮热，腹满硬痛，拒按，大便秘结，舌红苔黄燥为主症，用药可视其热结轻重用承气汤类方。邪气入于少阳者谓之少阳病，少阳病胆火上炎，枢机不利，邪在半表半里，以寒热往来，胸胁苦满，口苦，咽干，目眩，脉弦细为主症，方用小柴胡汤。邪气进入太阴者谓之太阴病，此阶段三阳热象已消失，是三阴病的初始阶段，其病理为脾阳虚弱，寒湿内盛，以"腹满而吐，食不下，自利益甚，时腹自痛"为主症，方用理中汤。邪气进入少阴者谓之少阴病，乃心肾虚衰病变，病情急重，是六经病证发展进入后期危重阶段。其病以"脉微细，但欲寐"，四肢厥冷，畏寒，小便清为主症。此阶段病情有寒化、热化两型，但以寒化证为主，寒化证也是少阴病的基本证型，方用四逆汤、真武汤等；少阴心肾为水火之脏，若素体阴亏，寒邪伤及少阴，亦可从心而热化，或感受阳热邪气，伤及真阴而热化，热化证用黄连阿胶鸡子黄汤。邪气进入厥阴者谓之厥阴病，厥阴肝具有阴尽阳生之机，故此阶段"阴阳之气不相顺接"，便见厥热胜复，或寒热错杂。寒厥用当归四逆汤；热厥用白头翁汤；寒热错杂用乌梅丸。

何任说"《伤寒论》方以六经言，各经有各经主药。如太阳病之麻黄、桂枝；阳明病之石膏、知母、大黄、芒硝；少阳病之柴胡、黄芩；太阴病之人参、白术；少阴病之附子、干姜；厥阴病之吴茱萸、当归"（朱章志《经方临床应用与研究》）。以上这六阶段所用方药是《伤寒论》六经辨证用药之主线，也正如徐大椿说："一病必有主方，一方必有主药。"六经病邪传化之规律除循经传外，有越经传、直中、经病传脏腑、三阴出三阳等。不论如何传经，只要出现何经证候，即可用其方。在此前提下对各经兼证的处理，可在主方基础上进行加减，如桂枝加芍药生姜各一两人参三两新加汤、白虎加人参汤、柴胡加芒硝汤、四逆加人参汤、当归四逆加吴茱萸生姜汤等。另外，有关并病、合病的处理就很好掌握，如太阳少阳合者用柴胡桂枝汤；少阳阳明合病者用大柴胡汤；少阴太阳两感证用麻黄细辛附子汤。对各经的变证、坏证、类似证的处理就近似于杂病脏腑辨证论治，如半夏泻心汤治痞证、陷胸汤治结胸证、炙甘草汤治心动悸、茵陈蒿汤治黄疸、十枣汤治悬饮等，就不必循六经去考虑。用六经学说可以认识疾病发展传化规律，但作为指导用药，更重要的是要掌握每个层次阶段的病证独立性指征及用药原则。

二、用《金匮要略》方须明脏腑经络先后病之理

脏腑经络辨证是《金匮要略》治疗内伤杂病的基本方法，而脏腑经络学说则是其理论核心，内伤杂病有脏腑与经络先后发病的关系，即经络受邪病及脏腑，或脏腑受邪病及经络，或一脏有病传入他脏，或脏病传腑，或腑病传脏。辨清此关系，治疗就有主次，就有预见性。《金匮要略·脏腑经络先后病脉证》首篇开宗明义，揭示了内伤杂病五脏相关及治疗用药的真谛，如"夫治未病者，见肝之病，知肝传脾，当先实脾，四季脾旺不受邪，即勿补之……夫肝之病，补用酸，助用焦苦，益用甘味之药调之"。此高明之见，足够一个临床医生体味终生，这不单指治法，也是指导用药的大手笔。此寥寥数语，就涉及五脏的整体性，五脏相互滋生长养及相互制约，五脏发病的因果关系，以及治疗上的整体性、原则性和灵活性。"中工不晓相传，见肝之病，不解实脾，惟治肝也"。中工"惟治肝"与"上工治未病"就相形见绌了，中工缺乏整体观念与预见性。就《金匮要略》肝病治脾精神，包含了当先实脾、治肝实脾、肝脾俱治、肝病脾旺勿补、肝心脾俱治。如黄疸用小建中汤、桂枝加黄芪汤等均有肝病先实脾之意；旋覆代赭汤、四逆散、小柴胡汤、奔豚汤、当归芍药散均有治肝实脾之药；酸枣仁汤具有肝心脾俱治的作用。依次推之：见心之病，顾及肾，如治奔豚的桂枝加桂汤；见肺之病，顾及肝，如治梅核气的半夏厚朴汤；见肾之病，顾及心，如治少阴病的真武汤。或一脏有病从多脏治疗，如咳嗽上气，用麦门冬汤从肺胃论治；肾气丸治肾阳虚从肝脾肾调理。对五脏病变还可治其所合之腑：如"夫诸病在脏，欲攻之，当随其所得而攻之，如渴者，与猪苓汤，余皆仿此"。即肾病治膀胱，用猪苓汤，以此类推，肝病治胆，用小柴胡汤、大柴胡汤；心病治小肠，用泻心汤、桃核承气汤；肺病治大肠，用厚朴大黄汤、木防己去石膏加茯苓芒硝汤；脾病治胃，用大半夏汤。"经络受邪，入脏腑，为内所因也"，即经络受邪，用治内脏的药物，以防病邪深入，如薯蓣丸。邪气"适中经络，未流传脏腑，即医治之。四肢才觉重滞，即导引、吐纳、针灸、膏摩，勿令九窍闭塞"；阴阳毒"五日可治，七日不可治"；肺痈"始萌可救，脓成则死"，这些都是据脏腑经络先后病之理强调早期用药的重要性。用《金匮要略》之方治病，必须明以上之理。因《金匮要略》病证方药相对独立，或一病数方，或一病一方，或一方治数病，方证对应易于确认，只要证辨准了，用药也不难，关键是能否把方药用活，能否变通治法，能否治未病之脏，能否整体治疗，能否见微知著，这是区别"上工"与"中工"的分水岭。有些治法，已超越了辨证施治的范畴，如肝病治脾、脏病治腑，以及上病下取、下病上取、里

病治表、因势利导、诱邪外出等，已很难用辨证施治以括之，而很大程度是根据病情发展的病机趋向性而随机用药。

三、经方取效之本在辨证

仲景治病特别强调辨证施治，如《伤寒论》云"观其脉证，知犯何逆，随证治之"；《金匮要略》云"审脉阴阳，虚实紧弦；行其针药，治危得安；其虽同病，脉各异源"。仲景创立有六经辨证、脏腑经络辨证体系，同时也涉及八纲及气血津液等辨证。辨证施治是中医特色，也是中医治病之优势。辨证治疗可一病用多方，也可一方治多病，即同病异治，异病同治。尤其一方多用就能扩大经方应用范围，如桂枝汤既能治外感，又能治内伤病、妊娠病、产后病；小柴胡汤是少阳病主方，又可用于治黄疸、热入血室、郁冒兼大便难等。一方治多病，关键是证候相同，以此推之，用任何方，不论是什么病，只要证候相同就可用。这样一方就能治十病、百病，乃至更多。可以说"千般疢难""随证治之"是仲景治病的基本指导思想，林亿《金匮要略方论·序》云："尝以对方证对者，施之于人，其效若神。"因此，辨证施治、方证对应，是经方取效的关键。人类社会在进化过程中不断有新的疾病产生，用仲景辨证方法分析新的疾病仍然有其优势。因古今不同的疾病在其发生发展变化的某一阶段可表现出相同的证候，所以，古今异病同样可以用经方辨证施治，并非古方今病不相能。如大黄䗪虫丸，《金匮要略》用治虚劳夹有瘀血证，今人用之治疗脑血栓形成、脑栓塞、高脂血症、乙肝、肝硬化、肝癌等取得显效。因这些久病痼疾，都有微循环障碍，按脏腑经络辨证就是虚劳夹有瘀血。又如余曾治一儿童患地图舌3年，并见消化不良，舌尖红赤，辨为肺胃阴虚火旺，用麦门冬汤加味6剂而瘥。此虽非咳喘证，但病机与之相同，故能获效。

四、经方拓宽应用在化裁

要使有限的中药发挥更大作用就在于灵活配伍组方，要使有限的经方治疗更多疾病就在于灵活化裁组配新方。仲景在经方加减化裁方面已率先垂范，足以效仿。如：①加味方：桂枝加葛根汤、麻黄加术汤、白虎加人参汤、白头翁加甘草阿胶汤等；②减去方：桂枝去芍药汤、升麻鳖甲汤去雄黄蜀椒等；③加减方：桂枝去芍药加附子汤、桂枝汤去甘草加黄芪即黄芪桂枝五物汤、麻黄汤去桂枝加石膏即麻杏石甘汤；④两方重组方：桂枝二麻黄一汤、桂枝二越婢一汤、柴胡桂枝汤等；⑤药量增减成新方：如四逆汤与通脉四逆汤、小承气汤与厚朴三物汤及厚朴大黄汤等。据此，我们也可据仲景灵活化裁组方的方法来化裁经方。陈瑞春认为"仲景制方就是随证而设，随机而变，如桂枝汤一方化裁出20多首方，其灵活性可见一斑"（朱章志《经方临床应用与研究》）。陈氏用桂枝甘草汤加参芪治冠心病心绞痛，使温通心阳法变益气通阳法；并指出也可经方与时方合用，如小柴胡合二陈汤、四逆散合良附丸等。梅国强2000年在第三期全国经方临床运用高级研修班讲"复用经方，便是新法"，经方虽配伍谨严，但功效单纯，复用经方，给治疗复杂之病带来有利条件，有时二方或三方相合而药物不过十味左右，其适应范畴则不大相同，有更为超脱者，即"但师其法，而不泥其方"。实际这种思想仲景已有披露，如"自利不渴者，属太阴，以其脏有寒故也，当温之，宜服四逆辈"；"伤寒发汗已，身目为黄，所以然者，以寒湿在里不解故也。以为不可下也，于寒湿中求之"；"病痰饮者，当以温药和之"。就是说对有些病变，仲景已提示了治法或某类方，那么临床具体用什么方药，就要发挥医生的创造思维。你可用经方，也可经方加味、经方合用、经方加时方，或用时方，或自创新方，给你以"随证治之"的灵活性。关于土瓜根散，尚未见验案报道，此方配伍合理，证候明确。余曾用此方以丹参代土瓜根（因药房不备），再加益母草、泽兰等，治疗"子宫腔积液"致月经不调，7剂取得捷效，亦不背仲景本意。

五、经方剂型煎服有讲究

经方有汤、丸、散、酒、熏、洗、坐、敷等剂型，又有大小轻重之剂的区别，这些剂型都是为不同的病证设立。如果变更剂型不一定能够取得更好疗效，如有人按经典法将桂枝茯苓丸制成每丸2g，另用相应药量制成汤剂，测定桂皮醛含量，结果丸剂是汤剂的2倍，汤剂作用反不如丸剂。临床轻病用重剂，重病用轻剂都不能取得满意疗效，余曾治一胸痹患者，用枳实薤白桂枝汤重剂无效，而用茯苓杏仁甘草汤与橘枳姜汤轻剂反而取效。有时方中某一味药经过炮制，对该方药功效改变也起决定性作用，如四逆汤中附子生用则回阳救逆，附子粳米汤中附子炮用则散寒止痛；甘草泻心汤《伤寒论》用其补益脾胃治痞利，而《金匮要略》用其清热解毒杀虫治狐惑，其差异就在于前者用炙甘草，后者用生甘草。经方对药物的煎煮方法及用水都很考究，如茵陈蒿汤先煮茵陈，后入大黄、栀子；桃花汤中的赤石脂一半入煎剂，一半留作冲剂；乌头桂枝汤方，先用白蜜煮乌头，再用桂枝汤煎汤取汁溶解；下瘀血汤则先将大黄、桃仁、䗪虫三味粉末，做成丸剂，再取一丸药用酒煎，一次服下。煎药用水，除日常用水外，尚有甘澜水、潦水、泉水等，因不同的水其成分有别，所煎煮药物功效是不同的，也应予以重视。另外，有些方药要根据身体强弱与病情掌握药物剂量及服法，如大乌头煎"强人服七合，弱人服五合……不可一日再服"，以及温服、凉服、顿服、频服、一日再服、一日三服、病临发时服药等，都有临床意义。

六、经方研究展望

经方的传统研究离不开中医基本理论；传统研究方法对中医发展势在必行；传统研究能使中医理论更臻完善；传统研究在继承的基础上重在创新。仲景治病的一个观点、一种方法、一剂方药，能够延续千年而不衰，能够影响几代医家，其本身就是一种创新。如果我们现在能够从中医学角度提出一些划时代的观点、方法、方药、论著等，以解决当今人类健康上的重大问题，必将给中医发展和延续做出贡献。研究经方也不是重复古人的工作，仲景学说研究发展到目前盛况，已远非东汉时期的状况，这里面渗透着历代医家的观点、经验，以及由此而产生的诸多学派的学术成就。中医发展是代有圣贤诞生，从扁鹊到张仲景；从孙思邈到金元四大家；从金元四大家到李时珍，大体反映了中医发展的几个阶段。这些巨匠共同之处都是在继承和创新方面做出了贡献。吴文俊院士在清华大学百年校庆时说：创新不是无中生有。最创新的人也要接受许多过去的东西。牛顿是创新的典型，但牛顿说自己是站在巨人的肩膀上。创新不是胡思乱想，要多多接受前人的成果，并加以分析，才能切中要害。所以，中医不能忽略或放弃传统研究方法，若只强调实验研究的价值，或单纯用西医方法去研究某个方药，其研究结果就如同无本之木，无源之水，也不会产生中医巨匠，甚至会使中医学产生支离破碎的局面。

经方的疗效是来源于医生临床对有生命的、动态的患者直接治疗经验的总结，并经过千百年临床实践检验，有别于西医的动物实验。经方又是从宏观的、哲学的角度认识问题、提出问题，所以，经方给现代科技研究提出了思路、线索、契机、素材等。用现代科技研究方法既可以从微观的、科学的角度阐明经方组成的科学性，反过来又可促进经方的发展，扩大经方应用范围，并能给经方附以新的生命。因此，传统研究与现代研究的有机结合，选好切入点，将会使经方临床应用出现飞跃式发展。当今经方的现代研究也取得了显著成绩，如：小柴胡汤、桂枝汤、四逆散、桂枝芍药知母汤、栝楼薤白白酒汤、肾气丸、大黄䗪虫丸、桂枝茯苓丸、当归芍药散、桃核承气汤等。因经方药物组成精当、配伍合理、方证对应、疗效肯定，有利于临床与实验研究，有利于药理分析。若从证与方结合研究经方的疗效学，即抓住了经方治病的关键，同时也凸现了中医特色。

经方制剂与药物炮制及煎煮方法

一、剂型

（一）汤剂

汤剂指用水煎煮药物，取其汤汁。汤剂是经方常用剂型，也是用之最多的剂型。汤剂主要用作内服，也可外用。汤剂经过用水煮熬，可将各种药物有效成分从药材中煎熬溢入汤汁中，药之性味浑然一体，去滓服汤，药力较强，有较好的治疗效果，故有"汤者荡之"的快捷作用。另外，汤剂便于临床医生随症化裁，加减用药，更能凸显中医辨证施治精神。

（二）散剂

散剂指将药物制作成粉末状的混合剂。散剂保留了药材的原有作用及有效成分，尤其能保留有些药物的辛香发散之性味而长于汤剂，故有"散者散之"的优势，以及简、便、廉的特点。经方散剂以内服为主，亦可外用。

（三）丸剂

丸剂多采用黏合剂制作而成。一般用蜂蜜制丸者居多，其次有用米粉、枣膏等制丸者，亦有不用黏合剂，直接借用药物自身的黏合性制作。丸剂剂型固定，其规格大小有别，如鸡子黄大、梧桐子大、弹丸大、小豆大、兔屎大等。丸剂基本为内服剂，其应用次于汤剂。丸剂作用缓和而持久，故有"丸者缓之"之用，多用于治疗慢性疾病。丸剂便于携带，便于服用。丸、散剂是将药物有效成分及药材一同服下，故药力不及汤剂。

（四）酒剂

酒剂是以酒为溶剂煎煮药物。酒剂与单纯汤剂比较，其功效有所增加，即增添了酒行气血，强药势的疗效。如红蓝花酒方、栝楼薤白白酒汤、栝楼薤白半夏汤，皆用酒同煎。经方酒剂是内服剂，后世有外用剂。

（五）膏剂

膏剂是用猪膏为溶剂煎煮药物。猪膏富含油脂，可滋润胃肠，治疗胃肠津亏瘀燥之疾。如猪膏发煎治疗黄疸久病、女子阴吹。

（六）熏剂

熏剂是将药物点燃或用药物煎煮的热气以熏治患处。一般用易燃的药物点燃后，放置一定距离，用烟气上熏于患处，属外治剂型。如雄黄熏方治疗狐惑病肛门蚀烂症；治疗狐惑前阴蚀烂症，用苦参汤煎煮去滓，趁热熏洗，亦包含熏治法。

（七）洗剂

洗剂是用药物煎煮的汤汁外洗全身或病变处。外洗法一般用于治脏腑或体表局部的疾病。如用百合洗方洗涤全身以治百合病；苦参汤、矾石汤、狼牙汤均为洗剂，以治疗体表、肢体、窍道病变。

（八）坐药

坐药是将药物粉末制成栓剂，放入人体窍道的一种外用剂型。此剂型针对性强，作用直接，疗效较好。如治疗妇人带下的矾石丸、蛇床子散即为阴道栓剂，蜜煎导方为肛门栓剂。另外，土瓜根及猪胆汁是从肛门给药的灌肠剂。

（九）外敷剂

外敷剂是将药物粉末，或粉末制成膏状，敷于患处。外敷药治病局限，但疗效明显，作用直观。如治疗金疮的王不留行散亦可用作外敷剂；服大青龙汤后，汗多者用温粉粉之；头风摩散外用治头风；"膏摩"亦属外敷剂的一种。

二、药物炮制取材

（一）修治

1. 㕮咀、切、剉

即将药物咬碎，或切碎，或将药物折断。如桂枝汤方"右五味，㕮咀三味"；生姜用刀切；一物瓜蒂散方将瓜蒂"剉"后水煮。剉，即折断；另外，剉，同锉，即锉磨成粗末。

2. 碎、杵

即将较大的药物碎成小块，或杵成粉末。如麻黄杏仁甘草石膏汤方中石膏应"碎，绵裹"；赤小豆当归散方应"杵为散"。

3. 擘、破

即将果实、子实类药物用手擘开，或用刀具切开，此方法便于煎煮及有效成分的获取。如桂枝附子汤方将"附子三枚，炮去皮，破八片……大枣十二枚，擘"。

4. 去皮、去尖

即将木本茎枝类药物去掉外层木栓层，或子实类去除皮尖，可提高药物纯度。如桂枝、厚朴去皮；桃仁、杏仁去皮尖。

5. 去心

即将含有心质的药物去心，以提高疗效。如温经汤方中的牡丹皮、麦冬去心。

6. 去毛

即将药材的毛茸去除，以净化药材。如鳖甲煎丸方中的石韦去毛。

7. 去节

即将药材的节结去除，获取药物的最佳功效。如麻黄汤中麻黄去节。古人云："麻黄去根节，大能发汗；根节能敛汗。"

8. 去芦

去掉根茎药材的芦节，以净化药材。如防己黄芪汤方中的黄芪去芦。

9. 去汗

即将药物晾晒干燥，去除水分。如乌梅丸方中用"川椒四两，去汗"。

10. 去足、去足翅

指虫类药物的修治方法。如䗪虫去足，虻虫去翅足。

（二）火制法

1. 炮

指将药物放铁锅内，用高温猛火加热以炮破为度，或用火灰、热土等加热炮制。如桂枝附子汤方将"附子炮去皮"；乌头赤石脂丸方中"乌头一分，炮"。附子、乌头经炮制后，可以降低毒性，实验研究炮制可破坏附子、乌头所含乌头碱成分，并能提高止痛疗效。

2. 炙

指将药物置入铁锅内，并加入液体辅料，用火烤炙的一种方法，以改变药物性味，或增效、去毒，或便于加工。如桂枝汤方中甘草二两炙；皂荚丸方皂荚八两刮去皮用酥炙。炙，有蜜炙、酥炙、醋炙等。另外，"炙"尚有烘烤之意，如升麻鳖甲汤方中"鳖甲手指大一片，炙"；九痛丸中的"生狼牙一两，炙香"。

3. 烧

指直接用火烤烧的加工方法，以减少药物对胃肠刺激，或提高疗效。如蜀漆散方中的蜀漆烧去腥，云母烧二日夜；滑石白鱼散方中的"乱发二分，烧"；硝石矾石散方中的"矾石，烧"；王不留行散方中将"王不留行、葫藋细叶、桑根皮三味，烧灰存性，勿令灰过"；枳实芍药散方中的"枳实烧令黑，勿太过"。

4. 熬

指将药物置铁锅内干炒的加工方法，以改变药材性味，或减毒。熬，《说文》谓："干炒。"如乌头煎方用乌头大者五枚熬；葶苈大枣泻肺汤方中葶苈熬令色黄；蜘蛛散方中蜘蛛熬焦；三物小白散方中巴豆去皮心，熬黑，研如脂；猪肤汤方用白粉五合，熬香。熬法是根据用药要求，将药物或炒黄，或炒焦，或炒黑，或熬香，故应严格把握操作加工方法。

5. 炒

同熬，指将药物置铁锅内用文火炒热的加工方法，以改变药材性味，或去除水分。如升麻鳖甲汤方将"蜀椒，炒去汗"。去汗，即经炒热去除水分、油分。

6. 煨

指将药材包裹于湿面粉，或湿泥，或湿纸中，用微火逐渐加温，或置热火灰中加温的方法，以便有效成分的充分利用。如诃梨勒散方将诃梨勒十枚，煨后入药。

（三）水制法

1. 洗

可净化药材，去除杂质。如百合地黄汤方中"以水洗百合，渍一宿，当白沫出，去其水"；半夏泻心汤方中用"半夏半升，洗"。

2. 浸、渍

可提高药物有效成分。如赤小豆当归散方中"赤豆一升，浸，令芽出，曝干"；乌梅丸方"以苦酒渍乌梅一宿，去核"。

3. 煮

与浸、渍法作用基本相同。瓜蒂散方中"赤小豆，煮"，即将其煮后再与瓜蒂合一起，杵为散剂。

4. 酒洗

可改善药物性味功效。如大承气汤方"大黄四两酒洗"，抵当汤方"大黄三两酒浸"。经酒浸洗的大黄具有活血逐瘀功用。

三、煎药用水与煎煮方法

（一）煎药用水

1. 清水

亦称流水，即一般饮用水。清水性情平和，经方大部分用此水煮药。如桂枝汤以水七升，微火煮取三升；泽漆汤中的泽漆用东流水五斗，煮取一斗五升，再入其他药煎煮。

2. 泉水

即山泉之水。泉水富含矿物质，有益于人体，其性偏凉，能下热气，利小便。如百合地黄汤、百合知母汤等方用泉水煎药，可清心肺虚热。

3. 潦水

即天降之雨水。潦水刚自天而降，不含地下杂质，味薄而纯，可助药力。如麻黄连轺赤小豆汤，以潦水一斗，先煮麻黄再沸，去上沫，内诸药，煮取三升。

4. 井花水

即清晨最先汲取的井水。井花水水质洁净轻浮，性味甘平无毒。如风引汤即用井花水三升，煮三沸，温服一升。

5. 甘澜水

甘澜水性行而不滞，有助阳利饮之作用。甘澜水制作方法：取水二斗，置大盘内，以杓扬之，水上有珠子五六千颗相逐，取用之。如茯苓桂枝甘草大枣汤，以甘澜水一斗，先煮茯苓，水减至二升，纳入诸药，再煮取三升。

6. 浆水

又名清浆水、醋浆水，具有调中开胃，清热除烦作用。《本草蒙筌》云："炊粟未熟，投冷水中，浸五六日，味酸，生白花，色类浆，故名。"如将赤小豆当归散杵为散，浆水服方寸匕；枳实栀子豉汤，以清浆水七升，空煮取四升，纳入枳实、栀子，煮取二升，下豆豉，更煮五六沸；白术散方后指出：若呕，以醋浆水服之。

7. 麻沸汤

沸汤，即沸开水。多用于药物不需久煎，取气不取味。如大黄黄连泻心汤，以麻沸汤二升，渍之须臾，绞去滓，分温再服；附子泻心汤以麻沸汤二升，渍之须臾，绞去滓，纳入附子汁，分两次温服；理中汤方以麻沸汤数合，和一丸，研碎，温服之。

8. 酒

指清酒或白酒。如胶艾汤用清酒，栝楼薤白白酒汤用白酒。用酒直接煮药，可增强行气血的作用，如红蓝花酒方，以酒一大升，煎减半，顿服一半；栝楼薤白白酒汤，方中用白酒七升，三味同煮。另外，有酒、水并用煎煮的方药，如"炙甘草汤，以清酒七升，水八升，先煮八味"。

9. 苦酒

即米醋。用苦酒煎药，可增强清泄郁热。如苦酒汤方，将半夏放入苦酒中，煮令三沸，去滓，少少含咽之；黄芪芍桂苦酒汤方以苦酒一升，水七升，相合一起，煮取三升，温服一升。

10. 蜜

即蜂蜜，亦称白蜜。用蜜煎药可缓解药物峻猛之性及毒性。如乌头汤先将川乌五枚，㕮咀，以蜜二升，煎取一升，即出乌头；另将乌头与麻黄、芍药、黄芪、甘草用水三升，煮取一升，去滓，然后将药汁放入蜜煎中，再煎煮，取七合。

11. 膏

指将药物加入猪膏中煎煮。见膏剂。

(二) 煎煮方法

1. 麻沸汤

属浸、渍法，不需煎煮。见前麻沸汤。

2. 先煮

将方中有些药物先行煎煮，以提高疗效，或消除副作用。如方中凡用麻黄者，一般要先煮麻黄去上沫，有人认为麻黄之"上沫"服后，可致心烦，故去之；桂枝去芍药加蜀漆牡蛎龙骨救逆汤方先煮蜀漆，再入诸药煎煮。蜀漆《本草纲目》谓"生用则上行必吐"，研究认为蜀漆含常山碱，对胃肠黏膜有刺激，先煎可使常山碱破坏，有减毒作用。

3. 后煮

方中有些药材需等待其他药物煎煮一定时间后，再放入煎煮较短时间，以防止有效成分挥发或破坏。如栀子豉汤后下香豉，是取其辛宣透解功用；桂枝人参汤后下桂枝，是取其解表功用；大承气汤后下大黄，是取其泻下功用。

4. 微煮

煎煮时间较短。如甘草干姜茯苓白术汤、茯苓四逆汤，以水五升，煮取三升，即经过短时煎煮，以保留较多汤汁。微煮可防止辛温发散药有效成分挥发。

5. 久煮

煎煮时间较长。如小半夏汤，以水七升，仅煮取一升半；桂枝加芍药生姜各一两人参三两新加汤，以水一斗二升，仅煮取三升。即经过较长时间煎煮，使药汁浓缩保留少部分汤汁。久煮也可使有些药物有效成分尽入汤中，或使多种药物性味融合。

6. 米熟汤成

煎煮的药物以米熟汤成为度。如白虎加人参汤、附子粳米汤等方提出"煮米熟汤成"。此方法除提示煎煮的时间外，主要是取粳米调养脾胃作用。另有"发消药成"，如猪膏发煎用猪膏半斤，乱发如鸡子大三枚，和猪膏中煎之，使"发消药成"。乱发熔消后，既能发挥其治疗作用，又对咽喉、食管、胃肠无刺激。

7. 去滓再煎

指药物经煎煮去滓后，再将药汁重新煎煮。此方法可以使药物性味更加和合、醇厚，多用于调和或和解之剂，如小柴胡汤、大柴胡汤、半夏泻心汤等。

8. 烊化

先将其他药物煎煮去滓，取汤汁后再入易溶药物加温烊消。如调胃承气汤先用水煮大黄、炙甘草后，去滓，再入芒硝，用火微煮令水沸即可；小建中汤用水煮桂枝、芍药、甘草等六味药后，去其滓，再入胶饴，用火微煮消解；炙甘草汤用清酒与水先煮八味药后，去其滓，再入阿胶烊化消尽。

9. 兑冲

将易溶于水的药物加入已煮成的药汁中服用。如白通加猪胆汁汤用水煮去滓后，再入胆汁、人尿，令和相得；百合鸡子汤用泉水煮药去滓后，再入鸡子黄，搅匀；桃花汤中的赤石脂一半入煎剂，一半研末冲服。另外，一般散剂多用作兑冲，如五苓散、四逆散"以白饮和服方寸匕"。

10. 酒煎

用酒煮药，见酒剂。另外，也可用酒煎丸药，以提高丸药的功效。如下瘀血汤方后云："上三味，末之，炼蜜和为四丸，以酒一升，煎一丸，取八合，顿服之。"

11. 蜜煎

指用蜂蜜煎药，见煎药用水条款中的蜜。

四、给药方法

（一）内服药

1. 分次

（1）顿服

一日服一次药，或将1剂药汤一次服下。此方法药力集中，取效快捷。如半夏干姜散"顿服之"，是急于温中阳，散寒饮。

（2）再服

一日服二次，或将制成的药物在短时间分二次服下。如肾气丸"日再服"；栝楼薤白白酒汤"分温再服"，其服药间隔时间未明确限制。另外，有些药物首次与第二次服量不等，如茯苓四逆汤、小承气汤等。一般是先服小量，后增量服之。

（3）一日三服

一日将1剂药汤分三次服下，此属常规服药法。如小柴胡汤、小建中汤等要求"日三服"。另外，有些方药服药时间有要求，如桂枝汤虽分三次服药，但须"半日许令三服尽"。而且有些方药虽分三次服药，但每次服量不一定均等，如桃核承气汤煮取二升半，分三服，首次要求空腹服五合，第二、三次服量每次可一升。

（4）一日四服

一日将1剂药分四次服下，可保持药物治疗作用的连续性。如生姜半夏汤"分四服，日三夜一服"；麦门冬汤"昼三夜一服"。另外，有分五、六次服药者，如当归四逆加吴茱萸生姜汤"温分五服"，猪肤汤"温分六服"。

（5）得下止服

服峻猛之药见效即停服，以防损伤胃气。如大承气汤"得下，余勿服"；十枣汤"得快下利后，糜粥自养"。

2. 服法

（1）温服

这是常用服药方法，可避免过寒或过热对胃肠刺激。如小建中汤、附子粳米汤等均要求"温服"。

（2）冷服

根据病情有些药物需放置稍冷服下。如生姜半夏汤要求"小冷，分四服"。因其证为寒饮搏结，服热药恐发生寒热格拒。《素问·五常政大论》曰："治寒以热，凉而行之。"

（3）酒服

用酒服药，以助药势。如肾气丸用"酒下十五丸"；薯蓣丸"空腹酒服一丸"；赤丸方"先食酒饮下三丸"。

（4）含咽

服药后含口中而缓咽之，多用于治疗咽喉疾病。如苦酒汤"少少含咽之"；半夏汤"少少咽之"。含咽法能使药液在咽喉停留一定时间，发挥对局部的治疗作用。

（5）食前服

即空腹服药，此法有利于药入腹中以逐邪。如桃核承气汤"先食温服五合，日三服"；乌梅丸"先食饮服十丸，日三服"；茵陈五苓散"先食饮方寸匕，日三服"。先食，即指进食前服药。

（6）平旦服

早晨未进食前空腹服药。如十枣汤"平旦服；若下少，病不除者，明日更服，加半钱"。十枣汤攻逐之力峻猛，空腹服药吸收快、逐邪快、取效快。若攻下力度不够，待明日再加量服之。

（7）临发服

疾病将要发作时服药。如治疗疟疾的蜀漆散"临发时服一钱匕"，此方法可助正祛邪。

（8）少量试服

有些方药可先给少量试服，不效再增量。如桂枝茯苓丸"每日食前服一丸，不知，加至三丸"；赤丸方"不知，稍增之，以知为度"；乌头桂枝汤"初服二合，不知，即服三合，又不知，复加至五合"。此方法可观察药物的治疗效果，并能防止药物的副作用。

（9）服量分大小

根据身体强弱及对药物的敏感度决定服量。如小青龙加石膏汤"强人服一升，羸者减之，日三服，小儿服四合"；乌头煎"强人服七合，弱人服五合"。此说明用药量应因人而异。

（二）外用药

1. 窍道给药

（1）鼻窍

用于治疗头部、心肺等疾病。《金匮要略·痉湿暍病脉证》云："病在头中寒湿，故鼻塞，内药鼻中则愈。"《金匮要略·杂疗方》治疗猝死，除鼻窍给药外，尚有舌下给药、耳窍给药，如桂屑着舌下、捣薤汁灌耳中等方法。

（2）阴道

用于治疗妇人阴道、子脏等疾病。①蛇床子散、矾石丸为阴道栓剂。如"蛇床子散方，温阴中坐药"，即将蛇床子粉末，"以白粉少许，和令相得，如枣大，绵裹内之"；矾石丸是将药物粉末，"炼蜜和丸枣核大，内脏中（阴道）"。②狼牙汤为阴道洗涤剂。

（3）肛门

用于治疗肛门与肠道等疾病。①蜜煎为肛门栓剂。②土瓜根及猪胆汁方为灌肠剂。③雄黄熏方为熏肛剂。如云："蚀于肛者，雄黄熏之。雄黄……筒瓦二枚合之烧，向肛熏之。"

2. 体表给药

（1）外洗

用药物洗涤全身或局部的治病方法。如用百合洗方治疗百合病，以"百合一升，水一斗，渍之一宿，以洗身"；矾石汤治疗脚气冲心，"以浆水一斗五升，煎三五沸，浸脚良"；狼牙汤洗涤治疗妇人阴疮，"以水四升，煮取半升，以绵缠筋如茧，浸汤沥阴中，日四遍"。

（2）膏摩

用药膏涂擦体表一定部位或穴位，并加以按摩的外治法。如《金匮要略·脏腑经络先后病脉证》有膏摩法。膏摩：膏，指药膏；摩，指按摩。膏摩能使药性气味浸入皮肤腠理，以疏通经络，驱逐邪气。

（3）摩散

将药末撒在体表患处，并加以按摩的外治法。如头风摩散方后云："沐了，以方寸匕，已摩疾上，令药力行。"

（4）粉敷

用药粉外敷患处的外治法。如大青龙汤方后云"汗多者，温粉粉之"，温粉粉之可以止汗，以免汗多伤阳。另外，王不留行散方后云"小疮即粉之"，即对较小的外伤或疮肿，可将王不留行散药粉敷于患处，以消瘀止血。

（5）点药烙之

用药物烫烙的一种外治法。如小儿疳虫蚀齿方，将雄黄、葶苈粉末，取腊日猪脂熔化，再用槐枝以药棉缠枝头，点药趁热以烫烙蚀齿局部，以杀虫蚀。

（三）服药禁忌

有些方药服后，饮食有禁忌，以利药物充分发挥治疗作用。如服桂枝汤"禁生冷，黏滑、肉麵、五辛、酒酪、臭恶等物"；侯氏黑散用"温酒调服，禁食一切鱼肉大蒜"；乌梅丸禁食"生冷滑臭等食"。

（四）药后调养

有些方药服后，可采用粥饮等辅助调养法，以养胃气或助药力。如桂枝汤"服已须臾，啜热稀粥一升余，以助药力"；十枣汤"得快下后，糜粥自养"；大建中汤服后"如一炊顷，可饮粥二升，后更服，当一日食糜，温覆之"。另外，冷粥亦可助药力，如三物小白散服后，若大便不利，进热粥一杯，若下利不止，进冷粥一杯；侯氏黑散方指出："常宜冷食，六十日止，即药积在腹中不下也。热食即下矣，冷食自能助药力。"

主要参考书目

[1] 成无己. 注解伤寒论. 北京:人民卫生出版社,2012.

[2] 吴崑. 医方考. 北京:中国中医药出版社,1998.

[3] 孙星衍. 神农本草经. 北京:人民卫生出版社,1963.

[4] 柯韵伯. 伤寒来苏集. 上海:上海卫生出版社,1956.

[5] 钱潢. 伤寒溯源集. 上海:上海卫生出版社,1957.

[6] 吴谦. 医宗金鉴·订正仲景全书. 2 版. 北京:人民卫生出版社,1979.

[7] 汪昂. 医方集解. 上海:上海科学技术出版社,1959.

[8] 喻嘉言. 尚论篇. 北京:学苑出版社,2009.

[9] 李培生. 伤寒论讲义. 上海:上海科学技术出版社,1985.

[10] 李赛美. 伤寒论讲义. 2 版. 北京:人民卫生出版社,2012.

[11] 董正华. 伤寒论讲义. 西安:第四军医大学出版社,2009.

[12] 许叔微. 许叔微伤寒论著三种·伤寒九十论. 北京:人民卫生出版社,1993.

[13] 俞震. 古今医案按. 北京:中国中医药出版社,1998.

[14] 谢映庐. 谢映庐医案. 上海:上海科学技术出版社,2010.

[15] 曹颖甫. 经方实验录. 上海:上海科学技术出版社,1979.

[16] 刘渡舟. 新编伤寒论类方. 太原:山西人民出版社,1984.

[17] 陈明,刘燕华,李芳. 刘渡舟临证验案精选. 北京:学苑出版社,1996.

[18] 赵守真. 治验回忆录. 北京:人民卫生出版社,2008.

[19] 中国中医研究院. 岳美中医案集. 北京:人民卫生出版社,2005.

[20] 中国中医研究院. 蒲辅周医案. 北京:人民卫生出版社,2005.

［21］刑锡波. 伤寒论临床实验录. 天津:天津科学技术出版社,1984.

［22］吴佩衡. 吴佩衡医案. 昆明:云南人民出版社,1979.

［23］张灿玾. 张灿玾医论医案纂要. 北京:科学出版社,2009.

［24］上海市中医文献馆. 仲景方在急难重病中的运用. 上海:上海中医学院出版社,1989.

［25］吕志杰. 仲景方药古今应用. 2 版. 北京:中国医药科技出版社,2016.

［26］张建荣. 经方观止. 北京:中国中医药出版社,2016.

经方方剂索引

四画

五画

六画

十画